全国中医药行业高等职业教育"十四五"规划教材

全国高等医药职业院校规划教材（第六版）

中医适宜技术

（供中医、针灸推拿、中医骨伤等专业用）

主　编　肖跃红

全国百佳图书出版单位

中国中医药出版社

·北　京·

图书在版编目（CIP）数据

中医适宜技术 / 肖跃红主编. --北京：中国中医药

出版社，2025.4.（2025.8 重印）--（全国中医药

行业高等职业教育"十四五"规划教材）.

ISBN 978-7-5132-9359-4

Ⅰ. R2

中国国家版本馆 CIP 数据核字第 2025VY0196 号

融合教材服务说明

全国中医药行业职业教育"十四五"规划教材为新形态融合教材，各教材配套数字教材和相关数字化
教学资源（PPT 课件、视频、复习思考题答案等）仅在全国中医药行业教育云平台"医开讲"发布。

资源访问说明

到"医开讲"网站（jh.e-lesson.cn）或扫描教材内任意二维码注册登录后，输入封底"激活码"进行
账号绑定后即可访问相关数字化资源（注意：激活码只可绑定一个账号，为避免不必要的损失，请您
刮开序列号立即进行账号绑定激活）。

联系我们

如您在使用数字资源的过程中遇到问题，请扫描右侧二维码联系我们。

中国中医药出版社出版

北京经济技术开发区科创十三街 31 号院二区 8 号楼

邮政编码　100176

传真　010-64405721

保定市中画美凯印刷有限公司印刷

各地新华书店经销

开本 850×1168　1/16　印张 17　字数 457 千字

2025 年 4 月第 1 版　2025 年 8 月第 2 次印刷

书号　ISBN 978-7-5132-9359-4

定价　68.00 元

网址　www.cptcm.com

服　务　热　线　010-64405510

购　书　热　线　010-89535836

维　权　打　假　010-64405753

微信服务号　zgzyycbs

微商城网址　https://kdt.im/LIdUGr

官　方　微　博　http://e.weibo.com/cptcm

天猫旗舰店网址　https://zgzyycbs.tmall.com

如有印装质量问题请与本社出版部联系（010-64405510）

全国中医药行业高等职业教育"十四五"规划教材
全国高等医药职业院校规划教材（第六版）

《中医适宜技术》编委会

全国中医药行业高等职业教育"十四五"规划教材
全国高等医药职业院校规划教材（第六版）

《中医适宜技术》
融合出版数字化资源编创委员会

前　言

"全国中医药行业高等职业教育'十四五'规划教材"是为贯彻党的二十大精神和习近平总书记关于职业教育工作和教材工作的重要指示批示精神，落实《中医药发展战略规划纲要（2016—2030 年）》等文件精神，在国家中医药管理局领导和全国中医药职业教育教学指导委员会指导下统一规划建设的，旨在提升中医药职业教育对全民健康和地方经济的贡献度，提高职业技术院校学生的实践操作能力，实现职业教育与产业需求、岗位胜任能力严密对接，突出新时代中医药职业教育的特色。鉴于由中医药行业主管部门主持编写的"全国高等医药职业院校规划教材"（三版以前称"统编教材"）在 2006 年后已陆续出版第三版、第四版、第五版，故本套"十四五"行业规划教材为第六版。

中国中医药出版社是全国中医药行业规划教材唯一出版基地，为国家中医、中西医结合执业（助理）医师资格考试大纲和细则、实践技能指导用书，全国中医药专业技术资格考试大纲和细则唯一授权出版单位，与国家中医药管理局中医师资格认证中心建立了良好的战略伙伴关系。

本套教材由 50 余所开展中医药高等职业教育的院校及相关医院、医药企业等单位，按照教育部公布的《高等职业学校专业教学标准》内容，并结合全国中医药行业高等职业教育"十三五"规划教材建设实际联合组织编写。本套教材供中医学、中药学、针灸推拿、中医骨伤、中医康复技术、中医养生保健、护理、康复治疗技术 8 个专业使用。

本套教材具有以下特点：

1. 坚持立德树人，融入课程思政内容和党的二十大精神。把立德树人贯穿教材建设全过程、各方面，体现课程思政建设新要求，发挥中医药文化的育人优势，推进课程思政与中医药人文的融合，大力培育和践行社会主义核心价值观，健全德技并修、工学结合的育人机制，努力培养德智体美劳全面发展的社会主义建设者和接班人。

2. 加强教材编写顶层设计，科学构建教材的主体框架，打造职业行动能力导向明确的金教材。教材编写落实"三个面向"，始终围绕中医药职业教育技术技能型、应用型中医药人才培养目标，以学生为中心，以岗位胜任力、产业需求为导向，内容设计符合职业院校学生认知特点和职业教育教学实际，体现了先进的职业教育理念，贴近学生、贴近岗位、贴近社会，注重科学性、先进性、针对性、适用性、实用性。

3. 突出理论与实践相结合，强调动手能力、实践能力的培养。鼓励专业课程教材融入中医药特色产业发展的新技术、新工艺、新规范、新标准，满足学生适应项目学习、案例学习、模块化学习等不同学习方式的要求，注重以典型工作任务、案例等为载体组织教学单元，有效地激发学生的学习兴趣和创新潜能。同时，编写队伍积极吸纳了职业教育"双师型"教师。

4. 强调质量意识，打造精品示范教材。将质量意识、精品意识贯穿教材编写全过程。教材围绕"十三五"行业规划教材评价调查报告中指出的问题，以问题为导向，有针对性地对上一版教材内容进行修订完善，力求打造适应中医药职业教育人才培养需求的精品示范教材。

5. 加强教材数字化建设。适应新形态教材建设需求，打造精品融合教材，探索新型数字教材。将新技术融入教材建设，丰富数字化教学资源，满足中医药职业教育教学需求。

6. 与考试接轨。编写内容科学、规范，突出职业教育技术技能人才培养目标，与执业助理医师、药师、护士等执业资格考试大纲一致，与考试接轨，提高学生的执业考试通过率。

本套教材的建设，得到国家中医药管理局领导的指导与大力支持，凝聚了全国中医药行业职业教育工作者的集体智慧，体现了全国中医药行业齐心协力、求真务实的工作作风，代表了全国中医药行业为"十四五"期间中医药事业发展和人才培养所做的共同努力，谨此向有关单位和个人致以衷心的感谢。希望本套教材的出版，能够对全国中医药行业职业教育教学发展和中医药人才培养产生积极的推动作用。需要说明的是，尽管所有组织者与编写者竭尽心智，精益求精，本套教材仍有一定的提升空间，敬请各教学单位、教学人员及广大学生多提宝贵意见和建议，以便修订时进一步提高。

国家中医药管理局教材办公室

全国中医药职业教育教学指导委员会

2024 年 12 月

编写说明

　　《中医适宜技术》教材的编写是以党的二十大精神为指导，在中医职业教育范畴内，以中医职业岗位能力为本位，以基层岗位需求为导向，以适用有效为原则，以综合职业能力培养为准绳，以全国中医药高等职业院校各专业培养实用型、创新型、复合型人才的目标为指导，结合中医执业助理医师考试大纲，本着"理论知识必须够用、突出实践操作技能"的原则，以培养临床技能为核心，以模块、项目为框架，优化重构教学内容。在编写过程中，充分体现中医特色，既注重教材的科学性、先进性、实用性，又突出教材的可读性、启发性、趣味性，还兼顾教材的系统性、创新性、前瞻性，在继承与发扬中医常用技术精粹的同时，体现中医物理治疗的发展与创新、融会课程改革的成果、反映教育理念的更新。本教材融入了课程思政和数字化资源。

　　本教材可供中医、针灸推拿、中医骨伤等专业使用，也可用于中医实用技术培训，旨在使学生熟练掌握中医适宜技术的操作方法和要领，着力培养学生的临床技能，丰富治疗手段，提高临床疗效。

　　本教材的编写分工如下：绪论由王翘楚编写，模块一由焦磊、师莉编写，模块二由杨雪艳、季洁、黄莉、黄琪编写，模块三由张晶晶编写，模块四由贾建昌、周开编写，模块五由余小波、朱丽丽编写，模块六由张颖、丁爽、田超编写，模块七由代汝伟、李蔚林、陈芸芸、张晓慧编写。余小波、王翘楚进行了统稿和汇总工作。肖跃红对全稿进行审阅。

　　本教材的编写，得到了全国多家院校同行的高度重视和积极参与，参考和引用了其他相关教材和部分专家的研究成果，在此一并表示诚挚的感谢！各位编委辛勤工作，历经数月，反复修改，数易其稿，确保了本教材得以如期完成。书中若有疏漏之处，恳请使用本教材的广大师生提出宝贵意见，以便再版时修订提高，使本教材更加完善。

《中医适宜技术》编委会

2025 年 4 月

目　录

绪　论

> **【学习目标】**
> 1. 掌握中医适宜技术的概念。
> 2. 了解中医适宜技术的内容。
> 3. 了解中医适宜技术的治疗原理和原则。

一、中医适宜技术的基本概念及形成

（一）概念

中医适宜技术是指中医特色突出，疗效确切，经济简便，可操作性强，且经过长期临床验证，安全可靠的中医诊疗技术。中医适宜技术又称"中医药适宜技术"，涵盖"中医传统疗法""中医保健技能""中医特色疗法""中医民间疗法"，是中医学的重要组成部分。

（二）形成

我们的祖先为了生存和繁衍，在寻找食物时，发现并认识了治病的植物药，前人把这一探索过程称为"神农尝百草"或"医食同源"。到新石器时代，人类掌握了对石器的打磨工艺，古代人发明了砭石和石针等作为医疗工具。古代人用"砭石""砭针"切开脓肿排出脓液以治疗脓肿，出现了最初的"砭石疗法"。据《山海经》载："高氏之山，有石如玉，可以为针。"《说文解字》注曰："砭，以石刺病也。"历次出土的远古文物中，均发现了砭石。此时也出现了采用动物的角，进行类似今日的拔罐疗法之"角法"。这些都属于最早的医疗手术器械，可谓传统特色疗法的起源。

春秋战国时期，诸子蜂起，百家争鸣，促进了医学的发展，传统特色疗法也有了很大的进步。1973 年湖南长沙马王堆出土的古书《五十二病方》，是我国最早的临床医学文献，所记载的外治法有敷药、药浴、熏蒸、按摩、熨、砭、灸、腐蚀及多种手术。首创酒洗伤口，开外科消毒之源。《黄帝内经》（以下称《内经》）的出现为外科治疗学的发展奠定了坚实的理论基础，系统确立了传统外治法的治疗原则，提出针、灸、砭、推拿、热熨、敷药等外治法。

中医适宜技术历史悠久，源远流长，历经不同时代医家的不断实践创新，逐步形成了特色鲜明的传统疗法。中医适宜技术的特点是"简、便、效、廉"，也是中医的精髓所在。所以，中医传统特色疗法有着悠久的历史，也是现代人特别是社区居民所容易接受的医学治疗方法，故称为"中医适宜技术"。

二、中医适宜技术的主要内容与治疗特点

（一）主要内容

中医适宜技术属于传统疗法，有着深厚的理论基础，与脏腑学说、经络学说、中医体质辨

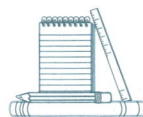

识理论等有着密切的联系，主要分为外治和内治两种，外治以针灸、推拿、导引为主，以刮痧、拔罐、热熨、膏贴等为辅，内治主要指服用各种中药。

1. 中医外治法

（1）针法类　"针"是指"针刺"，是一种利用各种针具刺激穴位来治疗疾病的方法。传统医学对疑难病的治疗常以针罐齐施、针药并用、内外同治获得最佳疗效。针刺疗法，重在得气，手法有提插捻转，重在分清虚实，补泻适宜。针法类主要包含体针疗法、放血疗法、头针疗法、耳针疗法、足针疗法、腕踝针疗法、梅花针疗法、火针疗法、电针疗法、穴位疗法、针刀疗法等。

（2）灸法类　"灸"是指艾灸，艾灸疗法简称灸法，是运用艾绒或将其他药物点燃后直接或间接在体表穴位上熏蒸、温熨，借灸火的热力及药物的作用，通过经络的传导，达到防病治病目的的一种方法。艾灸不但可以预防疾病，而且能够延年益寿。在日常生活中，人于无病时常灸足三里、三阴交、关元、气海、命门、中脘、神阙等穴，能起到保健延年的作用。

（3）推拿类　推拿属于"手法类"，其中主要包括头部推拿、足底推拿、踩跷疗法、整脊疗法、捏脊疗法、背脊疗法、拨筋疗法、小儿推拿疗法、点穴疗法等。

（4）导引类　是我国古代将呼吸调节与肢体运动相结合的一种养生术，属于气功中的动功之一，经常练习可以调和营卫，增进消化，活血行气，促进健康。其中，公认度最高、流传最广的主要有五禽戏、易筋经、八段锦、太极拳等，在模块五中会详细介绍。

（5）其他中医外治疗法　主要包括刮痧疗法、灌肠疗法、火罐疗法、竹罐疗法、药摩疗法、天灸疗法、盐熨疗法、熏洗疗法、药浴疗法、热熨疗法、芳香疗法、外敷疗法、膏药疗法、中药蜡疗、蜂针疗法等。

2. 中医内治法　主要包括方药应用（老中医验案、民间土单验方应用、古方今用、成药应用、临床自拟方应用等），以及中药茶饮法、中药药酒疗法、药膳食疗等。要增强服用中药的效果，就离不了依法炮制中药，按照辨证论治原则，复方配伍，这也是中医临床用药的特点。经过炮制的中药降低或消除了不良反应，可保证用药安全，提高医疗效果，但因中药炮制和配伍技术比较专业，且本教材主要介绍"简、便、效、廉"及适宜社区居民操作的外治疗法，故对此不再赘述。

（二）治疗特点

中医适宜技术虽有内外之分，但只是方式之别，从根本来说，都是在中医基础理论指导之下应用的技术，其治疗原理相同，具体治疗各有特色，下面就以针灸、气功、推拿为例，简单介绍。

1. 针刺治疗特点　针刺治疗，是恰当运用针刺的各种方法，通过刺激腧穴以调整经络、气血、营卫，达到调和阴阳、扶正祛邪与疏通经络的目的。针刺治疗的一般特点如下。

（1）虚则补之，实则泻之　补虚，就是扶助正气；泻实，就是祛除邪气。在疾病过程中，正气不足则表现为虚证，治宜补法，邪气亢盛则表现为实证，治宜泻法。正确运用这一原则，除正确地掌握针刺补泻的操作方法外，还要讲究经穴配伍，才能取得较好的疗效。包括本经补泻、异经补泻。

（2）急则治其标，缓则治其本　疾病的发生，病理机制相当复杂，施治时须辨别标本主次。急则治其标，缓则治其本，当标病和本病处于俱缓或俱急的状态时宜标本兼治。

（3）热则清之，寒则温之　清热指热证用"清法"；温寒指寒证用"温法"。凡热邪在表，或热闭清窍而致神昏不省人事等，针刺应浅而疾出，如用三棱针在大椎或井穴点刺出血少许，

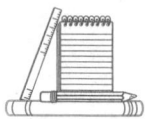

有清热泄毒、醒神开窍之效。假使热邪入里，亦可采用深刺久留的方法，直到热退，如热未退，还可反复施术。凡寒邪入里或寒邪内生之疾，针刺应深而留针，并可酌加艾灸以扶正壮阳、温散寒邪。假使寒邪在表，壅遏络脉而肢体痹痛，亦可浅刺疾出，用三棱针点刺放血。

（4）同病异治与异病同治相辅相成　同病异治，是指某些疾病，受病部位和症状虽然相同，但因其具体的病机不同，所以在治法上亦不同。例如，同是胃病，有属肝气犯胃者，治宜疏肝和胃、行气止痛，取足厥阴、足阳明经穴和有关募穴组成处方，针用泻法。有属脾胃虚寒者，治宜补脾健胃、温中散寒，取足太阴、足阳明经穴和有关背俞穴组成处方，针用补法。

异病同治，是指许多疾病，受病部位和症状虽然不同，但因其主要的病机相同，所以可以采用同一方法治疗。例如，肝胆之火上逆导致的头痛和肝胆之气郁结导致的胁痛，都可以取足厥阴、足少阳经穴和有关俞募穴治疗。

（5）局部治疗与整体治疗有机结合　①局部治疗：一般指针对局部症状的治疗而言。例如，口噤取地仓、颊车，鼻塞取迎香、巨髎穴。②整体治疗：一般指针对某一疾病的原因进行治疗。例如肝阳上亢导致的眩晕，取太冲、照海穴滋肾平肝，待肝风平息，则头晕目眩等症自可向愈。③局部与整体兼治：指既重视原因治疗，又重视症状治疗，将两者有机地结合起来，则有利于提高疗效。例如，脾虚泄泻，既取天枢、足三里止泻，又取三阴交、脾俞补脾。

2. 灸法治疗特点　灸法古称"灸焫"，又称艾灸，指以艾绒为主要材料，点燃后直接或间接熏灼体表穴位的一种治疗方法。灸法借火的温和热力以及药物的作用，通过刺激经络来调整人体生理功能的平衡。该法有温经通络、升阳举陷、行气活血、祛寒除湿、消肿散结、回阳救逆等作用，并可用于日常保健，对慢性虚弱性疾病和风、寒、湿邪为患的疾病尤为适宜。

3. 气功治疗特点　气功疗法是一种主要通过自我锻炼来疏通经络、调摄心神、平衡阴阳气血而达到祛病强身目的的医疗保健方法。它通过姿势调节，呼吸锻炼，身心松弛，意念的集中和运用，有节律的动作等锻炼手段，来调节和增强人体各部分功能，诱导和启发人体内在的潜能，达到防治疾病、保健强身、延年益寿的目的。

气功通过发挥人体的潜能，通过调身（姿势）、调神（意识）、调息（呼吸）方式，锻炼精、气、神，增强真气，并调整身体内部的功能，增强体质，提高抵抗疾病的能力，达到治病强身之目的，所以，该疗法具有主动性、整体性、调整意识、外静内动以及动静结合的特点。

气功疗法适应广泛，对消化、心血管、神经、呼吸、血液、泌尿与生殖、内分泌及代谢等各系统疾病都有一定的治疗作用，但具体效果因人而异，关键在于长期坚持正确的锻炼方法。随着气功疗法的深入开展，其应用治疗范围可达近百种疾病，且对恶性肿瘤的防治和延长癌症患者的生存时间具有一定效果。

4. 推拿治疗特点　推拿疗法又称"按跷"，是根据科学的原理，施术于患者的特定部位（包括穴位），达到一定治疗目的的一种治疗方法。推拿疗法的主要特点如下。

（1）平衡阴阳，调节功能　《素问·阴阳应象大论》云："阴胜则阳病，阳胜则阴病，阳胜则热，阴胜则寒。"这说明人之所以会患病，最根本的原因是阴阳平衡的失调，机体功能的紊乱，而推拿疗法具有一定调整器官功能的作用，还可调节全身阴阳，使其趋于平衡。

（2）扶正祛邪，增强体质　推拿疗法对机体来说是一种被动运动，其与体育运动一样，具有增强体质的作用。针对不同的疾病，施用不同的手法，可以起到不同的作用。一般来说，提、拿、拧、挤等手法可以祛除外邪，而揉与擦等手法可以补益正气。许多患者经过一段时间的推拿治疗，气色由灰暗转为红润，食欲好转，体重增加，抗病能力提高。

（3）活血祛瘀，缓急止痛　推拿疗法的活血祛瘀作用是十分明显的。许多跌打损伤、扭挫

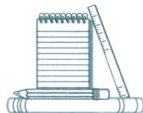

伤都是由于气血郁阻、瘀血积聚造成的。用指切法、推抹法等进行治疗，有明显活血祛瘀止痛作用。在临床上，治疗损伤性疾患时，医者常在痛处用按法，在治疗伤处剧痛时，医者在其邻近选一穴位，用强手法使之"得气"，此时患者即感伤处疼痛减缓；对陈旧性损伤的局部疼痛，反复用掐、拨、刮等强手法治疗一个阶段后，局部疼痛渐渐减缓，这些手法都是止痛的具体应用。

（4）整复脱位，通利关节　推拿疗法对于关节的错缝、脱臼等疾患具有顺理、整复、归位的作用。对于挛缩的关节，用扳、动、摇、拔、伸等手法，有通利关节等作用。

（5）舒筋通络，理筋整复　损伤后筋脉的收缩、紧张甚至痉挛是一种人体警觉状态的反应，其目的是减少肢体活动，这是人体自然的保护性反应。如不及时治疗，或是治疗不彻底，都会使疼痛加重。推拿疗法可以达到解除肌肉紧张痉挛及舒筋通络、调理筋脉的效果。

（6）适应证　①外科和伤科：可以治疗各种扭挫伤，各种伤筋及腰、背、颈、肩、四肢的劳损与疼痛，各种脱臼及小关节错缝、落枕、老年肩、网球肘、岔气等病证。②内科：推拿对头痛、眩晕、失眠、感冒、咽喉肿痛、胃脘痛、腹痛、泄泻、便秘、腹胀、内脏下垂（如胃下垂、子宫下垂等）、水肿、癃闭、中风、淋证等均有明确的疗效。③妇科：可以治疗痛经、闭经、崩漏及乳腺等方面的疾病。④儿科：对于小儿消化不良、强直性脊柱炎、斜颈、夜尿症等都有显著的疗效。

（7）禁忌证　①由结核分歧杆菌、化脓菌所引起的运动器官病证不宜进行推拿。②癌症一般不做推拿。③皮肤病受损害处、皮肉破损及烫伤处不宜推拿。④正在出血的部位，除点按止血处，一般不施其他手法。⑤骨折、脱位处以整复手法为主。⑥怀孕妇女的腹部及腰骶部一般不能推拿，月经期妇女的腹部及腰骶部如按摩须酌情进行。

复习思考

1. 什么是中医适宜技术？
2. 常见中医适宜技术包括哪些内容？

扫一扫，查阅复习思考题答案

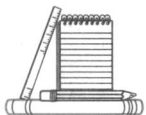

模块一　经络与腧穴

扫一扫，查阅本模块 PPT、视频等数字资源

【学习目标】

1. 掌握十四经穴中常见腧穴的定位、主治和操作。

2. 熟悉腧穴分类、作用和定位方法。

3. 了解腧穴的概念。

4. 了解常用经外奇穴的定位、主治和操作。

项目一　腧穴概论

一、腧穴的概念

腧穴是人体脏腑经络之气输注于体表的部位。"腧"通"输"，或从简作"俞"，有转输、输注的含义。"穴"，有孔隙的含义。腧穴既是针灸的施术部位，又是疾病的反应点。腧穴在古代文献中有"砭灸处""孔穴""气穴"等名称。

腧穴并不是孤立于体表的，而是通过经络与深部组织器官有着密切联系、互相连通的特殊部位。腧穴既是内脏疾病在体表的反应点，又是针灸施术的刺激点。

二、腧穴的分类

人体分布的腧穴很多，大体可分为十四经穴、经外奇穴、阿是穴三类。

1. 十四经穴　指分布在十二经脉和任督二脉的腧穴，简称"经穴"。经穴共有 362 个，是腧穴的主要部分。十四经穴有固定的穴名、固定的位置、固定的归经。经穴因其分布在十四经脉的循行线上，所以与经脉关系密切。它不仅可以反映本经经脉及其所属脏腑的病证，也可以反映本经脉所联系的其他经脉、脏腑之病证，同时又是针灸施治的部位。

2. 经外奇穴　指不归属于十四经，但具有一定名称、固定位置和特殊主治作用的腧穴，简称为"奇穴"。这类腧穴的主治范围比较单纯，多数对某些病证有特殊疗效，治疗针对性较强，如四缝治疳积、太阳治目赤等。

3. 阿是穴　又称压痛点、天应穴、不定穴等。这一类腧穴既无固定的名称、固定位置，又无固定的归经，而是以压痛点或其他反应点作为针灸部位。阿是穴多位于病变的附近，也可在与其距离较远的部位。这类腧穴的主治范围以局部病变为主。

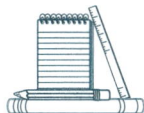

三、腧穴的主治作用

腧穴是人体脏腑经络之气输注的部位，也是邪气所客之处。当脏腑有病或邪气侵犯人体后引起脏腑经络气血功能失调时，均会在相应的腧穴发生病理反应。通过运用针刺、艾灸等刺激作用于腧穴，通过激发经气，"通其经脉，调其血气，营其逆顺出入之会"和补虚泻实、协调阴阳等作用，可达到阴阳平衡、脏腑调和、真元畅通、邪去正安的治疗目的。腧穴的治疗作用，概括起来主要有以下三个方面。

1. 近治作用　腧穴的近治作用是指所有的腧穴均可治疗其所在部位局部及邻近组织、器官的病证。如睛明、承泣、攒竹、瞳子髎等穴位均在眼区及其邻近部位，所以它们均可治疗眼病；中脘、梁门等穴位均在胃脘部，所以均可治疗胃脘痛；迎香在鼻旁可治鼻病；地仓在口角旁可治口㖞；膝眼、梁丘、阳陵泉等穴位在膝关节及其附近，所以均可治疗膝关节疼痛等。腧穴的近治作用是一切腧穴主治作用所具有的共同特点，即"腧穴所在，主治所在"。

2. 远治作用　腧穴的远治作用是十四经穴主治作用的基本规律，主要是指十四经腧穴尤其是十二经脉在四肢肘膝关节以下的腧穴，不仅能治疗局部病证，而且还能治疗本经循行所过的远隔部位的脏腑、组织器官病证，有的还具有全身性的作用，即"经脉所过，主治所及"。如内庭、足三里为胃经腧穴，可治疗胃火牙痛、胃病吐酸、腹泻、便秘，以及本经所过部位的疼痛、麻木、厥冷等。

3. 特殊作用　有些腧穴对某脏腑器官疾病或某病理状态有相对特异的治疗作用，如大椎穴退热、至阴穴矫正胎位、少商穴治咽喉肿痛、四缝穴治疗疳积等，均有较好的效果和较高的特异性。另外，某些腧穴还具有双向良性调整作用的特殊主治，即在机体不同功能状态下，同一腧穴可以产生两种截然相反的作用。如"天枢"可治泄泻，又可治便秘；"内关"在心动过速时可减慢心率，心动过缓时又可提高心率。

四、腧穴的定位方法

腧穴的定位正确与否，将直接影响治疗效果，常用的腧穴定位方法可分为体表解剖标志定位法、骨度分寸定位法、手指同身寸取穴法和简便取穴法四种。

1. 体表解剖标志定位法　是以人体解剖学的各种体表标志为依据来确定腧穴位置的方法，也叫"自然标志定位法"。体表解剖标志，可以分为固定标志和活动标志两种。

（1）固定标志　指由骨节、肌肉所形成的突起或凹陷、五官轮廓、发际、指（趾）甲、乳头、脐窝等，是在自然姿势下可见的标志，这些标志可用来确定腧穴的位置。如：两眉头之间可定印堂穴；肚脐中央为神阙穴等。

（2）活动标志　指各部的关节、肌肉、肌腱、皮肤随活动而出现的空隙、凹陷、皱纹、尖端等，是在活动姿势下才会出现的标志，据此也可用于确定腧穴的位置。如：颊车穴在下颌角前上方约一横指（中指），按之凹陷处，当咀嚼时咬肌隆起最高点；听宫穴在面部，耳屏前，下颌骨髁状突的后方，张口时呈现凹陷处。

2. 骨度分寸定位法　是以骨节为主要标志测量全身各部位的大小、长短，并以比例折算尺寸作为定穴标准的方法。不论男女、老少、高矮、肥瘦都是一样的。如以腕横纹至肘横纹为12寸，也就是把这段距离划成12个等份，取穴就以它作为折算的标准。常用的骨度分寸如下（表1-1、图1-1、图1-2）。

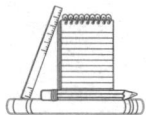

表 1-1 骨度折量寸表

部位	起止点	折量寸	度量法	说明
头面部	前发际正中至后发际正中	12	直寸	用于确定头部腧穴的纵向距离
	眉间（印堂）至前发际正中	3	直寸	用于确定前发际及头部腧穴的纵向距离
	后发际正中至第 7 颈椎棘突下（大椎）	3	直寸	用于确定后发际及头部腧穴的纵向距离
	两额角发际（头维）之间	9	横寸	用于确定头前部腧穴的横向距离
	耳后两乳突（完骨）之间	9	横寸	用于确定头后部腧穴的横向距离
胸腹胁部	胸骨上窝（天突）至剑胸结合中点（歧骨）	9	直寸	用于确定胸部任脉腧穴的纵向距离
	剑胸结合中点（歧骨）至脐中	8	直寸	用于确定上腹部腧穴的纵向距离
	脐中至耻骨联合上缘（曲骨）	5	直寸	用于确定下腹部腧穴的纵向距离
	腋窝顶点至第 11 肋游离端（章门）	12	直寸	用于确定腰背部腧穴的横向距离
	两乳头之间	8	横寸	用于确定胁肋部经穴的纵向距离
背腰部	肩胛骨内侧缘至后正中线	3	横寸	用于确定背腰部腧穴的横向距离
上肢部	腋前、后纹头至肘横纹（平尺骨鹰嘴）	9	直寸	用于确定上臂部腧穴的纵向距离
	肘横纹（平尺骨鹰嘴）至腕掌（背）侧远端横纹	12	直寸	用于确定前臂部腧穴的纵向距离
下肢部	耻骨联合上缘至髌底	18	直寸	用于确定大腿部腧穴的纵向距离
	髌底至髌尖	2	直寸	
	髌尖（膝中）至内踝尖	15	直寸	用于确定小腿内侧部腧穴的纵向距离
	胫骨内侧髁下方阴陵泉至内踝尖	13	直寸	
	股骨大转子至腘横纹（平髌尖）	19	直寸	用于确定大腿前外侧部腧穴的纵向距离
	臀沟至腘横纹	14	直寸	用于确定大腿后部腧穴的纵向距离
	腘横纹（平髌尖）至外踝尖	16	直寸	用于确定小腿外侧部腧穴的纵向距离
	内踝尖至足底	3	直寸	用于确定足内侧部腧穴的纵向距离

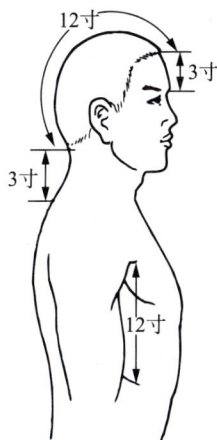

图 1-1 头面部骨度分寸

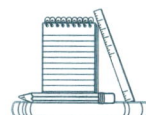

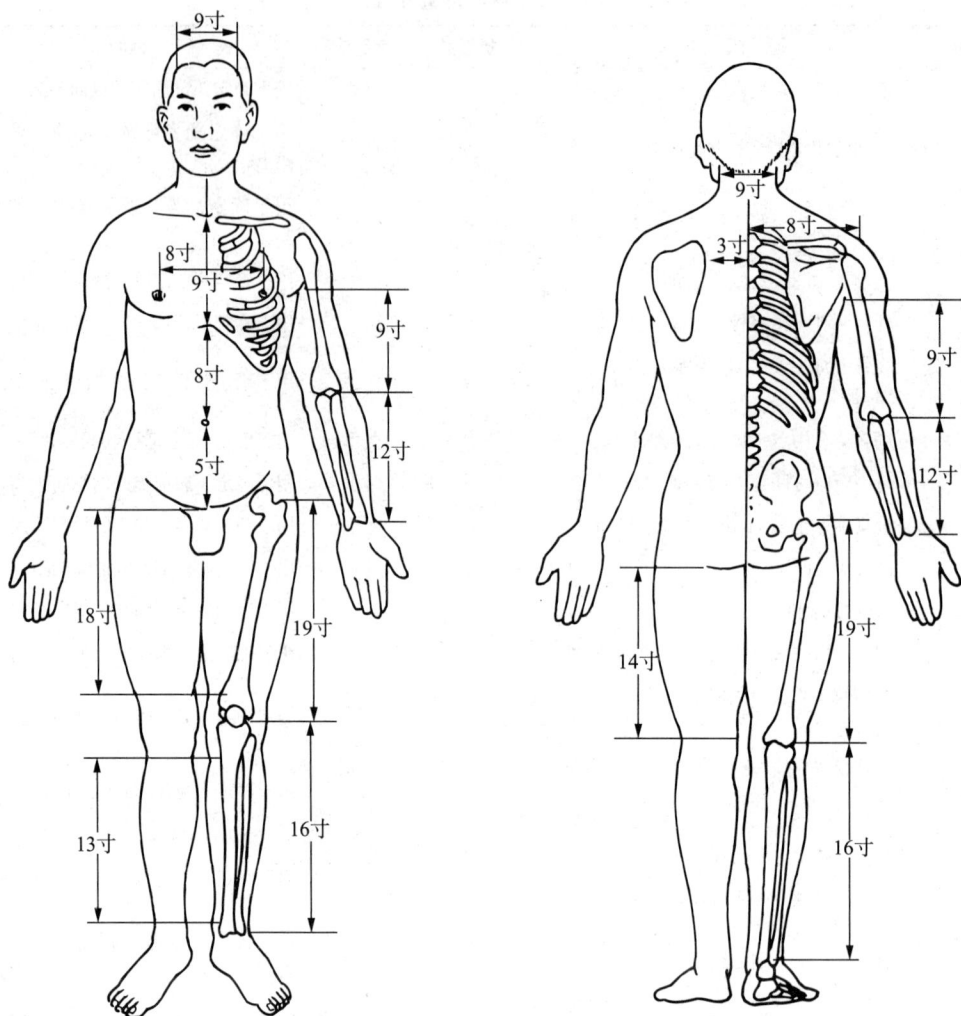

图1-2 躯干、四肢骨度分寸

3. 手指同身寸定位法 是指依据患者本人手指为尺寸折量标准来量取腧穴的定位方法，又称"指寸法"。常用的有以下 3 种（图1-3）。

（1）中指同身寸 患者将拇指与中指屈曲对接，形成环状，伸直其余手指，使中指桡侧面得到充分显露，取其中节上下两横纹之间的距离作为 1 寸。适用于四肢部腧穴的纵向比量和背、腰、骶部腧穴的横向取穴。

（2）拇指同身寸 是以患者拇指指关节的宽度作为 1 寸，主要适用于四肢部的直寸取穴。

（3）横指同身寸 也叫"一夫法"，是让患者将食指、中指、无名指和小指四指并拢，以中指中节横纹处为准，四指横量作为 3 寸。适用于下肢部的取穴。

4. 简便取穴法 是临床上常用的一种简便易行的取穴法，又称"经验取穴法"。例如：患者两手臂自然下垂而立，于股外侧中指尖到达处就是风市穴。两耳尖直上连线中点取百会穴。手半握拳，以中指的指尖切压在掌心的第二横纹上取劳宫穴等。此法是一种辅助取穴方法，为了定穴的准确，最好结合体表解剖标志和骨度分寸折量法等方法取穴。

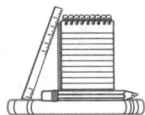

中指同身寸　　　　　拇指同身寸　　　　　横指同身寸

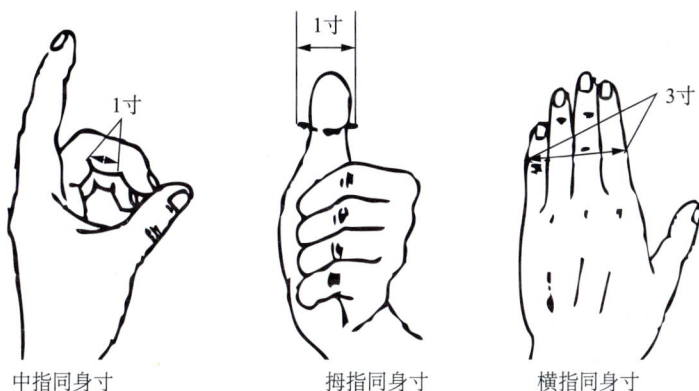

图 1-3　手指同身寸定位法

项目二　常用腧穴

一、手太阴肺经经穴

（一）本经腧穴

首穴中府，末穴少商，单侧共 11 穴。

（二）主治概要

本经穴以治疗咳、喘、咯血、咽喉痛等肺系疾病以及经脉循行部位的其他病证为主。

（三）本经常用腧穴定位及主治

1. 尺泽

【定位】在肘横纹中，肱二头肌肌腱桡侧缘凹陷处（图 1-4）。

【主治】咳嗽、咯血、咽喉肿痛、胸部胀满等肺系疾病；肘臂挛痛；急性吐泻、中暑、小儿惊风等急症。

【操作】直刺 0.5 ～ 1 寸，或点刺出血，可灸。

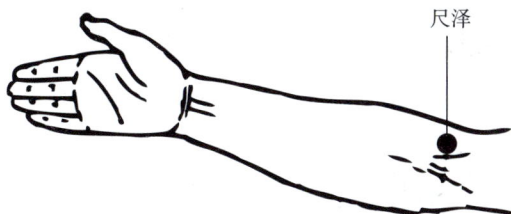

图 1-4　尺泽

2. 列缺

【定位】在前臂桡侧缘，桡骨茎突上方，腕掌侧远端横纹上 1.5 寸。简便取穴法：左右两手虎口交叉，一手食指压在另一手腕后桡骨茎突之上方，食指尖下取穴（图 1-5）。

【主治】咳嗽、咯血、咽喉肿痛等肺系疾病；头痛项强、口眼㖞斜、齿痛等头项疾患。

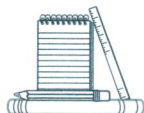

【操作】向上斜刺 0.5 ~ 0.8 寸，可灸。

3. 少商

【定位】在手拇指末节桡侧，距指甲角 0.1 寸（图 1-6）。

【主治】咽喉肿痛、高热、中风癫狂、中暑、小儿惊风等。急救穴之一。

【操作】向上斜刺 0.1 ~ 0.2 寸，或点刺出血。

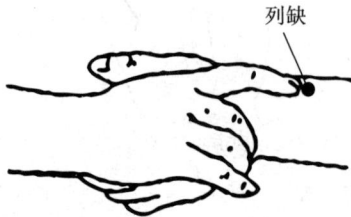

图 1-5　列缺

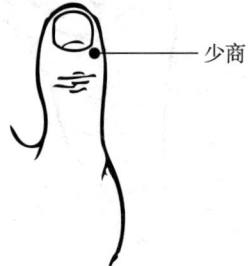

图 1-6　少商

二、手阳明大肠经经穴

（一）本经腧穴

首穴商阳，末穴迎香，单侧共 20 穴。

（二）主治概要

本经穴主要治疗头面五官疾患、热性病证、皮肤病、胃肠病证、神志病等及经脉循行所过部位的其他病证。

（三）本经常用腧穴定位及主治

1. 合谷

【定位】在手背，第 1、2 掌骨之间，当第 2 掌骨桡侧的中点处。简便取穴法：以一手的拇指指间关节横纹，放在另一手的拇指、食指之间的指蹼缘上，屈拇指当拇指尖下是穴（图 1-7）。

【主治】头痛、目赤肿痛、齿痛鼻血、口眼㖞斜等头面五官疾患；发热恶寒等外感病证；热病无汗或多汗；经闭、滞产等妇科疾病。

【操作】直刺 0.5 ~ 1 寸，针刺时手呈半握拳状，可灸。孕妇禁针。

2. 曲池

【定位】在肘区，尺泽与肱骨外上髁连线中点（图 1-8）。

【主治】上肢瘫痪、手臂痹痛等上肢病证；热病；高血压；腹痛、吐泻等胃肠病证；咽喉肿痛、齿痛、目赤肿痛等五官热性病证；湿疹、荨麻疹等皮肤病。

【操作】直刺 1 ~ 1.5 寸，可灸。

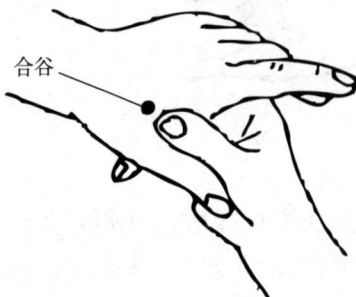

图 1-7　合谷

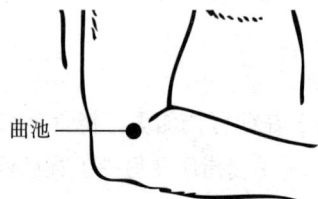

图 1-8　曲池

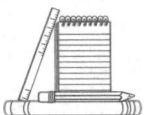

3. 肩髃

【定位】在肩部，三角肌上，臂外展或向前平伸时，当肩峰前下方凹陷处（图1-9）。

【主治】肩臂痛、上肢麻木、瘫痪、手臂挛急等上肢病证；瘾疹。

【操作】直刺或向下斜刺0.8～1.5寸，可灸。

4. 迎香

【定位】在鼻翼外缘中点旁约0.5寸，当鼻唇沟中（图1-10）。

【主治】鼻塞、口眼㖞斜、面痒、面肿等局部病证；胆道蛔虫症。

【操作】向鼻根部斜刺0.3～0.5寸，不宜灸。

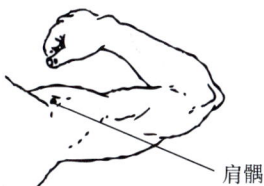

图1-9　肩髃

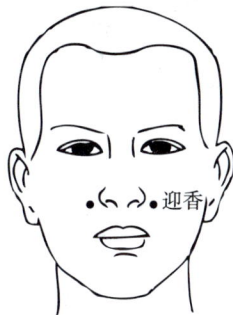

图1-10　迎香

三、足阳明胃经经穴

（一）本经腧穴

首穴承泣，末穴厉兑，单侧共45穴。

（二）主治概要

本经穴主治肠胃病、头面五官病、热病、神志病证及经脉循行所过部位的其他病证。

（三）本经常用腧穴定位及主治

1. 地仓

【定位】在面部，口角外侧，上直对瞳孔，口角旁约0.4寸（图1-11）。

【主治】面瘫、口角㖞斜、流涎、三叉神经痛等局部病证。

【操作】直刺0.2寸，或向颊车穴方向横刺0.5～1寸，可灸。

2. 颊车

【定位】在面颊部，下颌角前上方约一横指（中指），按之凹陷处，当咀嚼时咬肌隆起处最高点（图1-12）。

【主治】口眼㖞斜、牙关紧闭、颊肿、齿痛、面肌痉挛等局部病证。

【操作】直刺0.3～0.4寸或向地仓穴透刺0.5～1寸，可灸。

3. 下关

【定位】在面部，耳前方，当颧弓下缘中央与下颌切迹形成的凹陷处，合口有孔，张口即闭，应闭口取穴（图1-13）。

【主治】牙痛、面瘫、下颌关节痛、三叉神经痛等面口病证；耳鸣、耳聋、聤耳等耳疾。

【操作】直刺0.5～1寸，留针时不可做张口动作，以免折针；可灸。

4. 天枢

【定位】在腹中部，脐中旁开2寸（图1-14）。

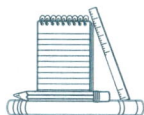

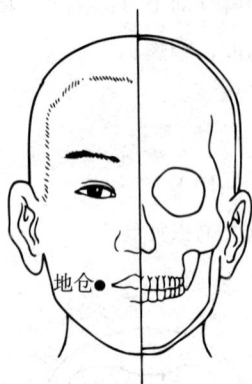

图 1-11　地仓

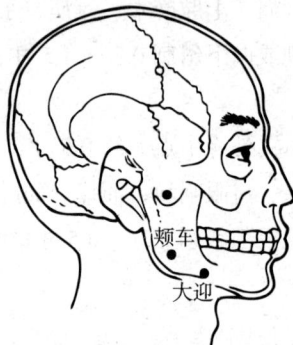

图 1-12　颊车

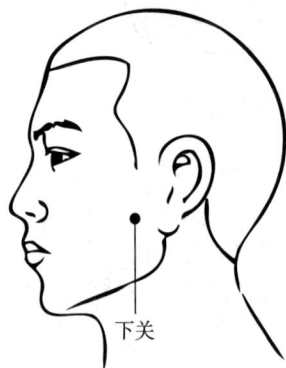

图 1-13　下关

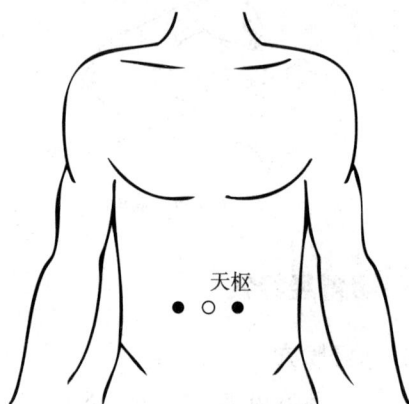

图 1-14　天枢

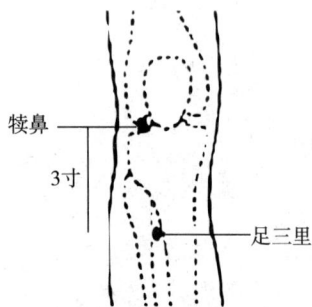

图 1-15　足三里

【主治】腹痛、腹胀、肠鸣、泄泻、便秘、肠痛等肠胃病证；月经不调、痛经等妇科疾病。

【操作】直刺 0.5 ～ 1.5 寸，可灸。

5. 足三里

【定位】在小腿前外侧，当犊鼻下 3 寸，距胫骨前缘一横指（中指）（图 1-15）。

【主治】胃痛、呕吐、腹胀、痢疾、便秘等肠胃病证；下肢不遂、瘫痪等症；虚劳诸证。强壮保健要穴。

【操作】直刺 1 ～ 2 寸，强壮保健常用温灸法。

四、足太阴脾经经穴

（一）本经腧穴

首穴隐白，末穴大包，单侧 21 穴。

（二）主治概要

本经穴主治脾胃病、妇科病、前阴病，以及经脉循行部位的其他病证。

（三）本经常用腧穴定位及主治

1. 三阴交

【定位】在小腿内侧，当足内踝尖上 3 寸，胫骨内侧缘后方（图 1-16）。

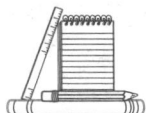

【主治】月经不调、痛经、闭经、带下、遗精、阳痿、早泄、小便不利等泌尿、生殖系统疾病；腹胀肠鸣、消化不良等脾胃虚弱诸证；足痿痹痛；心悸、失眠；阴虚诸疾。

【操作】直刺 1 ～ 1.5 寸，可灸。孕妇禁针。

2. 阴陵泉

【定位】在小腿内侧，当胫骨内侧踝后下方凹陷处（图 1-17）。

【主治】腹胀、泄泻、水肿、黄疸、小便不利等脾不运化水湿病证；膝痛。

【操作】直刺 1 ～ 2 寸，可灸。

3. 血海

【定位】屈膝，在大腿内侧，髌底内侧端上 2 寸，当股四头肌内侧头的隆起处。简便取穴法：屈膝呈直角，医生用左手掌心按在患者右膝髌上，食指至小指向上伸直，拇指呈 45° 斜置，当拇指尖所指处定穴（图 1-18）。取左侧血海穴用右手量取。

【主治】月经不调、崩漏、痛经、闭经等妇科病；荨麻疹、湿疹、丹毒等血热性皮肤病。

【操作】直刺 1 ～ 1.5 寸，可灸。

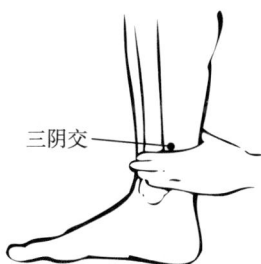
图 1-16　三阴交

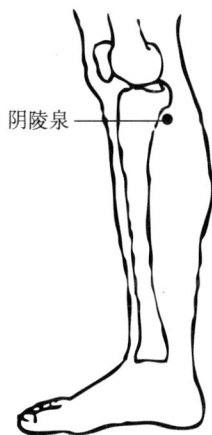
图 1-17　阴陵泉

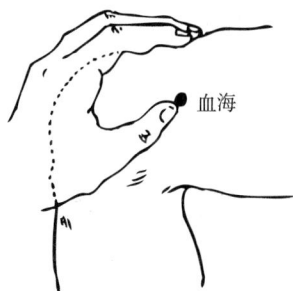
图 1-18　血海

五、手少阴心经经穴

（一）本经腧穴
首穴极泉，末穴少冲，单侧共 9 穴。

（二）主治概要
本经穴主治心、胸、神志疾患及经脉循行所过部位的其他病证。

（三）本经常用腧穴定位及主治

1. 神门

【定位】在腕部，腕掌侧远端横纹尺侧端，尺侧腕屈肌腱的桡侧凹陷中（图 1-19）。

【主治】心痛、心烦、惊悸、怔忡、健忘、失眠、癫狂痫等心与神志病证；胸胁痛。

【操作】直刺 0.3 ～ 0.5 寸，可灸。

2. 少冲

【定位】小指桡侧，距指甲角约 0.1 寸（图 1-20）。

【主治】心悸、心痛、癫狂、热病等。

【操作】斜刺 0.1 寸或点刺出血。

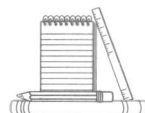

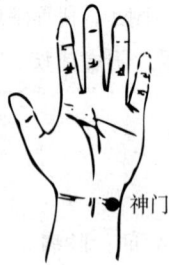

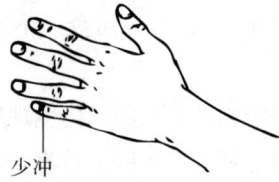

图 1-19　神门

图 1-20　少冲

六、手太阳小肠经经穴

（一）本经腧穴

首穴少泽，末穴听宫，单侧共19穴。

（二）主治概要

本经穴主治头、颈、五官、神志疾患及经脉循行所过部位的其他病证。

（三）本经常用腧穴定位及主治

1. 少泽

【定位】在手小指末节尺侧，距指甲角0.1寸（图1-21）。

【主治】产后乳少、乳房肿痛、咽喉肿痛、中风昏迷。急救穴之一。

【操作】浅刺0.1寸或点刺出血，可灸。孕妇慎用。

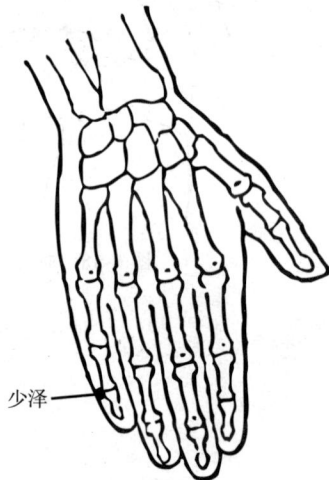

图 1-21　少泽

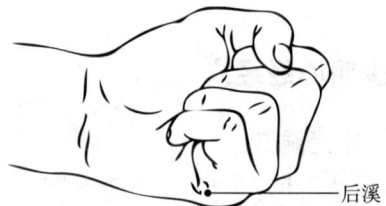

图 1-22　后溪

2. 后溪

【定位】在手掌尺侧，微握拳，第五掌指关节尺侧近端赤白肉际处（图1-22）。

【主治】头项强痛、落枕、腰背痛、手指及肘臂挛痛等痛证；疟疾；癫狂痫。

【操作】自然握拳，直刺0.5～1寸处，可灸。

3. 听宫

【定位】在面部，耳屏前，下颌骨髁状突的后方，张口时呈凹陷处（图1-23）。

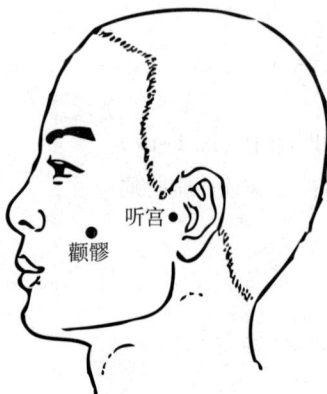

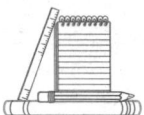

图 1-23　听宫

【主治】耳鸣、耳聋、聤耳等耳疾；齿痛。

【操作】张口，直刺 1～1.5 寸。可灸。

七、足太阳膀胱经经穴

（一）本经腧穴

首穴睛明，末穴至阴，单侧共 67 穴。

（二）主治概要

本经穴主治眼、头、项、背、腰、下肢病证与神志疾患以及经脉循行所过部位其他病证。

（三）本经常用腧穴定位及主治

1. 睛明

【定位】在面部，目内眦角稍上方，当眶骨内缘凹陷处（图 1-24）。

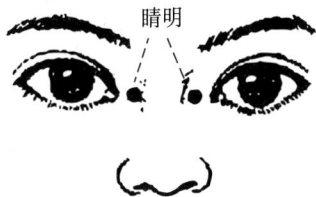

【主治】眼的病证如目赤肿痛、胬肉攀睛、视物不清、雀盲、流泪等。

【操作】嘱患者闭目，医者轻推眼球向外侧固定，针尖沿鼻侧眶缘缓慢刺入 0.5 寸，不宜提插捻转，出针后压迫局部 1～2 分钟，以防出血，禁灸。

图 1-24 睛明

2. 肺俞

【定位】第三胸椎棘突下，旁开 1.5 寸（图 1-25）。

【主治】咳嗽、哮喘、胸闷、咯血、潮热盗汗、感冒、背部疼痛等。

【操作】斜刺 0.5～0.8 寸，可灸。

3. 心俞

【定位】第五胸椎棘突下，旁开 1.5 寸（图 1-25）。

【主治】胸痛、心悸、失眠、健忘、癫、狂、癔症、胸背疼痛等。

【操作】斜刺 0.5～0.8 寸处，可灸。

4. 肝俞

【定位】第九胸椎棘突下，旁开 1.5 寸（图 1-25）。

【主治】胸胁痛、黄疸、目赤、夜盲、癫、狂、痫等。

【操作】斜刺 0.5～0.8 寸，可灸。

5. 脾俞

【定位】第十一胸椎棘突下，旁开 1.5 寸（图 1-25）。

【主治】腹胀、胁痛、黄疸、呕吐、泄泻等。

【操作】斜刺 0.5～0.8 寸，可灸。

图 1-25 五脏背俞穴图

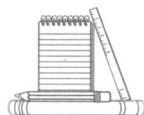

6. 肾俞

【定位】第二腰椎棘突下，旁开 1.5 寸（图 1-25）。

【主治】遗精、早泄、不孕、月经不调、白带、腰酸背痛、耳鸣、耳聋、小便不利等。

【操作】直刺 0.5～1 寸，可灸。

7. 委中

【定位】在腘横纹中点，当股二头肌肌腱与半腱肌肌腱的中间（图 1-26）。

【主治】腰背痛、下肢痛、痿痹、瘫痪、吐泻、高热抽搐、中风昏迷等。

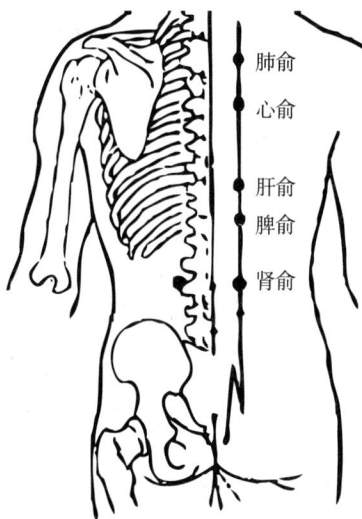

【操作】直刺 1 ~ 1.5 寸或三棱针点刺出血，可灸。

8. 承山

【定位】在小腿后面正中，当伸直小腿或足跟上提时腓肠肌肌腹下出现的尖角凹陷处（图 1-27）。

【主治】腰腿痛、腓肠肌痉挛、下肢瘫痪、腹痛、疝气、便秘、痔疮等。

【操作】直刺 1 ~ 2 寸，可灸。

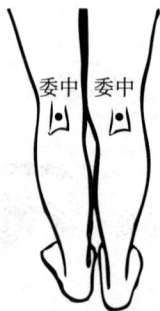

图 1-26　委中

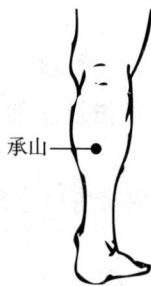

图 1-27　承山

9. 昆仑

【定位】外踝尖与跟腱之间的凹陷处（图 1-28）。

【主治】腰背痛、足跟痛、头痛、项强、目眩、小儿痫症、难产。

【操作】直刺 0.5 ~ 0.8 寸，可灸。孕妇禁针。

10. 至阴

【定位】在足小指末节外侧，距趾甲角 0.1 寸（图 1-29）。

【主治】头痛、鼻炎、胎位不正、难产等。

【操作】浅刺 0.1 寸。早期孕妇禁针。胎位不正用灸法。

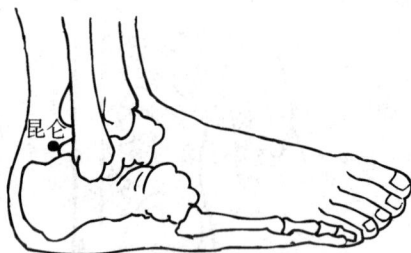

图 1-28　昆仑

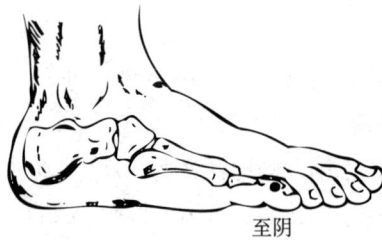

图 1-29　至阴

八、足少阴肾经经穴

（一）本经腧穴

首穴涌泉，末穴俞府，单侧共 27 穴。

（二）主治概要

本经穴主治生殖疾患，肾、肺、心、肝、脑病及咽喉、舌等经脉循行所过部位的其他病证。

（三）本经常用腧穴定位及主治

1. 涌泉

【定位】在足底部，蜷足时足前部凹陷处，约当足 2、3 趾缝纹头端与足跟连线前 1/3 与后 2/3 交点处（图 1-30）。

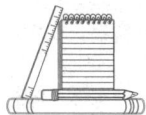

【主治】昏迷、休克、癫、狂、痫症、小儿惊风、小便不利、便秘、足心热、头顶痛等。急救穴之一。

【操作】直刺 0.5 ～ 0.8 寸，可灸。

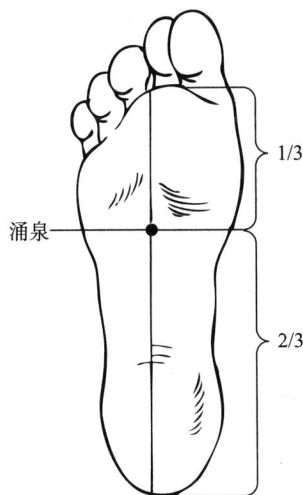

图 1-30　涌泉

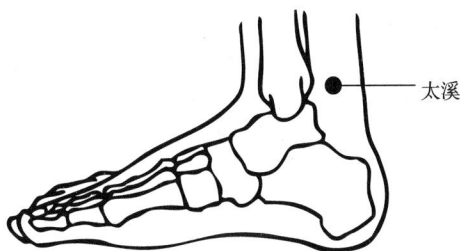

图 1-31　太溪

2. 太溪

【定位】在足内侧，内踝后方，当内踝尖与跟腱之间凹陷处（图 1-31）。

【主治】咳喘、胸痛、咯血、头痛、眩晕、耳鸣、牙痛、咽喉痛、失眠、月经不调、遗精、腰痛、足踝痛等。

【操作】直刺 0.5 ～ 0.8 寸，可灸。

九、手厥阴心包经经穴

（一）本经腧穴

首穴天池，末穴中冲，单侧共 9 穴。

（二）主治概要

本经穴主治心、胸、胃、神志疾患及经脉循行所过部位的其他病证。

（三）本经常用腧穴定位及主治

内关

【定位】在前臂掌侧，腕掌侧远端横纹上 2 寸，掌长肌肌腱与桡侧腕屈肌肌腱之间（图 1-32）。

【主治】心痛、心悸、胃痛、恶心、呕吐、癫、狂、痫症、肘臂挛痛、中风偏瘫等。

【操作】直刺 0.5 ～ 1 寸，可灸。

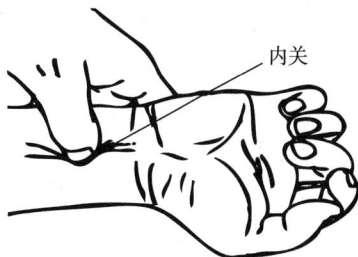

图 1-32　内关

十、手少阳三焦经经穴

（一）本经腧穴

首穴关冲，末穴丝竹空，单侧共 23 穴。

（二）主治概要

本经穴主治侧头、耳、目、颊、咽喉、胸胁疾患、热病及经脉循行所过部位的其他病证。

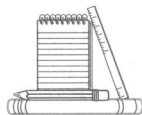

（三）本经常用腧穴定位及主治

1. 外关

【定位】在前臂外侧，腕背横纹上 2 寸，尺骨与桡骨之间（图 1-33）。

【主治】发热、偏头痛、目赤肿痛、耳鸣、耳聋、上肢病证、胁肋痛等。

【操作】直刺 0.5～1 寸，可灸。

2. 翳风

【定位】在耳垂后方，当乳突与下颌角之间的凹陷处（图 1-34）。

【主治】耳鸣、耳聋、外耳道肿痛、牙痛、面瘫等。

【操作】直刺 0.5～1 寸，可灸。

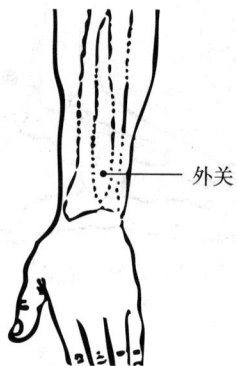

图 1-33　外关

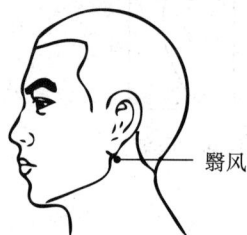

图 1-34　翳风

十一、足少阳胆经经穴

（一）本经腧穴

首穴瞳子髎，末穴足窍阴，单侧共 44 穴。

（二）主治概要

本经穴主治肝胆病、侧头、耳、目、咽喉、胸胁疾患及经脉循行所经过部位的其他病证。

（三）本经常用腧穴定位及主治

1. 风池

【定位】在颈部，当枕骨之下，胸锁乳突肌上端与斜方肌上端之间的凹陷处（图 1-35）。

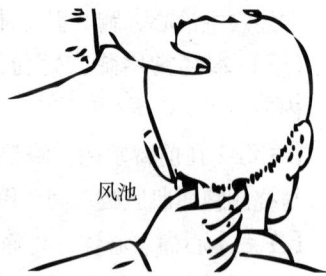

图 1-35　风池

【主治】颈项强痛、头晕目眩、目赤肿痛、耳聋耳鸣、外感热病、癫痫、中风口喎斜等。

【操作】针尖微向下，向鼻尖方向斜刺 0.5～0.8 寸。深部中间为延髓，必须严格掌握角度与深度。

2. 肩井

【定位】在肩上，大椎穴与肩峰最外侧连线的中点（图 1-36）。

【主治】肩背疼痛、手臂不举、中风瘫痪、落枕、难产、乳汁不下、乳腺炎等。

【操作】直刺 0.3～0.5 寸，深部为肺尖，不可深刺，孕妇禁针，可灸。

3. 环跳

【定位】臀部，侧卧，伸下腿，屈上腿，当股骨大转子最凸点与骶管裂孔连线的外 1/3 与内 2/3 交点处（图 1-37）。

【主治】风湿麻痹、下肢瘫痪、腰胯痛等。

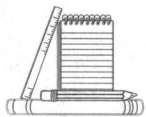

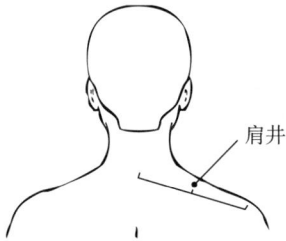

图 1-36　肩井

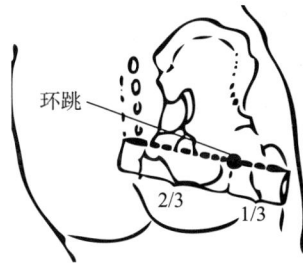

图 1-37　环跳

【操作】直刺 2 ～ 3 寸，可灸。

4. 阳陵泉

【定位】在小腿外侧，当腓骨小头前下方凹陷处（图 1-38）。

【主治】肝胆病证、胁肋痛、下肢痿痹、坐骨神经痛等。

【操作】直刺 1 ～ 2 寸，可灸。

5. 悬钟

【定位】在外踝尖上 3 寸，腓骨前缘处（图 1-39）。

【主治】颈项强痛、胸胁胀满、咽喉肿痛、半身不遂、下肢痿痹、痔疾、踝痛等。

【操作】直刺 0.5 ～ 1 寸，可灸。

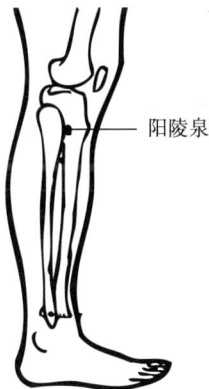

图 1-38　阳陵泉

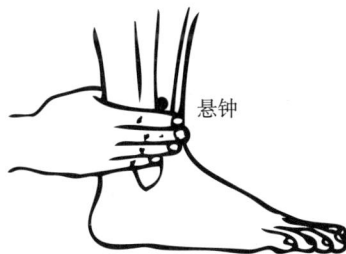

图 1-39　悬钟

十二、足厥阴肝经经穴

（一）本经腧穴

首穴大敦，末穴期门，单侧共 14 穴。

（二）主治概要

本经穴主治肝、胆、脾、胃病，妇科病，少腹部、前阴病，以及经脉循行所过部位的其他病证。

（三）本经常用腧穴定位及主治

1. 行间

【定位】足背第 1、2 趾间，趾蹼缘后方赤白肉际处（图 1-40）。

【主治】头痛眩晕、面瘫、面肌痉挛、外眼炎症、青光眼、视神经萎缩、癫痫、小儿惊风、消化不良、痛经、月经过多、尿路感染、糖尿病、睾丸炎等。

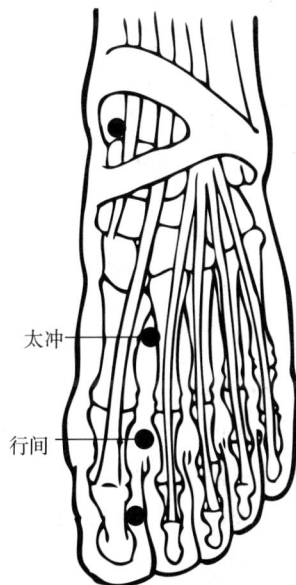

图 1-40　行间、太冲

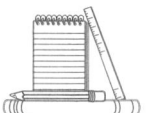

【操作】直刺或斜刺 0.5 ～ 0.8 寸。可灸。

2. 太冲

【定位】在足背，当第 1、2 跖骨结合部前的凹陷处（图 1-40）。

【主治】头痛、眩晕、目赤肿痛、失眠、健忘、月经不调、黄疸、癫、狂、痫证、惊风等。

【操作】斜刺 0.5 ～ 1 寸，可灸。

十三、督脉穴

（一）本经腧穴

首穴长强，末穴龈交，共 29 穴。

（二）主治概要

本经穴主治神志病、热病，腰骶、背、头项、生殖疾患及经脉循行所过部位相应病证。

（三）本经常用腧穴定位及主治

1. 命门

【定位】在腰部，当后正中线上，第 2 腰椎棘突下凹陷中（图 1-41）。

【主治】腰痛、遗精、阳痿、月经不调、带下、尿频、慢性泄泻、发育迟缓等。

【操作】向上斜刺 0.5 ～ 0.8 寸，可灸。

2. 大椎

【定位】在后正中线上，第七颈椎棘突下凹陷中（图 1-42）。

【主治】发热、头痛项强、疟疾、咳嗽、哮喘、癫、狂、痫、骨热盗汗等。

【操作】向上斜刺 0.5 ～ 0.8 寸，可灸。

3. 百会

【定位】在头部，当前发际正中直上 5 寸（简便取穴法：头正中线与两耳尖连线的交点处）（图 1-43）。

【主治】昏厥、中风失语、头痛、眩晕、健忘、癫狂、脱肛、阴挺等。

【操作】平刺 0.5 ～ 1 寸，可灸。

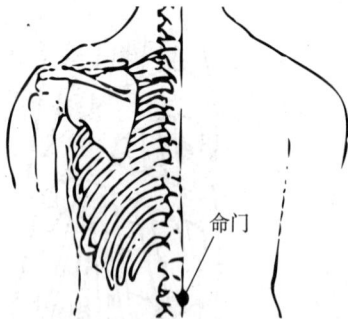
图 1-41　命门

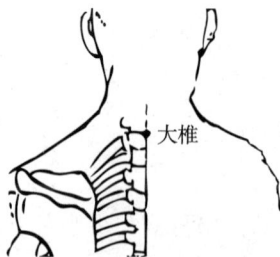
图 1-42　大椎

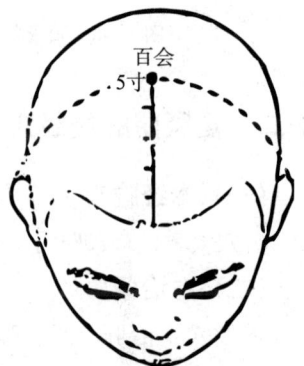
图 1-43　百会

4. 印堂

【定位】在额头，当两眉内侧端连线中点（图 1-44）。

【主治】头额痛、眩晕、鼻渊、小儿惊厥等。

【操作】向下斜刺 0.3 ～ 0.5 寸。

5. 水沟

【定位】在鼻下，当人中沟的上 1/3 与中 1/3 交点处（图 1-45）。

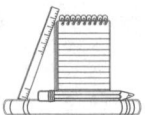

【主治】昏厥、昏迷、癫、狂、中暑、小儿惊风、口眼㖞斜等。急救穴之一。

【操作】针尖向上斜刺 0.3～0.5 寸，或用指甲掐按。

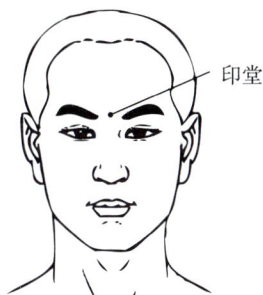

图 1-44　印堂

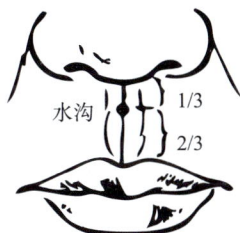

图 1-45　水沟

十四、任脉穴

（一）本经腧穴

首穴会阴，末穴承浆，共 24 穴。

（二）主治概要

本经穴主治胸、颈、头局部疾患及循行所过部位相应病证，其中某些腧穴具有强壮保健作用或可治疗神志病。

（三）本经常用腧穴定位及主治

1. 中极

【定位】在下腹部，前正中线，当脐下 4 寸（图 1-46）。

【主治】小便不利、遗精、阳痿、月经不调、痛经等。

【操作】直刺 0.5～1 寸，针前排空膀胱，可灸。孕妇慎用。

2. 关元

【定位】在下腹部，前正中线上，当脐下 3 寸（图 1-46）。

【主治】遗精、阳痿、遗尿、尿闭、月经不调、身体虚弱。

【操作】直刺 0.5～1 寸，可灸。孕妇慎用。

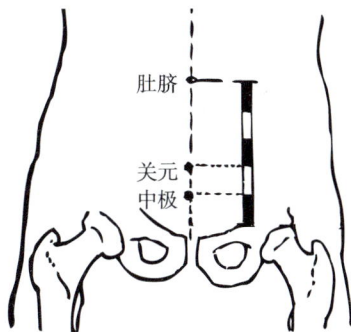

图 1-46　中极、关元

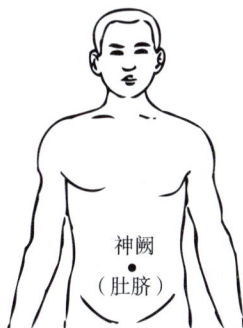

图 1-47　神阙

3. 神阙

【定位】在腹中部，脐中央（图 1-47）。

【主治】肠鸣、腹胀、腹痛、泄泻、脱肛、水肿、中风脱证等。

【操作】禁针，多用艾条灸或艾炷隔盐灸。

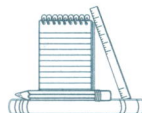

4. 中脘

【定位】在上腹部，前正中线上，当脐上4寸（图1-48）。

【主治】胃脘疼痛、恶心呕吐、嗳气吞酸、食少腹胀、肠鸣泄泻等。

【操作】直刺1.0～1.5寸，可灸。

5. 膻中

【定位】在胸部，前正中线上，平第四肋间隙，两乳头连线的中点（图1-49）。

【主治】咳嗽、哮喘、呕吐、呃逆、乳少、胸闷、胸痛、心悸等。

【操作】平刺0.3～0.5寸，可灸。

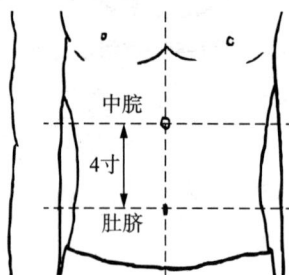

图1-48　中脘

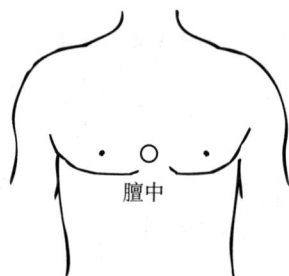

图1-49　膻中

十五、常用经外奇穴

（一）头颈部奇穴

1. 四神聪

【定位】在头顶，当百会穴前后左右各旁开1寸，共四穴（图1-50）。

【主治】头痛、健忘、失眠、眩晕、癫痫。

【操作】平刺0.3～0.5寸，可灸。

2. 鱼腰

【定位】在头面部，目平视，当瞳孔直上眉毛的中点处（图1-51）。

【主治】目赤肿痛、眼睑下垂、眉棱骨痛、三叉神经痛等。

【操作】平刺0.3～0.5寸，禁灸。

3. 太阳

【定位】在颞部，当眉梢与目外眦之间，向后约1寸的凹陷处（图1-52）。

【主治】头痛、头晕、目赤肿痛、口眼㖞斜、牙痛等。

【操作】直刺或斜刺0.3～0.5寸，或三棱针点刺放血，禁灸。

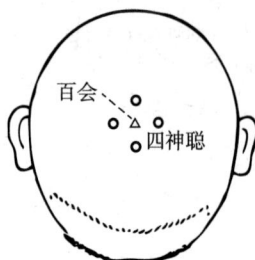

图1-50　四神聪

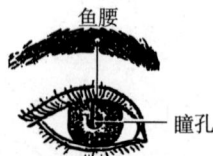

图1-51　鱼腰

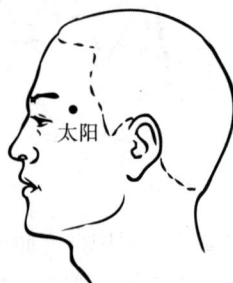

图1-52　太阳

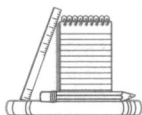

（二）躯干部奇穴

1. 子宫

【定位】在下腹部，脐下 4 寸，前正中线旁开 3 寸。

【主治】阴挺、月经不调、痛经、不孕。

【操作】直刺 0.8 ～ 1.2 寸。

2. 定喘

【定位】在肩、背部，第 7 颈椎棘突下，旁开 0.5 寸（图 1-53）。

【主治】哮喘、咳嗽、肩背痛、落枕。

【操作】直刺 0.5 ～ 0.8 寸，可灸。

3. 腰眼

【定位】在腰背部，横平第 4 腰椎棘突下，后正中线旁开 3.5 寸。

【主治】腰痛、月经不调、虚劳。

【操作】直刺 1 ～ 1.5 寸。

4. 夹脊

【定位】从第一胸椎至第五腰椎棘突下两侧旁开 0.5 寸处，单侧各 17 穴（图 1-53）。

【主治】强身健体以及胸、腹、腰、背部疾患和相应腑脏病证。

【操作】直刺或斜刺 0.3 ～ 0.5 寸，或用梅花针叩刺，可灸。

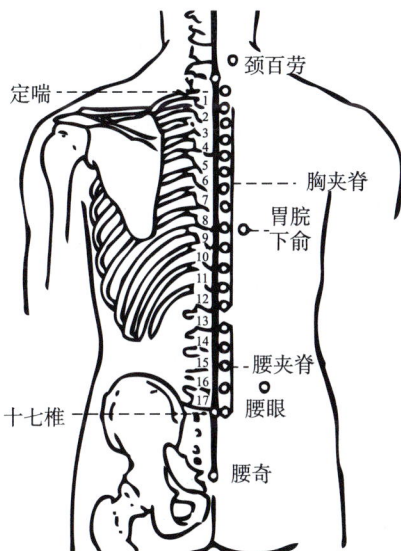

图 1-53 躯干部奇穴

（三）四肢部奇穴

1. 腰痛点

【定位】在手背第二、三掌骨及第四、五掌骨之间，腕背侧远端横纹与掌指关节中点处，一手两穴（图 1-54）。

【主治】急性腰扭伤。

【操作】向掌中斜刺 0.5 ～ 0.8 寸，可灸。

2. 外劳宫（落枕穴）

【定位】在手背第二、三掌骨间，指掌关节后约 0.5 寸（图 1-54）。

【主治】落枕、手臂痛等。

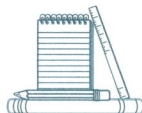

【操作】直刺或斜刺 0.5 ～ 0.8 寸。

3. 八邪

【定位】在手背侧，微握拳，第 1 至 5 指间，指蹼缘后方赤白肉际处左右手共 8 穴（图 1-55）。

【主治】手背肿痛、手指麻木、屈伸不利、烦热、目痛、毒蛇咬伤。

【操作】斜刺 0.5 ～ 0.8 寸，或点刺出血。

4. 四缝

【定位】在第 2 至 5 指掌侧，第一指间关节的中央，一侧 4 穴（图 1-56）。

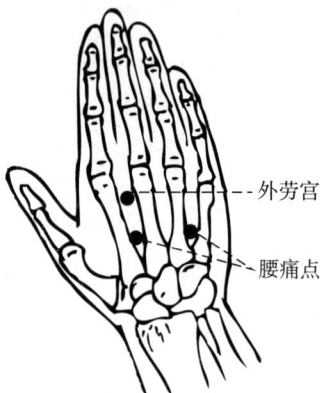

图 1-54　外劳宫（落枕穴）

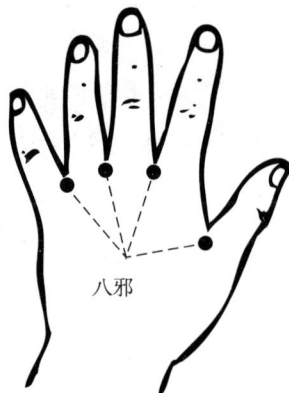

图 1-55　八邪

【主治】小儿疳积、小儿腹泻。

【操作】三棱针点刺出血或挤出少许黄白色透明黏液。禁灸。

5. 十宣

【定位】在手十指尖端，距指甲游离缘 0.1 寸（图 1-57）。

【主治】昏迷、癫痫、高热、咽喉肿痛。

【操作】浅刺 0.1 ～ 0.2 寸，或点刺出血。禁灸。

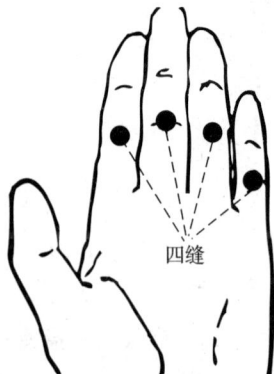

图 1-56　四缝

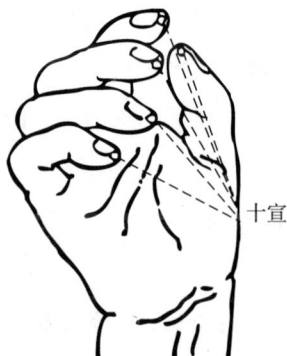

图 1-57　十宣

6. 鹤顶

【定位】在膝前区，髌底中点的上方凹陷处。

【主治】膝部肿痛、足胫无力。

【操作】直刺 0.8 ～ 1 寸。

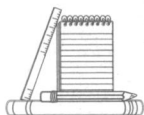

7. 内膝眼

【定位】在膝部，髌韧带内侧凹陷处的中央。

【主治】膝部肿痛。

【操作】向膝中斜刺 0.5 ～ 1 寸。

8. 胆囊

【定位】在小腿外侧，腓骨小头直下 2 寸。

【主治】急慢性胆囊炎、胆石症、胆道蛔虫症、下肢痿痹。

【操作】直刺 1 ～ 2 寸。

9. 阑尾

【定位】在小腿外侧，髌韧带外侧凹陷下 5 寸，胫骨前嵴外一横指。

【主治】急慢性阑尾炎、消化不良、下肢痿痹。

【操作】直刺 1.5 ～ 2 寸。

10. 八风

【定位】在足背，第 1 ～ 5 趾间趾蹼缘后方赤白肉际处，左右共 8 穴。

【主治】足跗肿痛、趾痛麻木、屈伸不利、毒蛇咬伤、脚气。

【操作】斜刺 0.5 ～ 0.8 寸，或点刺出血。

复习思考

A1 型选择题

1. 具有远治作用的是（　　　）

　　A. 十二经腧穴　　　　　B. 十四经腧穴　　　　　C. 经外奇穴

　　D. 阿是穴　　　　　　　E. 一切腧穴

2. 针刺天枢既能通便，又能止泻，这属于腧穴的（　　　）

　　A. 近治作用　　　　　　B. 远治作用　　　　　　C. 双向良性调整作用

　　D. 相对特异性　　　　　E. 以上都不对

3. 根据骨度分寸，除哪项外，两者间距都是 9 寸（　　　）

　　A. 两完骨间　　　　　　B. 天突至歧骨　　　　　C. 胸剑联合至脐中

　　D. 腋前、后纹头至肘横纹（平肘尖）　　　　E. 前两额角发际（头维）之间

4. 治疗滞产，应首选（　　　）

　　A. 合谷　　　　　　　　B. 太冲　　　　　　　　C. 足三里

　　D. 血海　　　　　　　　E. 至阴

5. 常用于保健并具有强壮作用的穴是（　　　）

　　A. 关元俞　　　　　　　B. 肾俞　　　　　　　　C. 脾俞

　　D. 足三里　　　　　　　E. 气海俞

6. 既可治疗脾胃病，又多用于生殖泌尿病的穴位为（　　　）

　　A. 三阴交　　　　　　　B. 曲池　　　　　　　　C. 公孙

　　D. 阴陵泉　　　　　　　E. 脾俞

7. 屈肘时，肘横纹外侧端与肱骨外上髁之间的腧穴是（　　　）

　　A. 尺泽　　　　　　　　B. 曲泽　　　　　　　　C. 曲池

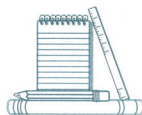

D. 小海   E. 少海

8. 下列各项，治疗产后乳少，应首选（   ）

A. 少泽   B. 少商   C. 中冲

D. 涌泉   E. 至阴

9. 既可治疗口苦、胁肋疼痛，又善于治疗筋脉失养病证的穴位为（   ）

A. 阳陵泉   B. 支沟   C. 丘墟

D. 外关   E. 太冲

10. 治疗昏迷、癫痫、高热、咽喉肿痛，应首选（   ）

A. 四缝   B. 十宣   C. 八邪

D. 合谷   E. 曲池

B 型选择题

（1～2 共用备选答案）

A. 肝俞   B. 心俞   C. 脾俞   D. 肺俞   E. 肾俞

1. 第 2 腰椎棘突下旁开 1.5 寸的腧穴是（   ）

2. 第 9 胸椎棘突下旁开 1.5 寸的腧穴是（   ）

（3～4 共用备选答案）

A. 血海   B. 少海   C. 小海   D. 气海   E. 照海

3. 属任脉的腧穴是（   ）

4. 属足太阴脾经的腧穴是（   ）

（5～6 共用备选答案）

A. 12 寸   B. 13 寸   C. 14 寸   D. 16 寸   E. 19 寸

5. 肘横纹至腕横纹是（   ）

6. 腘横纹至外踝尖是（   ）

模块二 刺灸技术

扫一扫，查阅
本模块 PPT、
视频等数字资源

【学习目标】

1. 掌握毫针、头针、耳针的操作要领。

2. 掌握灸法操作要点。

3. 了解其他针刺方法。

毫针，是针体微小而细，针尖锋利的一种针具，是《内经》九针中的第七种针具。古代九针经过几千年的医疗实践，某些针具逐渐被弃置不用，而毫针逐渐成为针刺的主体，一直流传至今。当今我们临床上讲的针灸，其中针刺主要指毫针。毫针因其针体微小而细，《内经》中又称为"微针""小针"；民间俗称"银针"。当使用毫针在周身腧穴（经穴、奇穴、阿是穴）针刺时，称为"体针"；当使用毫针在耳穴、头穴等某一特定部位针刺时，又叫"耳针""头针"。前者属于大针灸系统，后者属于微针系统。

项目一 毫针技术

毫针技术，是指利用毫针，通过一定的手法刺激机体的穴位，以疏通经络、调节脏腑，从而达到扶正祛邪、治疗疾病的目的。毫针技术的适应证广泛，用于治疗内、外、妇、儿等科的多种常见病、多发病。

一、毫针的结构与规格

（一）制作材料

毫针，是用金属制作而成的针具，以不锈钢为最常用的制针材料。不锈钢毫针具有较高的强度和韧性，针体挺直滑利，能耐热和防锈，不易被化学物品腐蚀，故目前被临床上广泛采用。也有用其他金属制作的毫针者，如金针、银针，其导电、传热性能虽明显优于不锈钢毫针，但针体较粗，强度、韧性不如不锈钢针，加之价格昂贵，一般临床比较少用。至于铁针和普通钢针，因容易锈蚀，弹性、韧性及牢固度也差，除偶用于磁针法外，目前已不常被采用。

（二）毫针结构

现代所用毫针多为不锈钢制成，但也有金银或者合金制成的，其结构共分五个部分，见图 2-1。

针尖（针芒）：针身的尖端锐利部分，是刺入穴位的关键部位。

针身（针体）：针尖与针柄间的主体部分，是刺入穴位的主要部分，毫针的长短、粗细规格主要指此而言。

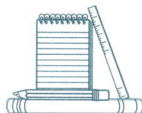

针根：针身与针柄连接的部分，是观察针刺深度与提插幅度的标志。

针柄：针根至针尾部分，用金属丝缠绕呈螺旋状。既是便于执针的部分，也是行针、温针的操作部位。

针尾：针柄的末端部分，一般用金属丝（铜丝或铝丝）缠绕，呈圆筒状，是观察捻转角度的标志。

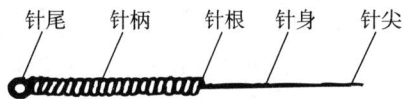

图 2-1　毫针

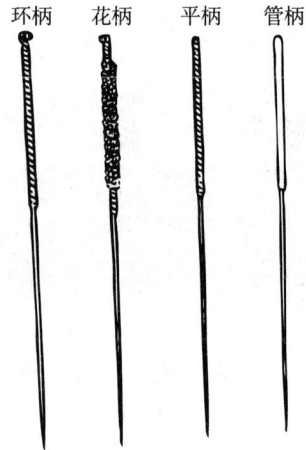

图 2-2　毫针分类

（三）毫针的分类

根据针柄形状的不同，毫针可分为花柄针（盘龙针）、环柄针、平柄针（平头针，无针尾部）、管柄针（管形针柄）等，见图 2-2。

环柄针：针柄用镀银或经氧化处理的金属丝缠绕成环形者，又叫圈柄针。

花柄针：针柄中间用两根金属丝交叉缠绕呈盘龙形者，又叫盘龙针。

平柄针：针柄也用金属丝缠绕，其尾部平针柄者，又叫平头针。

管柄针：针柄由金属薄片制成管状者。

（四）毫针的规格

毫针的规格，主要根据针身的粗细和长短来区分。

1. 粗细　毫针的粗细，过去用"号数"表示，现在用法定单位毫米表示，其对应关系见表 2-1。

表 2-1　毫针粗细标准

号数	26	27	28	29	30	31	32	33
直径（mm）	0.45	0.42	0.38	0.34	0.32	0.30	0.28	0.26

从号数与毫米的对应关系可知：号数越大，毫米值越小，针越细。临床上以 28～30 号（0.32～0.38mm）的毫针最为常用。粗针多用于四肢、腰臀部穴位，以及瘫痪、麻木等针感迟钝者；细针多用于头面、眼区穴位，以及小儿、体虚患者。

2. 长短　毫针长短的旧规格为英寸（制针厂家惯用），新规格为毫米，其对应关系见表 2-2。

表 2-2　毫针长短标准

旧规格（英寸）	0.5	1	1.5	2	2.5	3.5	4	4.5	5
新规格（mm）	15	25	40	50	65	90	100	115	125

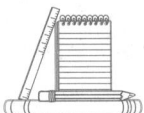

旧规格与新规格采用相对值对应：1 英寸 =25mm，0.5 英寸 =15mm，以此累加。

临床上以 1 ～ 3 寸（25 ～ 75mm）的毫针最为常用，其中又以 1.5 寸（40mm）者用得最多。长针多用于肌肉丰厚部位深刺或透穴；短针多用于肌肉浅薄部位浅刺，如头面部穴位、耳穴。

二、毫针手法练习

俗语说："拳不离手，曲不离口。"针灸是一门技术，只有经常练习，操作手法才能娴熟，才能达到进针不痛，行针自如，疗效显著。下面介绍基本功训练方法。

（一）基本功训练方法

练意、练气　意指意念，气指内气、气功。通过练太极拳与气功训练，可以增强内气，蓄积元气，健身防病；还可以增强指力，便于控制经气，提高疗效。

（1）蓄积丹田之气以增强周身之力（蓄气增力）　通过气功练习，意守丹田，气沉丹田，久而久之，就会出现小腹微微发热，所谓"少火生气"。长期坚持，就会使真气充盈，经络畅通，周身之力增强。随着丹田之气的蓄积，使上肢大小关节力量增强，指力提高，便于针灸治疗时驾驭经气。

（2）调自身之气机以利于控制经气　太极拳的要领是"以意领气，以气运身"，用意不用力，通过意念控制形体运动。长期练习，可以调理自身的气机，增强体内元气。全身气机通畅，有利于调控经气，增强得气针感。

（3）去浮躁以练清静之功　作为针灸医生要忌浮躁，练气功、打太极拳可以帮助医生入静，去掉浮躁。达到清静状态之后，有利于辨针下之气，随气用巧。

（二）练针、练指

1. 纸垫练针法（图 2-3）

（1）纸垫制作　用松软的草纸或卫生纸折叠成 2cm 厚、长 8cm、宽 5cm 的纸垫，用棉线呈"井"字形扎紧。

（2）练针目的　练习指力和捻转手法。纸垫的侧面可以作提插等其他手法的练习。

（3）练针方法　左手拿住纸垫，右手拇、食、中指持针柄，针尖垂直抵达纸垫后，三指交替捻转针柄，边捻边压，待穿透纸垫后，另换一处练习。

（4）操作要求与技术要点　①捻转角度均匀：180° ～ 360°，勿时大时小。②捻转频率一致：150 次 / 分左右，灵活自如。③用力轻重一致：勿时轻时重。持针稳固，不向下滑。④手臂悬空，没有依托。⑤针身垂直，不摇不弯。⑥进退轻巧，灵活自如。

开始练习时，用 1 寸短针，当指力达到一定程度后，可用 1.5 ～ 3 寸针练习。双手交替练习，以适应临床持续运针的需要。

2. 棉团练针法（图 2-4）

（1）棉团制作　取棉絮一团，用棉布包紧，做成外紧内松，直径 6 ～ 7cm 的圆球。

（2）练针目的　以提插为主，包括捻转、进针、出针等毫针操作手法的模拟动作。

（3）练针方法　将针刺入棉球后，在原处作上提下插动作。

（4）操作要求与技术要点　①幅度一致：5 ～ 10mm，幅度均匀，勿时深时浅。②频率一致：150 次 / 分左右，快而均匀。③轻重一致：用力均匀，勿时大时小。④针身垂直：不倾斜，不弯曲。

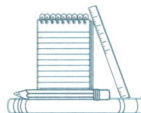

3.纸板练针法

（1）纸板制作　用1寸26号（0.45mm）毫针在普通包装纸箱板上练针。

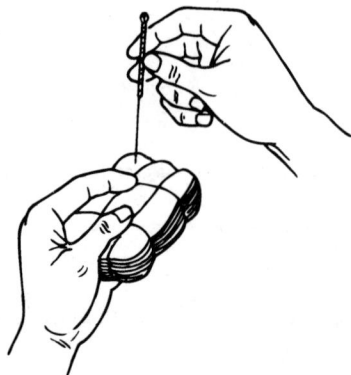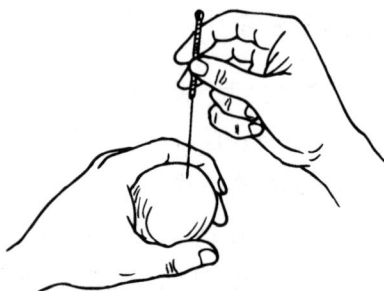

图 2-3　纸垫练针法　　　　　　　　　　　图 2-4　棉团练针法

（2）练针目的　增强指力、腕力、臂力，达到进针不痛的效果。

（3）操作要求与技术要点　沉肩、垂肘、悬腕，凝神于手下，聚力于指端。针孔均匀，针行平直，每天练半小时以上。

4.自身练针法　在纸垫、棉团上练习到一定程度，指力和手法较为熟练时，可以在自己身上练针。

（1）练针目的　亲身体验针刺的感觉、指力的强弱、手法的熟练程度。

（2）操作要求与技术要点　①无痛或微痛进针，刺入顺利。一次进针，针直不弯。②捻转提插行针自如，指力均匀，手法熟练。③边练边体会针感。包括穴位的感觉、持针手指的感觉，仔细体会针感与手法、指力的关系。

5.相互练针法　除自身练针外，亦可两人一组，轮流在对方身上练习。练习时可从临床实际出发，按照规范操作进行。

三、毫针的针刺前准备

（一）体位选择

根据处方选取腧穴的所在部位，选择适当的体位，以既有利于腧穴的正确定位，又便于针灸的施术操作和较长时间的留针而不致患者疲劳为原则。

1.常见体位

（1）仰卧位　适宜于取头、面、胸、腹部腧穴和上、下肢部分腧穴（图2-5）。

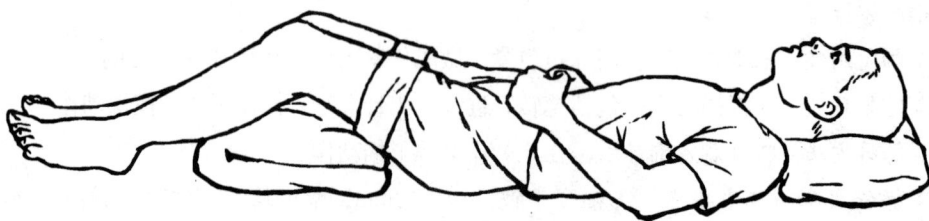

图 2-5　仰卧位

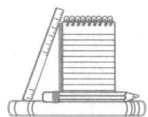

（2）侧卧位　适宜于取身体侧面少阳经腧穴和上、下肢的部分腧穴（图 2-6）。

（3）俯卧位　适宜于取头、项、脊背、腰尻部腧穴和下肢背侧及上肢部分腧穴（图 2-7）。

（4）仰靠坐位　适宜于取前头、颜面和颈前等部位的腧穴（图 2-8）。

（5）俯伏坐位　适宜于取后头和项、背部的腧穴（图 2-9）。

（6）侧伏坐位　适宜于取头部的一侧、面颊及耳前后部位的腧穴（图 2-10）。

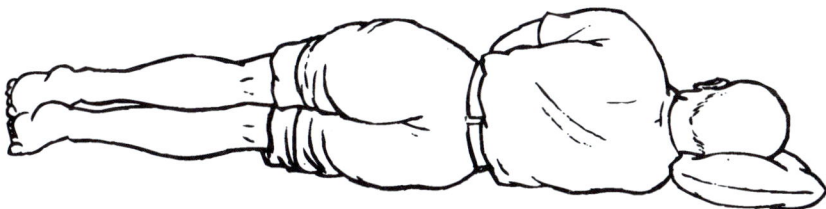

图 2-6　侧卧位

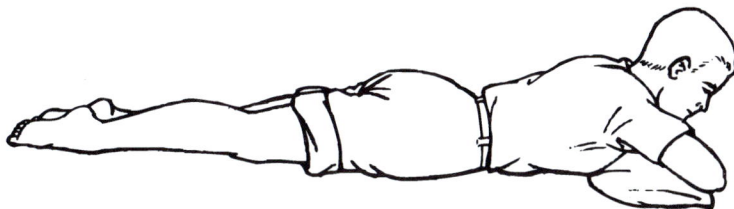

图 2-7　俯卧位

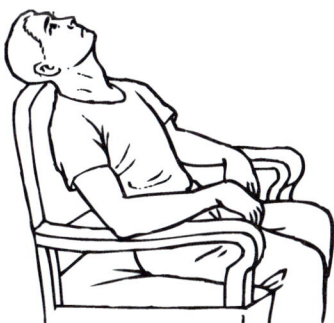 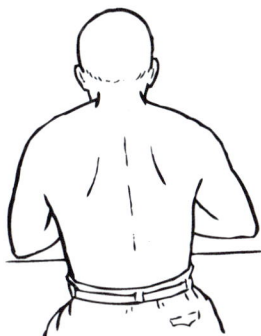 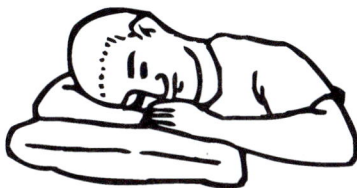

图 2-8　仰靠坐位　　　　图 2-9　俯伏坐位　　　　图 2-10　侧伏坐位

2. 体位选择原则

医生：取穴准确，操作方便。

患者：优先选择卧位，自然舒适，持久留针。

3. 体位选择的意义　体位选择适当，取穴准确，操作方便，患者能持久留针，并能防止针刺意外；如果体位选择不当，则取穴不准，操作不方便，患者不能持久留针，患者因不适而移动体位还容易发生弯针、滞针、断针、晕针等针刺意外。特别是对体虚病重、紧张畏针者，体位选择尤为重要。

4. 体位选择的注意要点

（1）对初诊患者做好宣传，消除紧张情绪，积极配合治疗。

（2）施针穴位局部衣服要解开，充分暴露，并使局部肌肉放松。

（3）针刺与留针过程中嘱患者不要移动体位，防止弯针、断针。

（4）对活动障碍者，应根据其本身的情况选择适当的体位。

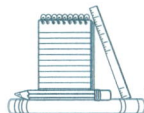

（5）尽量选择一种体位就能充分暴露针刺的所有穴位。

（二）腧穴的揣定

医生在腧穴处揣摸、按压，以定穴取穴的方法叫"揣穴"。通常要在穴位处找出指感最强烈的部位，然后用指甲切掐"十"字作为进针点的标记。

1.操作方法

（1）指切揣穴法　左手拇指指甲在穴位上用力切掐，以宣散气血、减轻疼痛、固定穴位，又叫爪切法。本法临床最为常用。

（2）按压揣穴法　左手五指张开或并拢用力按压，将肌肉压平以防移位，便于进针。用于肌肉松弛处，如腹部中脘穴，可将中指按压该处，其他四指排开将腹部压平。

（3）分拨揣穴法　用拇指前后左右推拨，将肌腱、血管分开，按定穴位。如取内关穴，用左手拇指按定其穴，将肌腱和血管拨开，并找到指感强烈的部位作为进针点。

（4）旋转揣穴法　是旋转有关部位，使穴位充分暴露的方法。适用于骨骼、肌腱、血管覆盖处。如取养老穴，令患者屈肘，掌心向下，用另一手指按在尺骨小头的最高点，然后掌转向胸部，当手指滑入的骨缝中取穴。

（5）滚摇揣穴法　是左手拇指掐住穴位，右手牵拉并左右摇滚肢体远端的掐穴方法，适用于关节处的穴位。如取阳池穴，以左手拇指紧掐其穴，右手握住患者四指，用轻微力量牵拉并左右摇滚，使关节松弛，穴位暴露于指下。

（6）升降揣穴法　是左手拇指紧掐穴位，右手握住肢体远端并上下摇动的揣穴法。如取解溪穴，用左手固定踝部，拇指紧掐其穴，右手握住足尖，上下摇动使踝关节松动，以暴露穴位。

（7）滚摇升降揣穴法　是左右摇滚，上下抬举，以屈伸关节，暴露穴位的揣穴法。如取肩髃穴，左手拇指紧掐其穴，右手托握肘关节，上下抬举，左右摇滚，使穴位显露于指下。

（8）舒张押手法　肌肉丰盈松软处，用左手掌和五指并拢向下用力，将肌肉压平，拇食二指或食中二指向上下或左右两侧张开，使穴位处皮肤张紧，以备进针。

2.临床应用

（1）了解局部特征，利于正确取穴　通过揣穴，可以了解局部肌肉之厚薄，肌腱、血管之走向，骨骼关节之间隙，避免损伤局部组织，减轻进针、行针之疼痛，防止出血、血肿、滞针、弯针等针刺意外。尤其是在刺筋、刺骨时，必须先用揣穴法。

（2）协助经络诊察　通过揣摸、按压，可发现经络穴位皮下之异常现象，如痿软、坚硬、包块、结节、条索状物等，了解经络之虚实。一般来说，揣穴时有疼痛、肿胀、包块、硬节、条索状物者为实证；揣穴时痒麻、痿软、松弛、空虚者为虚证。

（三）选择针具

1.针具质量　对针具的选择，现在多选用不锈钢所制针具，因不锈钢不仅能防锈蚀、耐热，而且具有一定的硬度、弹性和韧性。金质、银质的针，弹性较差，价格昂贵，故较少应用。

2.针具规格　根据患者的性别、年龄的长幼、形体的肥瘦，体质的强弱，病情的虚实，病变部位的表里浅深和所取腧穴所在的具体部位，选择长短、粗细适宜的针具。如男性、体壮、形肥，且病变部位较深者，可选稍粗稍长的毫针。反之若女性，体弱形瘦，而病变部位较浅者，就应选用较短、较细的针具。

根据腧穴的所在具体部位进行选针时，一般对于皮薄肉少之处和针刺较浅的腧穴，选针宜短而针身宜细；对皮厚肉多而针刺宜深的腧穴宜选用针身稍长、稍粗的毫针。临床上选针常以

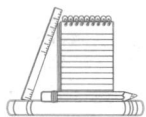

将针刺入腧穴应至之深度，而针身还应露在皮肤上稍许为宜。如应刺入 0.5 寸，可选 1 寸的针，应刺入 1 寸时，可选 1.5 ～ 2 寸的针。

（四）消毒

应用针刺必须严格注意消毒灭菌。针刺前的消毒灭菌范围应包括针具器械、医生的手指、患者的施针部位和治疗室用具的消毒。

1. 针具器械消毒 方法很多，应尽量采用高压蒸汽灭菌法。

（1）高压蒸汽灭菌 将毫针等针具用布包好，放在密闭的高压蒸汽锅内灭菌。一般在 98 ～ 147kPa 的压强、1.0 ～ 1.4kg/cm² 的压力、115 ～ 123℃的高温下保持 30 分钟以上，才可达到灭菌要求。

（2）药液浸泡消毒法 将针具放在 75% 酒精内浸泡 30 ～ 60 分钟，取出擦干后使用。也可置于器械消毒液内浸泡（如"84"消毒液，按规定浓度和时间进行浸泡消毒）。直接和毫针接触的针盘、镊子等也需进行消毒，常用戊二醛溶液（保尔康）浸泡 10 ～ 20 分钟。经过消毒的毫针，必须放在消毒过的针盘内，外以消毒纱布遮覆。

2. 医生手指消毒 医生的手，在施术前要用肥皂水洗刷干净，再用 75% 酒精棉球或 0.5% 的碘伏棉球，或免洗手消毒凝胶涂擦后，才能持针操作。

3. 施针部位消毒 在患者需要针刺的穴位皮肤上用 75% 酒精棉球或 0.5% 的碘伏棉球擦拭，应从中心点向外绕圈擦拭。或先用 2% 碘酊涂擦，稍干后再用 75% 酒精涂擦脱碘。穴位皮肤消毒后，必须保持洁净，防止再污染。

4. 治疗室用具消毒 针灸治疗室用具，包括治疗台上的床垫、枕巾、毛毯等物品，要按时换洗晾晒，如能用一次性用具更好。此外，治疗室要定期用灯照射紫外线消毒，保持空气流通。

四、毫针的针刺方法

在进行针刺操作时，一般应双手协同操作，紧密配合。持针的手叫"刺手"，一般习惯用右手；辅助刺手的手叫"押手"，一般用左手。《难经·七十八难》也说："知为针者信其左，不知为针者信其右。"说明针刺操作时左右两手协同作用的重要性。《标幽赋》进一步指出："左手重而多按，欲令气散；右手轻而徐入，不痛之因。"

（一）持针法

持针法，是术者操持毫针，保持其端直坚挺的方法。持针施术的手，又叫刺手，一般多为右手持针。持针时术者必须全神贯注，心手配合。

1. 二指持针法 用刺手拇指、食指指腹捏持针柄，一般用于针刺浅层腧穴的短毫针常用持针法。

2. 三指持针法 用刺手拇指、食指、中指指腹捏持针柄，拇指在内，食指、中指在外，应三指协同。

3. 四指持针法 用刺手拇指、食指、中指指腹捏持针柄，以无名指抵住针身。一般用于较长的毫针。

4. 持针身法 用刺手拇、食指捏一棉球，裹住针身下端，针尖露出 1 ～ 2mm，对准穴位，将针迅速刺入皮肤。一般用于长针的持针法。

5. 双手持针法 刺手拇、食、中三指持针柄，押手拇、食指捏一消毒干棉球夹持针身下端，针尖露出 1 ～ 2nm；押手下压，右手捻转，两手同时用力，迅速将针刺入（双手进针法之夹持

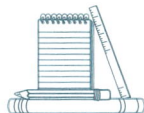

进针法）。一般用于长针的持针法。

（二）押手法

押手法是术者用手按压、循摄穴位皮肤与相关经脉，协同刺手进针、行针的方法。押手对揣定穴位、减轻疼痛、激发经气等具有重要作用。因此，《内经》《难经》对押手的作用进行了高度评价。

1. 操作方法

（1）指按法　进针时用左手手指按压的方法。

①单指押手法：用左手拇指或食指按压、爪切，以固定穴位。适用于一般情况。

②双指押手法：左手拇指、食指按住穴位两侧，将皮肤向外撑开，以固定穴位。用于肌肉松弛、肥厚处的穴位。

（2）掌按法　用左手手掌按压穴位左下方，以固定穴位，协同进针的方法。另一种方法，左手掌放在穴位左下方，拇指、食指位于穴位上下，绷紧皮肤，固定穴位，其余三指自然屈曲或伸开放平，尽量扩大与皮肤接触的面积。

2. 临床应用

（1）揣定穴位　左手按压、分拨，可固定穴位或使穴位暴露，避免刺伤肌腱、血管等组织。

（2）减轻进针疼痛　左手按压穴位，使气血宣散，可减轻进针疼痛。正如窦汉卿所说："左手重而多按，欲令气散；右手轻而徐入，不痛之因。"

（3）减轻组织损伤　用押手固定穴位，配合刺手进针、行针，可以协同掌握针刺的方向、深浅，防止刺伤肌腱、血管等组织，避免滞针、弯针与断针（尤其是长针）。

（4）辨别得气　在针前或针刺过程中用押手按穴，可以体会得气感应，如穴位肌肉有抽动、跳动感，如同动脉搏动。

（5）激发经气，辅助刺手控制针感　左手按压穴位或沿着经脉按压，可以激发经气，迅速获得针感，还可以帮助刺手控制针感传导。

3. 注意事项　双手配合，协同进针、行针。押手用力适度，不要喧宾夺主。

（三）进针法

进针法是将毫针透过皮肤，刺入腧穴皮下的方法。又叫下针法、内针法、入针法。

1. 以刺入术式分

（1）插入法　指针尖抵于腧穴皮肤时，运用指力不加捻转或其他术式，直接刺入皮下的手法。

（2）捻入法　指针尖抵于腧穴皮肤时，运用指力稍加捻动将针尖刺入皮下的手法。

（3）飞入法　指针尖抵于腧穴皮肤时，运用指力以拇指、食指捻动针柄，拇指后退瞬即将针尖刺入，刺入皮下时五指放开作飞鸟状的手法。

（4）弹入法　指针尖抵于腧穴皮肤时，运用指力，并以中指弹动针柄时瞬即将针尖刺入皮下的手法。

2. 以刺押手势分

（1）单手进针法　用刺手的拇指、食指持针，中指指端紧靠穴位，中指指腹抵住针身下段。当拇指、食指向下用力按压时，中指随势屈曲将针刺入，直刺至所要求的深度。此法用于短毫针进针。

（2）双手进针法　刺手与押手互相配合，协同进针。常用的有以下几种。

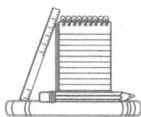

①爪切法（图 2-11）：又称指切法，临床最为常用。即以左手拇指或食指之指甲掐切穴位上，右手持针将针紧靠左手指甲缘刺入皮下的手法。

②夹持法（图 2-12）：左手拇指、食两指用消毒干棉球捏住针身下段，露出针尖，右手拇指、食指捏持针柄，将针尖对准穴位，当贴近皮肤时，双手配合动作，用插入法或捻入法将针刺入皮下，直至所要求的深度。此法多用于长针进针。

③舒张法（图 2-13、图 2-14）：左手五指平伸，食、中两指分开置于穴位上，右手持针，针尖从食、中两指间刺入皮下。对于皮肤松弛或有皱纹的部位，可用拇指、食两指或食、中两指将腧穴部位皮肤向两侧撑开使之绷紧，以便进针。此法多适用于腹部腧穴的进针。

图 2-11 爪切进针

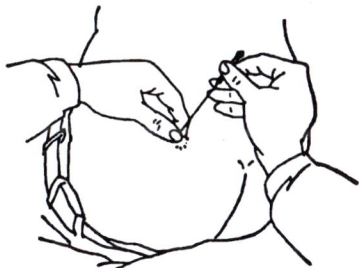

④提捏法（图 2-15）：用左手拇指、食两指将腧穴部位的皮肤捏起，右手持针从捏起部的上端刺入。此法主要用于皮肉浅薄的穴位，特别是面部腧穴的进针。

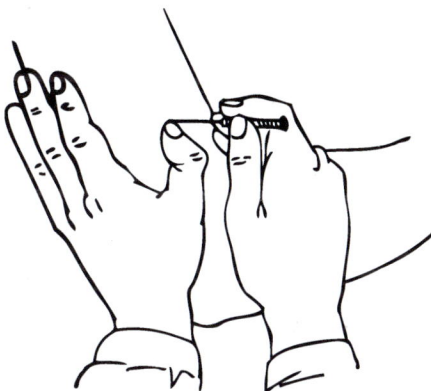

图 2-12 夹持进针

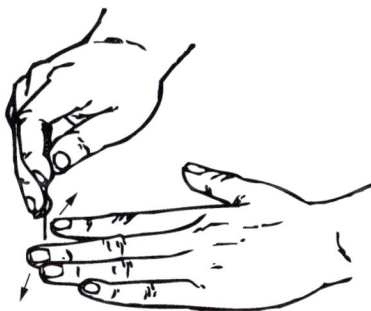

图 2-13 舒张进针 1

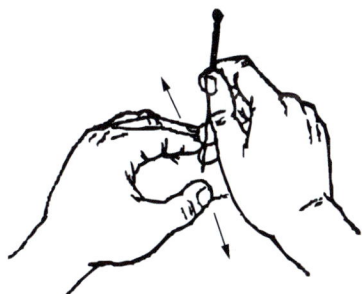

图 2-14 舒张进针 2

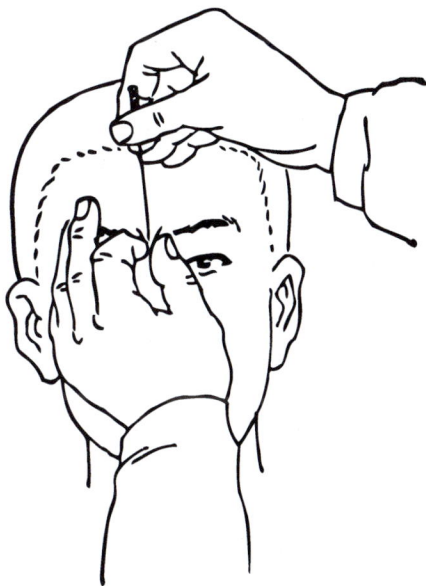

图 2-15 提捏进针

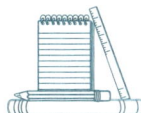

3. 以进针器具分

（1）针管进针法（图 2-16）　用金属、塑料、有机玻璃等制成长短不一的细管，代替押手。选用长短合适的平柄针或管柄针置于针管内，针的尾端露于管的上口，针管下口置于穴位上，用手指拍打刺入或弹压针尾将针尖刺入腧穴皮下，然后将套管抽出。

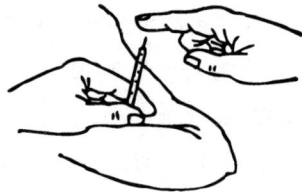

图 2-16　针管进针

（2）进针器进针法　用特制的圆珠笔式或玩具手枪式进针器，将长短合适的平柄或管柄毫针，装入进针器内，下口置于腧穴皮肤上，用手指拉扣弹簧，使针尖迅速弹入皮下，然后将进针器抽出。

（四）进针角度、深度和方向

1. 角度（图 2-17）　针刺的角度，指进针时针身与皮肤表面形成的夹角。其角度大小，主要根据腧穴所在部位的解剖特点和治疗要求而定。一般分为直刺、斜刺和横刺 3 种。

（1）直刺　针身与皮肤表面呈 90° 垂直刺入。此方法适用于人体大部分腧穴，尤其是肌肉丰厚部位的腧穴，如四肢、腹部的腧穴。

（2）斜刺　针身与皮肤表面约呈 45° 倾斜刺入。此方法适用于肌肉较薄处或内有重要脏器，不宜直刺、深刺的腧穴，如胸部、背部的腧穴，为避开血管或瘢痕组织亦可采用此法。

（3）横刺　又称平刺、沿皮刺。针身与皮肤表面约呈 15° 横向刺入。适用于皮肤浅薄处的腧穴，如头面部的腧穴。施行透穴刺法时也可采用横刺角度。

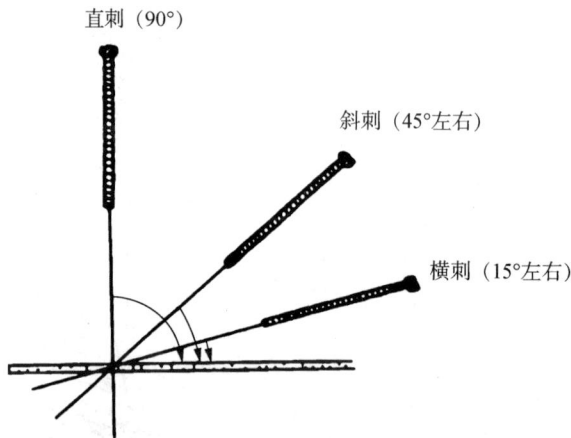

图 2-17　针刺角度

2. 深度　掌握正确的针刺深度，是保证针刺安全，提高针刺疗效的重要环节。针刺深浅的原则是：既要得气，又不伤及脏腑组织器官。

确定针刺深浅的方法如下：①依腧穴部位定深浅：头面、胸背部、四肢末端宜浅刺（因此处肌肉浅薄或内有重要脏器）；四肢、腰臀、腹部可适当深刺（因此处肌肉丰厚）。②依疾病性质定深浅：表证、热证、虚证、新病宜浅刺；里证、寒证、实证、久病宜深刺。③依病位定深浅：病位在表、在肌肤者宜浅刺；病位在里、在筋骨、脏腑者宜深刺。④依年龄、体质定深浅：小儿、消瘦、虚弱者宜浅刺；成人、肥胖、强壮者宜深刺。⑤依时令定深浅：春夏宜浅刺，秋冬宜深刺。《难经》曰："春夏者，阳气在上，人气亦在上，故当浅取之；秋冬者，阳气在下，人气亦在下，故当深取之。"⑥依得气与补泻要求定深浅：针刺浅部不得气者，宜插至

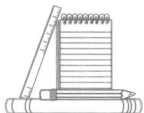

深部以得气；在深部不得气者，宜提至浅部以得气。补法宜浅，由浅至深；泻法宜深，由深出浅。

此外，在临床上，对于针感强、出现快、紧张惧针者，宜浅刺；针感迟钝、出现慢者宜深刺。

3.方向

（1）针向调整　刺入穴位一定深度后，若无针感，可将针退至皮下，调整针刺方向以激发经气。

①针向催气法：在刺入穴位一定深度，行针后仍不得气或针感微弱，可提针至浅层，改变方向后再刺入深层。

②针向行气法：针刺得气后，为促使针感传导，可调整针向，使针尖朝向病所（或欲传导之方向），再次刺入或按针不动。并可配合循、摄、努等辅助手法。

③根据腧穴位置调整针刺方向：针刺膀胱经第一侧线穴位时，针尖朝脊柱方向（向内）斜刺，针刺第二侧线穴位时，针尖朝肩胛方向（向外）斜刺。针刺哑门、风府时，针尖向下斜刺或直刺；针刺风池时，针尖向鼻尖方向刺入。

④根据病情调整针刺方向：针刺颊车穴，治疗牙痛可直刺；治疗口眼㖞斜时向口角（地仓）方向斜刺；治疗痄腮时向腮腺斜刺；治疗面颊疼痛、口噤不开时向颞部斜刺，使针感放射到整个颞部。

（2）临床应用　①保证安全，避免疼痛：进针时应根据穴位的局部解剖特点，选择正确的针刺角度与方向，避免引起疼痛或重要脏器损伤，在保证安全的前提下获取疗效。②促进经气传导：为了促进经气传导，通常是将针尖朝向病所，采用各种手法以达到气至病所（如捻转、循、弹、按压、关闭等）。③更好地发挥腧穴的治疗作用：通过朝不同方向针刺，使针感向不同部位扩散传导，从而更好地发挥腧穴的治疗作用。

（3）注意事项　①针刺角度应根据施术部位的局部解剖、患者的体质体型与病情等情况确定。②针刺方向以得气、气至病所为准则。不得气者调整方向以得气；已得气者针尖朝向病所，配合其他手法以促使气至病所。

（五）行针

行针又称针刺手法，是毫针刺入后，为了获得、维持和加强针刺感应（又称得气）所施行的操作方法。行针手法分为基本手法（提插法和捻转法）和辅助手法两类。

1.提插法（图 2-18）　提插法是将针刺入腧穴一定深度后，施以上提下插动作的操作方法，是行针的基本手法之一。提插法包括上提、下插两个动作，是针体在穴位空间内上下进退的纵向运动。

（1）操作方法　进针至一定深度后，将针由浅层下插至深层，由深层上提至浅层，上下进退反复操作。

1）刺激量的大小：提插幅度大、频率快、时间长，刺激量就大；反之刺激量就小。

大：提插幅度大（3～5mm），频率高（120～160次/分），用力重，时间长。

小：提插幅度小（1～2mm），频率低（60～80次/分），

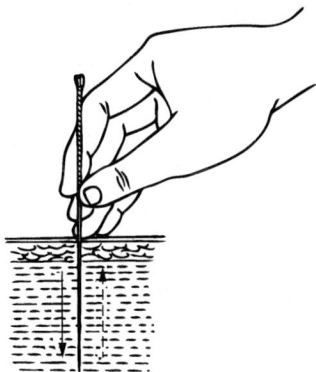

图 2-18　提插法

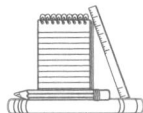

用力轻，时间短。

2）刺激量的选择依据：刺激量大小，根据患者体质、年龄、腧穴部位、病情轻重缓急、接受针刺的次数等灵活掌握。

3）训练要求：①幅度一致：3～5mm为宜，勿时大时小，上提时不要提出皮肤，下插时不要刺伤筋骨与脏器。②频率一致：约60次/分，勿时快时慢。③轻重一致：用力均匀，勿时轻时重。④针身垂直：勿倾斜。

（2）临床应用　①催气：不得气者，可单独用提插法，或提插法与捻转法结合，促进得气。②行气：针刺得气后，提插幅度在1mm左右持续均匀地操作，可促使针感扩散传导。

（3）注意事项　①肌肉浅薄处不宜提插，可用捻转法代替。②提，又称伸、引、上、出。但并不是指出针，而是将针上提。插，又称推、按、内、入、下。但并不是指使针直入深层，而是按插针体，使其向内向下。③提插作为一种基本的行针手法，通常采用中等刺激量，即幅度2～3mm，频率80～120次/分，用力均匀。

2. 捻转法（图2-19）　指针刺入穴位一定深度后，捻动针柄使针左右均匀旋转的手法。

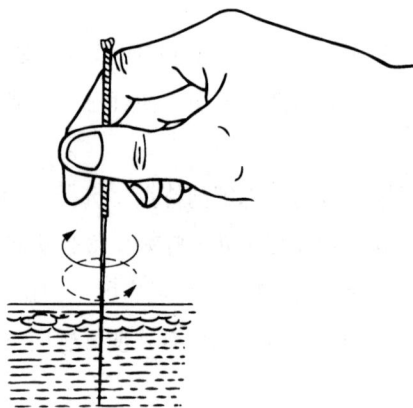

图2-19　捻转法

（1）操作方法　进针至一定深度后，拇指、食指、中指持针柄来回旋转捻动，反复交替进行。也可拇指、食指持针柄来回旋转捻动。

1）刺激量的大小：捻转角度大，频率快，时间长，刺激量就大；反之刺激量就小。

大：捻转角度大（360°），频率高（120～160次/分），用力重，时间长。

小：捻转角度小（180°），频率低（60～80次/分），用力轻，时间短。

2）刺激量的选择依据：刺激量大小，应根据患者的体质、年龄、腧穴部位、病情轻重缓急，接受针刺的次数等灵活掌握。

3）训练要求：一般按中等刺激量进行实体练习。①角度一致：180°～360°，不要时大时小。②频率一致：80～120次/分，不要时快时慢。③轻重一致：用力均匀，不要时轻时重。④双向捻转：必须双向来回旋转，动作连贯自然，不要中途停顿，禁止单向捻转，以免滞针。

（2）临床应用　①进针：既可用小幅度（＜90°），低频率捻转进针；也可用大幅度（180°～360°），高频率捻转进针；多用短针。②催气：一般用小幅度捻转催气。③行气：针尖朝病所方向，得气后小幅度、快频率连续推捻，促使气至病所。④针感保留与消减：出针前持续单向捻针后迅速出针，可使针感保留。若针感过强，患者难忍，可以用轻微的指力均匀反复捻针，可使针感减弱。

（3）注意事项　①以拇指、食指末节指腹或拇指、食指、中指末节指腹来回捻转。②捻转的角度在180°～360°，但也有＞360°或＜180°者，应根据治疗目的和患者耐受度而定。③切忌单向捻转，以免滞针或造成针刺后遗感。④捻转手法要自然连贯，不要中途停顿。⑤《内经》中将捻转称为"旋"和"转"。

3. 辅助手法　是针刺时用以辅助行针的操作方法。

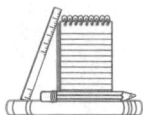

（1）循法 是以左手或右手于所刺腧穴的四周或沿经脉的循行部位，进行徐和的循按或循摄的方法。此法在未得气时用之可通气活血，有行气、催气之功，若针下过于沉紧时，用之可疏散气血，使针下徐和。

（2）刮法 是将针刺入一定深度后，用拇指或食指的指腹抵住针尾，用拇指、食指或中指爪甲，由下而上地频频刮动针柄的方法。

（3）弹法 是将针刺入腧穴后，以手指轻轻弹针柄，使针身产生轻微的震动而使经气速行。

（4）搓法 是将针刺入后，以右手拇指、食指、中指持针柄单向捻转，如搓线状，使肌纤维适度地缠绕针体。每次搓2～3周或3～5周，但搓时应与提插法同时配合使用，以免针身缠绕肌肉纤维。此法有行气、催气和补虚泻实的作用。

（5）摇法 是将针刺入后，①直立针身而摇：如摇辘轳状呈划圈样摇动；或如摇橹状前后或左右的摇动。②卧倒针身而摇：斜刺或平刺进针，如摇橹状进行左右摇动。可起行气作用。

（6）震颤法 针刺入后，左手持针柄，用小幅度、高频度的提插捻转动作，使针身产生轻微的震颤，以促使得气或增强祛邪、扶正的作用。

（7）飞法 将针刺入后，用刺手拇指、食指夹持针柄，轻微捻搓数次，然后张开两指，一搓一放，反复数次，状如飞鸟展翅。此法起催气、行气作用。

（六）得气

1. 得气的概念 "得气"一词最先见于《素问·离合真邪论》，载："吸则内针，无令气忤，静以久留，无令邪布，吸则转针，以得气为故。"得气是指毫针刺入一定深度后，施行一定的行针手法，使针刺部位产生经气感应，又称为"气至"或"针感"。

2. 得气的临床表现

（1）患者 主要表现为酸、麻、胀、重等，也可表现为热、凉、痒、痛、抽搐、蚁行、触电、跳跃，或肌肉跳动、循经性皮疹等。

（2）医者 有"如鱼吞饵之浮沉"的感觉，即针下有沉紧、滞涩，或针体颤动、顶针感、触碰感等。

3. 得气的作用 得气是针刺产生作用的关键，是判断医者操作正确与否、患者经气盛衰、疾病预后转归和疗效有无的重要依据，亦是施行针刺后续手法的前提。

（七）候气、催气、守气、行气

1. 候气 是指进针后，当针刺部位不得气时，将针留置于所刺腧穴，等待气至，促使得气的方法。《针灸大成》载："用针之法，候气为先。"在候气时，要有耐心。

候气的种类有两种，一种是静留针候气法，即针下不得气时，留针静置于腧穴，不采取其他针刺操作，静待气至。另一种是动留针候气法，可以在留针期间进行间歇性运针，采用提插、捻转等行针手法，以待气至。

2. 催气 是指通过各种手法，催促经气速至的方法。《神应经》载："用右手大指及食指持针，细细动摇、进退、搓捻，其针如手颤之状，是谓催气。"此外，刮动针柄、弹摇针身、沿经循摄等法，也具有一定的催气效果。若针刺不得气或得气不明显时，可进行如下几种方法进行催气。

（1）搜气法 毫针刺入一定深度，若针下不得气或气至不明显时，可将针退至浅层，改变针刺方向后，再次进行针刺操作。若仍不得气或气至不明显，再向前后或左右方向直刺或斜刺，

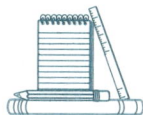

反复进退搜寻针感，以催其气至。

（2）循按法　毫针刺入一定深度，当针下气至不明显，或得气后立即消失时，可用手指于腧穴周围向上下、左右循按、爪摄或叩击，以催引其气至。

（3）弹震法　"弹"是用手指弹动针柄，催其气至，使针下沉紧；"震"是用右手半握拳状将中指突出，敲震穴位周围，或用手指弹震，以震动经气促使气至。

3. 守气　是指在使用候气、催气之法使针下得气后，患者有酸、麻、胀、痛等得气的感觉时，医者要采取守气之法，守住针下经气，以保持得气感的持久。《灵枢·小针解》载："上守机者，知守气也……针以得气，密意守气勿失也。"

常用的守气方法如下。

（1）推弩法　针下得气后，将针尖顶住有感应的部位，推弩针柄，或用拇指向前或向后捻住针柄，不使针尖脱离经气感应处，稍待 1～3 分钟，以保持感应时间延长。

（2）搬垫法　进针后，患者有酸、麻、胀、痛等得气的感觉时，医者刺手将针柄搬向一方，手指垫在针体与被针穴位之间（用拇指搬针时即用食指垫针，用食指搬针时即用拇指垫针），顶住有感觉的部位。此外，还可配合补泻操作，采用补法时，针尖要往里按，搬垫的角度要小；泻法时，针尖要往外提，搬垫角度要大。

4. 行气　指在针下得气后，医者运用特定手法，使针刺感应向患部传导或扩散，经气运行，达到"气至病所"。《针灸大成》载："有病道远者，必先使气直到病所。"行气法常用的有以下几种。

（1）循摄法　《金针赋》云："循而摄之，行气之法。"操作时，用押手的食、中和无名指沿着经脉循行的方向，上下往来轻柔循摄，以达到气至病所。

（2）逼针法　针下得气后，如气不行或气行不远，针尖在得气之处，压住不动，欲要经气向上行时，针尖略朝向上方；反之，经气要向下行时，针尖略朝向下方。医者运气于针，停留片刻以逼使经气运行，亦可以配合呼吸补泻进行操作。《席弘赋》云："逼针泻气便须吸，若补随呼气自调。"

（3）推气法　针下得气后，但气行不远时，用刺手的拇食指将针由得气处轻轻提起，将针尖朝向意欲行气的方向，拇指向前均匀而有力地推捻针柄，当拇指推至指腹后横纹时，即轻轻退捻，然后再用力向前推第二次。如此反复操作，针下之气至病所时方可停止。体现了《金针赋》中的"动而进之，推气之法"。

（4）按截法　《金针赋》曰："按之在前，使气在后；按之在后，使气在前。"指的是在得气后，押手按压在针穴上方，刺手握住针柄并施行提插、捻转等手法，促使经气下行；反之，押手按压在针穴下方，刺手握住针柄并施行提插、捻转等手法，便能使经气上行。同时，应注意针尖方向应朝向病所。如在病所下方取穴针刺时，针尖应斜向上；在病所上方取穴针刺时，针尖应斜向下。

（八）治神与守神

1. 治神意在得气　在针刺操作的整个过程中，须谨守治神之理。《素问·宝命全形论》说："凡刺之真，必先治神。"

治神包括医者和患者两个方面，目的都是得气。一是医者要意念集中，且根据患者的精神、意识及全身情况进行施针。二是患者要平心静气，思想集中于医者施术的部位，促使针下

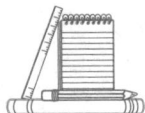

得气。

2. 守神意在守住所得之气 守神的目的是守气，以维系针下所得之气，达到增强治疗的效果。守神亦涵盖医者和患者两个方面，一是医者全神贯注于针下的感应，并根据患者的反应，把握适当的时机进行手法的操作。《素问·宝命全形论》说："刺实者须其虚，刺虚者须其实，经气已至，慎守勿失，深浅在志，远近若一，如临深渊，手如握虎，神无营于众物。"二是患者要专注于针刺的感受，配合医者的操作，达到守气的目的。《素问·针解》曰："必正其神者，欲瞻病人目，制其神，令气易行也。"针刺过程中，医者可通过观察患者的双目，引导患者守神则可意守病所，促使经气畅达。

（九）针刺补泻

针刺补泻是根据《灵枢·经脉》"盛则泻之，虚则补之，热则疾之，寒则留之，陷下则灸之"的理论原则而确立的两种不同的治疗方法，是针刺治病的一个重要环节，也是毫针刺法的核心内容。

补法：泛指能鼓舞人体正气，使低下的功能恢复旺盛的方法。

泻法：泛指能疏泄病邪，使亢进的功能恢复正常的方法。针刺补泻就是通过针刺腧穴，采用适当的手法激发经气以补益正气，疏泄病邪而调节人体脏腑经络功能，促使阴阳平衡而恢复健康。

补泻效果的产生主要取决于以下三个方面。

1. 功能状态 当机体处于虚惫状态而呈虚证时，针刺可以起到补虚的作用。若机体处于邪盛而呈实热、闭证的实证情况时，针刺又可以泻邪，而起清热启闭的泻实作用。如胃肠痉挛疼痛时，针刺可以止痉而使疼痛缓解。胃肠蠕动缓慢而呈弛缓时，针刺可以增强肠胃蠕动而使其功能恢复正常。

2. 腧穴特性 腧穴的功能不仅具有普遍性，而且有些腧穴具有相对特性，如有的适宜补虚，如足三里、关元等；有的适宜泻实，如十宣、少商等。

3. 针刺手法 是促使人体内在因素转化的条件，是实现补虚泻实的重要环节。包括单式手法补泻和复式手法补泻。

（1）单式手法补泻 见表2-3。

表 2-3 单式手法补泻

名称	概念	操作要点
徐疾补泻	针刺补泻过程中，以掌握毫针进针、出针的快慢来区分补法或泻法的针刺手法	补法——徐徐进针，插针；疾速退针，出针（或结合少捻转） 泻法——疾速进针，插针；徐徐退针，出针（或结合多捻转）
提插补泻	针刺补泻过程中，以掌握毫针上提、下插着重点不同来区分补法或泻法的针刺手法	补法——紧按（重插）轻提（结合先浅后深） 泻法——紧提（重提）轻插（结合先深后浅）
捻转补泻	针刺补泻过程中，以拇指和食指末节的指腹部来回转针，从掌握毫针左转（拇指向前捻针）或右转（拇指向后捻针）、角度大小、用力轻重、速度快慢的着重点不同以区分补法或泻法的针刺手法	补法——左转为主（大拇指向前用力重，向后用力轻），捻转角度小，用力较轻，频率低，操作时间短 泻法——右转为主（大拇指向后用力重，向前用力轻），捻转角度大，用力较重，频率高，操作时间长

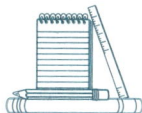

名称	概念	操作要点
迎随补泻	针刺补泻过程中，以掌握毫针的针尖方向与经脉循行方向是否一致来区分补法或泻法的针刺手法	补法——针尖顺经脉循行方向而刺 泻法——针尖逆经脉循行方向而刺
呼吸补泻	针刺补泻过程中，以配合患者的呼吸来区分补法或泻法的针刺手法	补法——呼气时进针，吸气时出针 泻法——吸气时进针，呼气时出针
开阖补泻	针刺补泻过程中，以出针当时按不按针孔来区分补法或泻法的针刺手法	补法——出针后按压针孔 泻法——出针时摇大针孔不按压针孔
平补平泻	针刺入一定深度得气后，缓慢均匀地提插、捻转即可出针	

（2）复式手法补泻　见表2-4。

表2-4　复式手法补泻

名称	概念	操作方法
烧山火	通过手法使患者产生热感，适用于虚寒证	将穴位的可刺深度分为浅、中、深三层（天、人、地三部），先浅后深，每层各做紧按慢提（或用捻转补法）九次，然后退至浅层，称为一度。如此反复操作数度后，再将针按至深层留针。在操作过程中，可配合呼吸补泻中的补法，出针时按压针孔。此法多用于治疗顽麻冷痹、虚寒性疾病等。
透天凉	通过手法使患者产生凉感，适用于实热证	针刺入后直插深层，按深、中、浅的顺序，在每一层中紧提慢按（或用捻转泻法）六次，称为一度。如此反复操作数度后，将针紧提至浅层留针。在操作过程中，可配合呼吸补泻中的泻法，出针时摇大针孔而不按压。此法多用于治疗热痹、急性痈肿等实热性疾病。

（十）留针法

留针法是针刺得气，施行补泻后，将针在穴内停留一段时间后出针的方法。

操作方法

（1）**静留针法**　留针过程中不再施用任何针刺手法。一般留针20～30分钟。特殊病证可留针几小时，甚至几十小时，或者采用皮内或皮下埋针。

（2）**动留针法**　留针期间间歇行针，施以各种手法。留针20～30分钟，其间行针1～3次；或隔5～10分钟行针1次。留针时间几小时或几十小时，可每10～30分钟行针1次，症状发作时及时行针。

（十一）出针法

在针刺达到治疗要求后将针取出的方法，叫出针。出针又叫起针、退针、拔针，是毫针操作过程的最后步骤。

1.操作方法　刺手持针做小幅度捻转后将针提至皮下，然后拔针；押手持消毒干棉球随即按压针孔。

2.注意事项

（1）**出针前注意针下感觉**　当针下感觉松动滑利时，方可出针；若针下仍然沉紧，为邪气未退，真气未至，不宜出针，应施提插捻转手法，待针下空虚后方可出针。

（2）**出针时注意用力轻巧**　出针时应缓慢捻动针柄后将针取出。

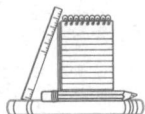

（3）出针后注意止血　对头皮、眼眶等容易出血的部位，出针后应用消毒干棉球压迫针孔较长时间止血，必要时冷敷止血。

（4）出针顺序　先上后下，先内后外（先取医生一侧的针，再取另一侧的针）。

（5）针刺后遗感的处理　出针后，若针孔局部胀痛难忍，可在局部按摩，或循经按摩，或者在局部做热敷、灸法以消除。

（6）注意核对针数，观察有无晕针延迟反应，宜稍事休息后再离开。

五、毫针的针刺注意事项

（一）部位

1. 眼区、胸背、肾区、项部，胃溃疡、肠粘连、肠梗阻患者的腹部，尿潴留患者的耻骨联合区等针刺时应掌握深度和角度，禁用直刺，防止误伤重要脏器。

2. 在神经干附近和神经分布浅处（如内关、阳陵泉、督脉穴位），针刺手法应轻柔，不要强捻猛捣，在有放电感及强烈针感出现时应轻轻退针或变换方向，不宜再做强手法，以防损伤神经和脊髓。

（二）人群

1. 对怀孕妇女针刺不宜过猛，在腹部、腰骶部及能引起子宫收缩的穴位如合谷、三阴交、昆仑、至阴等禁止针灸。

2. 小儿因不配合，一般不留针。婴幼儿囟门部及风府、哑门穴等禁针。

（三）特殊生理状态

过于疲劳、精神高度紧张、饥饿者不宜针刺；年老体弱者针刺应尽量采取卧位，取穴宜少，手法宜轻。

（四）疾病

1. 有出血性疾病的患者，或常有自发性出血，损伤后不易止血者，不宜针刺。

2. 皮肤感染、溃疡、瘢痕和肿瘤部位不宜针刺。

六、针刺异常情况的预防和处理

（一）晕针

1. 现象　轻度晕针，表现为精神疲倦、头晕目眩、恶心欲吐；重度晕针，表现为心慌气短、面色苍白、出冷汗、脉象细弱，甚则神志昏迷、唇甲青紫、血压下降、二便失禁、脉微欲绝等症状。

2. 原因　多见于初次接受针刺治疗的患者，原因为精神紧张、体质虚弱、劳累过度、饥饿空腹、大汗后、大泻后、大出血后等。也有因患者体位不当，施术者手法过重以及治疗室内空气闷热或寒冷等。

3. 处理　立即停止针刺，起出全部留针，扶持患者平卧；头部放低，松解衣带，注意保暖。轻者静卧片刻，给饮温茶，即可恢复。如未能缓解者，用指掐或针刺急救穴，如人中、素髎、合谷、内关、足三里、涌泉、中冲等，也可灸百会、气海、关元、神阙等，必要时可配用现代急救措施。晕针缓解后，仍需适当休息。

4. 预防　对晕针要重视预防，如对初次接受针治者，要做好解释工作，解除其恐惧心理。正确选取舒适持久的体位，尽量采用卧位。选穴宜少，手法要轻。对劳累、饥饿、大渴者，应嘱其休息，进食、饮水后，再予针治。针刺过程中，应随时注意观察患者的神态，询问针后情

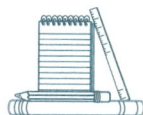

况，一有不适等晕针先兆，需及早采取处理措施。此外，注意室内空气流通，消除过热过冷因素。

（二）滞针

1.现象　针在穴位内，运针时捻转不动，提插、出针均感困难。若勉强捻转、提插时，则患者感到疼痛。

2.原因　患者精神紧张，针刺入后局部肌肉强烈挛缩；或因行针时捻转角度过大过快和持续单向捻转等，而致肌纤维缠绕针身所致。

3.处理　嘱患者消除紧张，使局部肌肉放松；或延长留针时间，用循、摄、按、弹等手法，或在滞针附近加刺一针，以缓解局部肌肉紧张。如因单向捻针而致者，需反向将针捻回。

4.预防　对精神紧张者，应先做好解释，消除顾虑。并注意行针手法，避免连续单向捻针。

（三）弯针

1.现象　针柄改变了进针时刺入的方向和角度，使提插、捻转和出针均感困难，患者感到针处疼痛。

2.原因　术者进针手法不熟练，用力过猛，以致针尖碰到坚硬组织；或因患者在针刺过程中变动了体位，或针柄受到某种外力碰压等。

3.处理　出现弯针后，就不能再行手法。如针身轻度弯曲，可慢慢将针退出；若弯曲角度过大，应顺着弯曲方向将针退出。因患者体位改变所致者，应嘱患者慢慢恢复原来体位，使局部肌肉放松后，再慢慢退针。遇有弯针现象时，切忌强拔针、猛退针。

4.预防　医者进针手法要熟练，指力要轻巧。患者的体位要选择恰当，医者应嘱其不要随意变动。注意针刺部位和针柄不能受外力碰压。

（四）断针

1.现象　针身折断，残端留于患者腧穴内。

2.原因　针具质量欠佳，针身或针根有损伤剥蚀；针刺时针身全部刺入腧穴内，行针时强力提插、捻转，局部肌肉猛烈挛缩；患者体位改变，或弯针、滞针未及时正确处理等所致。

3.处理　嘱患者不要紧张、乱动，以防断针陷入深层。如残端显露，可用手指或镊子取出。若断端与皮肤相平；可用手指挤压针孔两旁，使断针暴露体外，用镊子取出。如断针完全没入皮内、肌肉内，应在 X 线检查下定位，用手术取出。

4.预防　应仔细检查针具质量，不合要求者应剔除不用。进针、行针时，动作宜轻巧，不可强力猛刺。针刺入穴位后，嘱患者不要任意变动体位。针刺时针身不宜全部刺入。遇有滞针、弯针现象时，应及时正确处理。

（五）血肿

血肿指针刺部位出现皮下出血而引起的肿痛。

1.原因　针尖弯曲带钩，使皮肉受损，或刺伤血管所致。

2.现象　出针后，针刺部位肿胀疼痛，继则皮肤呈现青紫色。

3.处理　若微量的皮下出血而局部小块青紫时，一般不必处理，可以自行消退。若局部肿胀疼痛较剧，青紫面积大而且影响活动功能时，可先做冷敷止血后，24 小时后再做热敷或在局部轻轻揉按，以促使局部瘀血消散吸收。

4.预防　仔细检查针具，熟悉人体解剖部位，避开血管针刺，出针时立即用消毒干棉球按

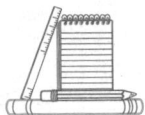

压针孔。

（六）针刺引起创伤性气胸

1.原因 针刺胸部、背部和锁骨附近的穴位过深，刺穿了胸腔和肺组织，气体积聚于胸腔而导致气胸。

2.现象 患者突感胸闷、胸痛、气短、心悸，严重者呼吸困难、发绀，冷汗、烦躁、恐惧，甚则血压下降，出现休克等危急现象。检查时，肋间隙变宽、饱满，叩诊呈鼓音，听诊肺呼吸音减弱或消失，气管可向健侧移位。X线胸透检查可见肺组织被压缩现象。有的针刺创伤性轻度气胸者，起针后并不出现症状，而是过了一定时间才慢慢感到胸闷、胸痛、呼吸困难等症状。

3.处理 一旦发生气胸，应立即起针，并让患者采取半卧位休息，要求患者心情平静，切勿因恐惧而反转体位。一般漏气量少者，可自然吸收。医者要密切观察，随时对症处理，如给予镇咳、消炎类药物，以防止肺组织因咳嗽扩大创口，加重漏气和感染。对严重病例需及时组织抢救，如胸腔排气、少量慢速输氧等。

4.预防 医者针刺时要集中思想，选好适当体位，根据患者体形肥瘦，掌握进针深度，施行提插手法的幅度不宜过大。胸背部腧穴应斜刺、横刺，不宜长时间留针。

（七）刺伤脑、脊髓

1.原因 脑、脊髓是中枢神经统率周身各种机体组织的总枢纽、总通道，而它的表层分布有督脉和华佗夹脊等一些重要经脉与腧穴，如风府、哑门、大椎、风池以及背部正中线第一腰椎以上棘突间腧穴。若针刺过深，或针刺方向、角度不当，均可伤及，造成严重后果。

2.现象 如误伤髓时，可出现头痛、恶心、呕吐、呼吸困难、休克和神志昏迷等。如刺伤脊髓，可出现触电样感觉向肢端放射，甚至引起暂时性肢体瘫痪，有时可危及生命。

3.处理 当出现上述症状时，应及时出针。轻者，需安静休息，经过一段时间后，可自行恢复。重者则应结合有关科室如神经外科等，进行及时抢救。

4.预防 凡针刺督脉腧穴（12胸椎以上）及华佗夹脊穴，都要认真掌握针刺深度、方向和角度。如针刺风府、哑门穴，针尖方向不可上斜，不可过深；悬枢穴以上的督脉腧穴及华佗夹脊穴，均不可深刺。上述腧穴在行针时只宜捻转手法，避免提插手法，禁用捣刺手法。

（八）刺伤内脏

1.原因 主要是施术者缺乏解剖学、腧穴学知识，对腧穴和脏器的部位不熟悉，加之针刺过深，或提插幅度过大，造成相应的内脏受损伤。

2.现象 刺伤肝、脾，可引起内出血，肝区或脾区疼痛，有的可向背部放射。如出血不止，腹腔聚血过多，会出现腹痛、腹肌紧张，并有压痛及反跳痛等急腹症症状。刺伤心脏时，轻者可出现强烈刺痛，重者有剧烈撕裂痛，引起心外射血，即刻导致休克等危重情况。刺伤肾脏，可出现腰痛、肾区叩击痛、血尿，严重时血压下降、休克。刺伤胆囊、膀胱、胃、肠等空腔脏器时，可引起疼痛、腹膜刺激征或急腹症等症状。

3.处理 损伤轻者，卧床休息一段时间后，一般即可自愈。如损伤较重，或继续有出血倾向者，应加用止血药，或局部做冷敷止血处理，并加强观察；注意病情及血压变化。若损伤严重，出血较多，出现休克时，则必须迅速进行输血等急救措施。

4.预防 术者要学好解剖学、腧穴学；掌握腧穴结构，明了腧穴下的脏器组织。针刺胸腹、腰背部的腧穴时，应控制针刺深度，行针幅度不宜过大。

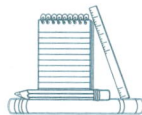

（九）针后异常感

1. 原因 肢体不能挪动，可能是有针遗留，未完全取出，或体位不当，致肢体活动受限；对过于重、麻、胀针感者，多半是行针时手法过重，或与留针时间过长有关；原有病情加重，多因手法与病情相悖，即"补泻反，病益笃"之由；局部出血、青紫、硬结出现者，都因刺伤血管所致，个别可能由凝血功能障碍引起。

2. 现象 出针后，患者不能挪动体位，或重、麻、胀的感觉过强，或原有症状加重，或针孔出血，或针处皮肤青紫、结节等。

3. 处理 如有遗留未出之针，应随即起针，退针后让患者休息片刻，不要急于离开；对原病加重者，应查明原因，调整治则和手法，另行针治；局部出血、青紫者，可用棉球按压和按摩片刻；如因内出血青紫块较明显者，应先作冷敷以防继续出血，再行热敷，使局部瘀血消散。

4. 预防 退针后认真清点针数，避免遗漏。行针手法要柔和适度，避免手法过强和留针过时。临诊时要认真辨证施治，处方选穴精练，补泻手法适度。要仔细查询有无出血病史，对男性患者，要注意排除血友病。要熟悉浅表解剖知识，避免刺伤血管。

附：电针疗法

电针是在针刺腧穴"得气"后，在针具上通以接近人体生物电的微量电流以防治疾病的一种技术操作。

此法在针刺基础上，加以脉冲电的治疗作用，可提高疗效。

物品准备：电针仪、治疗盘、针盒（备各种毫针）、镊子、棉签及干棉球、皮肤消毒液、弯盘、浴巾、屏风等。

【操作程序】

1. 备齐用物，携至床旁，做好解释，取得合作。

2. 核对医嘱后，选好腧穴，进行皮肤消毒，按毫针刺法进针。

3. 有"得气"感应后，将电针仪输出旋钮及各调节钮调至"0"，再将电针仪的两根导线分别连接在同侧肢体的两根针柄的中下段。

4. 开启电针仪的电源开关，选择适当波形（连续波、疏密波、断续波、锯齿波等）和频率，慢慢旋转电位器由小到大逐渐调节输出电流到所需值（以患者耐受为度，患者有酸麻感、局部肌肉有抽动即是所需的强度，不可有刺痛感）。

5. 通电过程中应观察导线有无脱落，并注意患者的反应，有无晕针、弯针、断针等情况，通电时间一般为 5～20 分钟。

6. 需强刺激时，调节电流量应逐渐由小到大，切勿突然增强，以致发生晕针或引起肌肉痉挛，造成弯针、断针等意外。

7. 颈项、脊柱两侧及心前区等部位，针刺时不能横贯通电，避免电流回路通过脊髓和心脏。

8. 电针完毕，将电位器拨回"0"位，关闭电源，拆除输出导线，将针慢慢提至皮下，迅速拔出，用无菌干棉球按压针孔片刻。

9. 操作完毕，协助患者穿衣，安排舒适体位。整理床单，清理用物，归还原处。洗手，记录并签名。

【注意事项】

1. 电针仪在使用前须检查性能，查看导线接触是否良好，如电流输出时断时续，应检修后

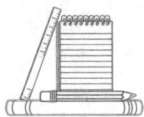

再使用。干电池使用过一段时间后，如电流输出微弱，需要更换新电池。

2.电针仪最大输出电压在 40V 以上者，最大输出电流应控制在 1mA 以内，避免发生触电事故。

3.一组电针的两个穴位，应在同一侧，以避免电流通过心脏。一般以取同侧肢体 1 ～ 3 对穴位（即用 1 ～ 3 对导线）为宜。

4.在延髓和脊髓附近使用电针时电流宜小。

5.温针使用过的毫针，针柄表面常因氧化而不导电，不可用于电针治疗。

6.孕妇、年老、体弱、醉酒、饥饿、过饱、过劳的患者，不宜使用电针治疗。

项目二　头针技术

头针是针刺头部特定部位（大脑皮层功能在头皮上的相应投射区），以防治疾病的一种疗法。《素问·脉要精微论》指出："头者，精明之府。"明代张介宾《类经·疾病类》说："五脏六腑之精气，皆上升于头。"由于"头为诸阳之会"，人之手足三阳经以及督脉，均上行头部。因此，针刺头部的有关刺激点，通过经络的传导，可以调整脏腑、躯干和四肢的功能。

目前头针广泛应用于临床，经多年实践，对头针穴线的定位、适应范围和刺激方法均积累了丰富的经验，头针已成为世界范围针灸临床医生常用的治疗方法之一。为了适应头针疗法的推广和交流，促进其进一步发展，中国针灸学会按分区定经，经上选穴，并结合古代透刺穴位的方法，拟定了《头皮针穴名国际标准化方案》，该方案于 1989 年日内瓦国际会议上正式通过，1991 年世界卫生组织出版的《WHO 标准针灸命名（修订版）》一书将该方案公开发布。

一、头部刺激线

标准头穴线均位于头皮部位，按颅骨的解剖分为额区、顶区、颞区、枕区 4 个区，共分为 14 条标准线。兹将定位及主治分述如下。

（一）额区（图 2-20）

1. 额中线（MS1）

【部位】在额部正中，从督脉神庭穴向前引一直线，长 1 寸。

【主治】头痛癫痫、精神失常、鼻病等。

2. 额旁 1 线（MS2）

【部位】在额部，从膀胱经眉冲穴向前引一直线，长 1 寸。

【主治】冠心病、心绞痛、支气管哮喘、支气管炎等上焦病证。

3. 额旁 2 线（MS3）

【部位】在额部，从胆经头临泣穴向前引一直

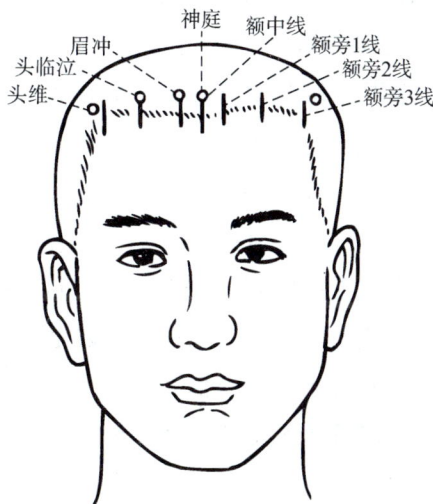

图 2-20　额区头穴线

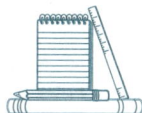

线，长1寸。

【主治】急慢性胃炎、胃和十二指肠溃疡、肝胆疾病等中焦病证。

4. 额旁3线（MS4）

【部位】在额部，从胃经头维穴内侧0.75寸起向下引一直线，长1寸。

【主治】功能失调性子宫出血、阳痿、遗精、子宫脱垂、尿频、尿急等下焦病证。

（二）顶区（图2-21）

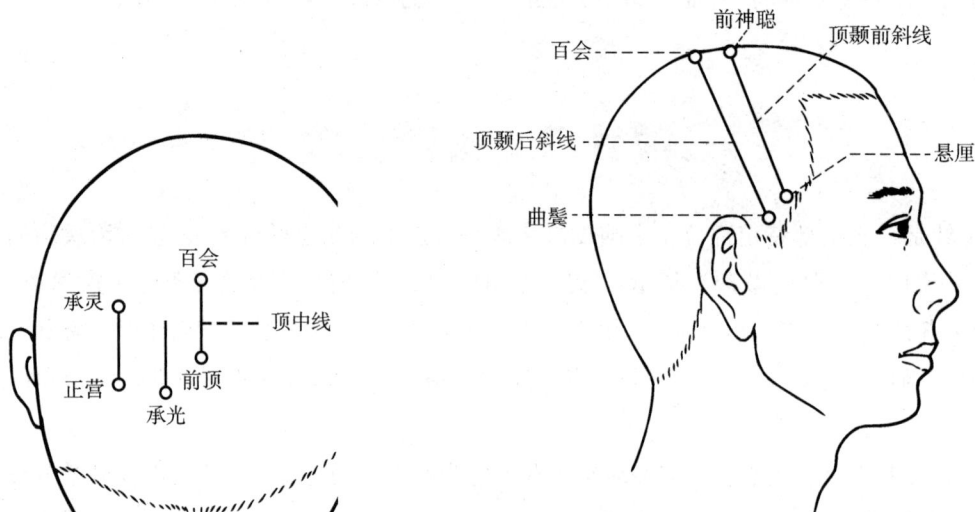

图2-21　顶区头穴线

1. 顶中线（MS5）

【部位】在头顶部，从督脉百会穴至前顶穴之间的连线。

【主治】腰腿足病，如瘫痪、麻木、疼痛，以及皮层性多尿、脱肛、小儿夜尿、高血压、头顶痛等。

2. 顶颞前斜线（MS6）

【部位】在头部侧面，从督脉前顶穴至胆经悬厘穴的连线。

【主治】全线分5等份，上1/5治疗对侧下肢和躯干瘫痪，中2/5治疗对侧上肢瘫痪，下2/5治疗对侧中枢性面瘫、运动性失语、流涎、脑动脉粥样硬化等。

3. 顶颞后斜线（MS7）

【部位】在头部侧面，从督脉百会穴至颞部胆经曲鬓穴的连线。

【主治】全线分5等份，上1/5治疗对侧下肢和躯干感觉异常，中2/5治疗对侧上肢感觉异常，下2/5治疗对侧头面部感觉异常。

4. 顶旁1线（MS8）

【部位】在头顶部，督脉旁1.5寸，从膀胱经承光穴向后引一直线，长1.5寸（图2-22）。

【主治】腰腿病证，如瘫痪、麻木、疼痛等。

5. 顶旁2线（MS9）

【部位】在头顶部，督脉旁开2.25寸，从胆经正营穴向后引一直线到承灵穴，长1.5寸（图2-22）。

【主治】肩、臂、手等病证，如瘫痪、麻木、疼痛等。

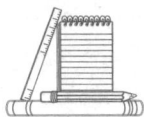

（三）颞区（图 2-22）

1. 颞前线（MS10）

【部位】在头的颞部，从胆经颔厌穴至悬厘穴的连线。

【主治】偏头痛、运动性失语、周围性面神经麻痹和口腔疾病。

2. 颞后线（MS11）

【部位】在头的颞部，从胆经率谷穴至曲鬓穴的连线。

【主治】偏头痛、耳鸣、耳聋、眩晕等。

（四）枕区（图 2-23）

1. 枕上正中线（MS12）

【部位】在后头部，即督脉强间穴至脑户穴一段，长 1.5 寸。

【主治】眼病、颈项强痛等。

2. 枕上旁线（MS13）

【部位】在后头部，由枕外隆凸督脉脑户穴旁开 0.5 寸起，向上引一直线，长 1.5 寸。

【主治】皮层性视力障碍、白内障、近视等。

3. 枕下旁线（MS14）

【部位】在后头部，从膀胱经玉枕穴向下引一直线，长 2 寸。

【主治】小脑疾病引起的平衡障碍、后头痛等。

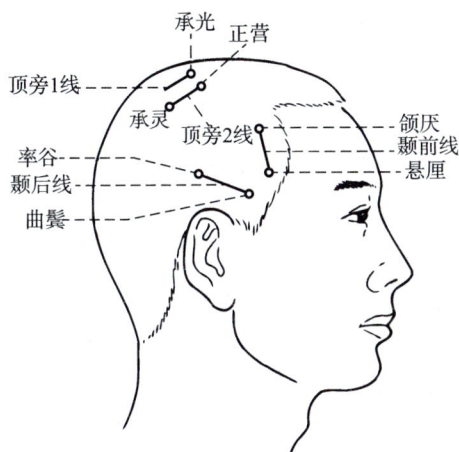

图 2-22　颞区头穴线　　　　　　　图 2-23　枕区头穴线

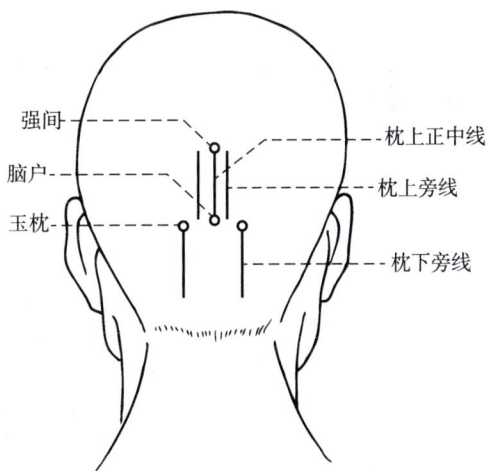

二、针刺前准备

1. 体位　取坐位或卧位，但须保证取穴方便。

2. 刺激穴区　依不同疾病选定刺激穴区，单侧肢体疾病，选用对侧刺激区；双侧肢体疾病，选用双侧刺激区；内脏全身疾病或不易区分左右的疾病，可双侧取穴；并可选用有关刺激区配合治疗。

3. 选针　一般选用 28～30 号，1.5～2 寸长的不锈钢毫针。

4. 消毒　局部常规消毒。

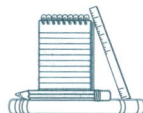

三、头针的针刺法

1. 进针　针与头皮呈 30°左右夹角，快速将针刺入头皮下，当针尖达到帽状腱膜下层时，指下感到阻力减小，然后使针与头皮平行继续进针，根据不同穴区可刺入不同深度。

2. 行针　①捻转：一般以拇指掌侧面与食指桡侧面夹持针柄，以食指的掌指关节快速连续屈伸，使针身左右旋转，捻转速度每分钟可达 200 次左右，进针后持续捻转 2～3 分钟，留针 5～10 分钟，再持续捻转 2～3 分钟，反复操作 2～3 次即可起针。

②提插：一般以刺手拇指、食指紧捏针柄，针身平卧进行提插，应指力均匀，幅度不宜过大，可持续提插 2～3 分钟，提插幅度与频率视患者病情与针感而定。

3. 出针　刺手持针柄轻轻捻转松动针身，押手固定穴区周围头皮，如针下无沉紧感，即可出针，起针后用消毒干棉球按压针孔片刻，以防止出血。

四、头针的疗程

一般每日或隔日治疗 1 次，一般 10 次为一个疗程，休息 5～7 天，再进行下一个疗程。

五、适应证

头针适应证广泛，主要治疗脑源性疾患，如瘫痪、麻木、失语、眩晕、耳鸣、舞蹈症等。此外，也可治疗腰腿痛、头痛、三叉神经痛、肩周炎等各种痛证，以及精神病证、皮质内脏功能失调等。头针还可应用于外科手术的针刺麻醉。

六、注意事项

1. 治疗时需掌握适当的刺激量，注意防止晕针，尤其取坐位时，应随时注意观察患者的面色及表情。

2. 中风患者急性期，如因脑出血引起昏迷、发热、血压过高时，暂不宜用头针治疗，宜待病情及血压稳定后再行头针治疗。中风偏瘫患者，宜及早采用头针及其他针刺疗法结合治疗。有高热、急性炎症及心力衰竭等症时，一般慎用头针治疗。

3. 头皮血管丰富，容易出血，起针时要用干棉球按压针孔片刻，如有出血及皮下血肿出现，可轻轻揉按，促使其消散。

4. 小儿囟门未闭者不宜使用。

项目三　耳针技术

"耳针"，就是专门在耳郭穴位上运用针刺或其他方法加以刺激而防治疾病的一种方法，它是针灸学体系中的一个重要组成部分。秦汉时期成书的《内经》，不仅进一步发展了"耳脉"，而且将耳与人体经络脏腑的整体联系作了更为系统的论述，认为"耳者，宗脉之所聚也"。从经脉循行的规律来看，六条阳经或直入耳中，或布于耳周；六条阴经则通过络脉与耳相连，或通过经别与阳经相合后上达于耳，使十二经脉都直接或间接地与耳发生联系。

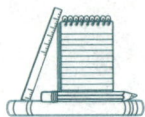

1982 年，世界卫生组织西太平洋地区办事处委托中国针灸学会拟订《耳穴国际标准化方案》。在此后的五年内，先后 4 次召开专题会议，确定方案的选穴原则，对现有的耳穴进行了一次全面整理，去粗存精，选取了临床上常用的、效果得到公认的、不能被其他穴位所代替的耳穴，绘制成耳穴图谱，并对标准耳穴名称和部位作了明确规定，使《耳穴国际标准化方案》基本反映了当前对耳穴的认识水平和较为一致的看法，体现了本门学科的科学性、先进性、实践性。

一、耳穴

（一）耳郭解剖

耳郭过去称为"耳壳"，它是外耳的一个部分（耳郭与外耳道共同组成外耳），以形状复杂的弹性软骨为支架，附以脂肪、结缔组织、韧带和退化的肌肉等组织构成，表面有皮肤覆盖，形似贝壳，借韧带、肌肉附着于头颅两侧，左右对称。尽管耳郭的皮下组织极薄，但有丰富的神经、血管和淋巴分布。整个耳郭的表面凹凸不平，其凹面朝前称为"正面"，凸面朝后称为"耳背"。耳垂在最下方，占整个耳郭的 1/4 ～ 1/5，无软骨支撑，仅为充满脂肪和结缔组织的皮垂。

1. 耳郭前面表面解剖名称　见表 2-5。

表 2-5　耳郭前面表面解剖名称

1	耳轮	耳郭外缘向前卷曲的部分
2	耳轮结节	耳轮外上方稍肥厚的结节状突起，又称达尔文结节
3	耳轮尾	耳轮下缘与耳垂交界处
4	耳轮脚	耳轮深入耳甲腔的横行突起
5	对耳轮	与耳轮相对的隆起处
6	对耳轮上脚	对耳轮向上的分支
7	对耳轮下脚	对耳轮向下的分支
8	三角窝	对耳轮上下脚之间构成的三角凹窝
9	耳舟	对耳轮与耳轮之间的凹沟
10	耳屏	耳郭前面的瓣状突起，又称耳珠
11	对耳屏	耳垂上部与耳屏相对的隆起
12	屏上切迹	耳屏上缘与耳轮脚之间的凹陷
13	屏间切迹	耳屏与对耳屏之间的切迹
14	轮屏切迹	对耳屏与对耳轮之间的凹陷
15	耳甲	是由对耳屏和弧形的对耳轮体部及对耳轮下脚下缘围成的凹窝
16	耳甲艇	耳轮脚以上的耳甲部
17	耳甲腔	耳轮脚以下的耳甲部
18	耳垂	耳郭最下部无软骨的皮垂

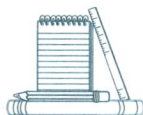

2.三个面 耳轮背面：耳轮的外侧面，因耳轮是向前卷曲的，故此面多向前方。耳轮尾背面：耳舟隆起与耳垂背面之间的平坦部分。耳垂背面：耳垂背面的平坦部分。

3.四个沟 对耳轮后沟：对耳轮上脚和对耳轮体部背面的凹沟。对耳轮下脚沟：对耳轮下脚的背面，是一条从内下略向外走行的凹沟，又称耳后上沟。耳轮脚沟：耳轮脚的背面。对耳屏沟：对耳屏背面的凹沟。

4.四个隆起 耳舟后隆起：耳舟的背面。三角窝后隆起：三角窝的背面，即对耳轮与对耳轮下脚沟之间。耳甲艇后隆起：耳甲艇背面的隆起。耳甲腔后隆起：耳甲腔背面的隆起。

（二）穴位分布规律

一般来说，耳穴在耳郭上的排列好像一个在子宫内倒置的胎儿，头部朝下，屁股朝上，胸腹躯干在中间。按照这样的规律，人体的五脏六腑、四肢百骸、五官七窍，甚至更小的部位，在耳郭上都有相应的区域，见表2-6。

表2-6　耳郭与身体相对应的部位

1	耳垂	头面部
2	对耳屏	头和脑部
3	轮屏切迹	脑干
4	耳屏	咽喉、内鼻、肾上腺
5	屏上切迹	外耳
6	对耳轮体	躯干
7	对耳轮下脚	臀部
8	对耳轮上脚	下肢
9	耳舟	上肢
10	三角窝	盆腔、内生殖器
11	耳轮脚	膈肌
12	耳轮脚周围	消化道
13	耳甲艇	腹腔
14	耳甲腔	胸腔
15	屏间切迹	内分泌腺系统

简单来讲，头面相应的穴位在耳垂；与上肢相应的部位在耳舟；与躯干和下肢相应的穴位在对耳轮体部和对耳轮上、下角；与内脏相应的穴位集中在耳甲。

耳穴分布与人体有相对应的规律，掌握这种规律可便于定位取穴治疗，然而有的耳穴的分布又不完全在耳郭解剖相应的部位上，如肾上腺、卵巢穴、睾丸穴。因此，在临床取穴中，仍需注意穴位特殊性的分布。

（三）常用定位及主治

现将耳郭各个解剖部位的结构特点、区域划分和《耳穴国际标准化方案》中确定的耳穴的名称、位置、功用和临床应用分别加以介绍（图2-24～图2-26）。

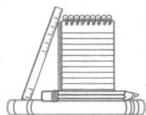

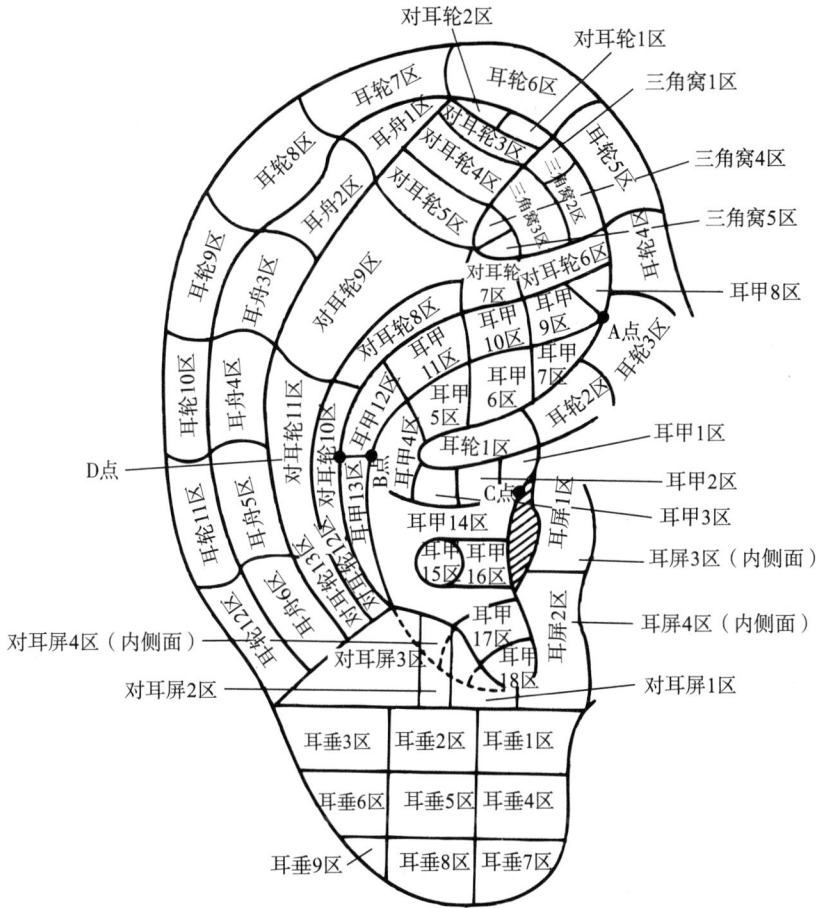

图 2-24 耳穴分区（正面）

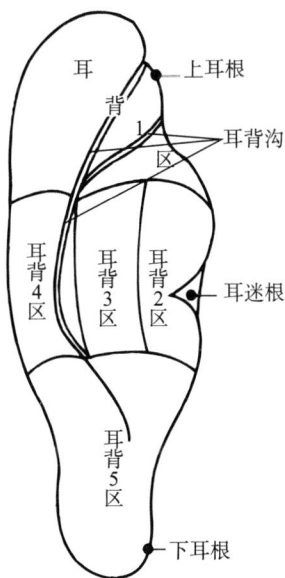

图 2-25 耳穴分区（背面）

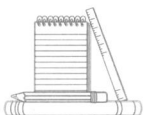

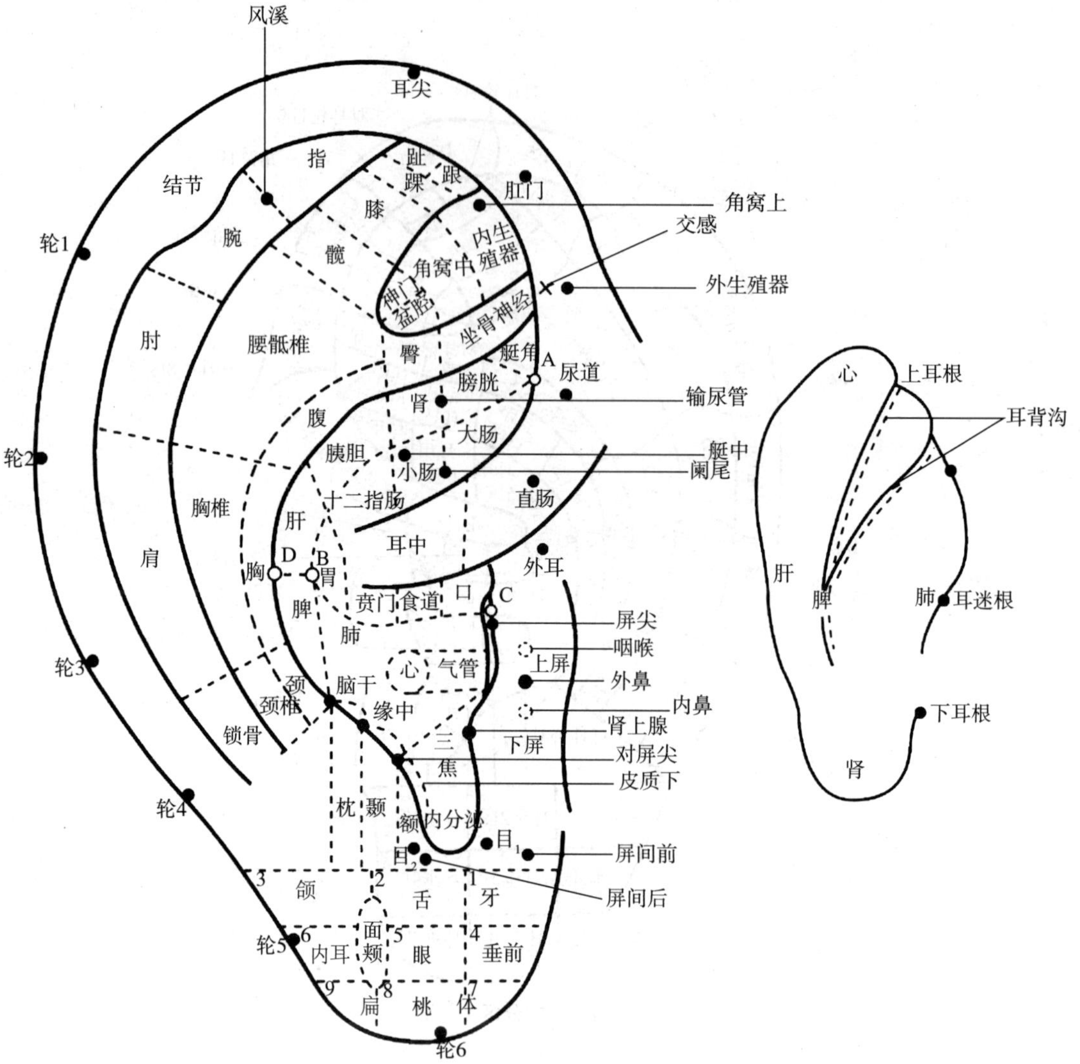

图 2-26 耳穴

1.耳轮 耳轮脚为耳轮1区；耳轮脚切迹到对耳轮下脚上缘之间耳轮分为3等份，自下而上依次为耳轮2区、耳轮3区、耳轮4区；对耳轮下脚上缘到对耳轮上脚前缘之间的耳轮为耳轮5区；对耳轮上脚前缘到耳尖之间的耳轮为耳轮6区；耳尖到耳轮结节上缘为耳轮7区；耳轮结节上缘到耳轮结节下缘为耳轮8区；耳轮结节下缘到轮垂切迹之间的耳轮分为4等份，自上而下依次为耳轮9区、耳轮10区、耳轮11区和耳轮12区。耳轮部的耳穴详见表2-7。

表 2-7 耳轮部的耳穴

穴位名称	部位	主治
耳中	耳轮1区	呃逆、黄疸、出血性疾病
直肠	耳轮2区	便秘、脱肛、痔疮
尿道	耳轮3区	尿频、尿急、尿痛
外生殖器	耳轮4区	睾丸炎、附睾炎、外阴瘙痒
肛门	耳轮5区	痔疮、肛裂
耳尖前	耳轮6区	发热、感冒、头痛、肛裂、急性结膜炎
耳尖	耳轮6、7区交界处	发热、高血压、急性结膜炎、牙痛、失眠

续表

穴位名称	部位	主治
耳尖后	耳轮 7 区	发热、扁桃体炎、高血压、急性结膜炎
结节	耳轮 8 区	头晕、头痛、高血压
轮 1	耳轮 9 区	发热、扁桃体炎、上呼吸道感染
轮 2	耳轮 10 区	发热、扁桃体炎、上呼吸道感染
轮 3	耳轮 11 区	发热、扁桃体炎、上呼吸道感染
轮 4	耳轮 12 区	发热、扁桃体炎、上呼吸道感染

2. 耳舟　耳舟分为 6 等份，自上而下依次为耳舟 1 区、2 区、3 区、4 区、5 区和 6 区。耳舟部的耳穴详见表 2-8。

表 2-8　耳舟部的耳穴

穴位名称	部位	主治
指	耳舟 1 区	甲沟炎、手指麻木和疼痛
腕	耳舟 2 区	腕部疼痛
风溪	耳舟 1、2 区交界处	荨麻疹、皮肤瘙痒、过敏性鼻炎、哮喘
肘	耳舟 3 区	肱骨外上髁炎、肘部疼痛
肩	耳舟 4、5 区	肩关节周围炎、肩部疼痛
锁骨	耳舟 6 区	肩关节周围炎

3. 对耳轮　对耳轮上脚分为上、中、下 3 等份，下 1/3 为对耳轮 5 区；中 1/3 为对耳轮 4 区；再将上 1/3 分为上、下 2 等份，下 1/2 为对耳轮 3 区，再将上 1/2 分为前后两等份，后 1/2 为对耳轮 2 区，前 1/2 为对耳轮 1 区；对耳轮下脚分为前、中、后 3 等份，中、前 2/3 为对耳轮 6 区，后 1/3 为对耳轮 7 区。

将对耳轮体从对耳轮上、下脚分叉处至轮屏切迹分为 5 等份，再沿对耳轮耳甲缘将对耳轮体分为前 1/4 和后 3/4 两部分，前、上 2/5 为对耳轮 8 区；后上 2/5 为对耳轮 9 区；前中 2/5 为对耳轮 10 区；后中 2/5 为对耳轮 11 区；前下 1/5 为对耳轮 12 区，后下 1/5 为对耳轮 13 区。对耳轮部的耳穴详见表 2-9。

表 2-9　对耳轮部的耳穴

穴位名称	部位	主治
跟	对耳轮 1 区	足跟痛
趾	对耳轮 2 区	甲沟炎、趾部疼痛
踝	对耳轮 3 区	踝关节扭伤
膝	对耳轮 4 区	膝关节疼痛、坐骨神经痛
髋	对耳轮 5 区	髋关节疼痛、坐骨神经痛、腰骶部疼痛
坐骨神经	对耳轮 6 区	坐骨神经痛、下肢瘫痪
交感	对耳轮 6 区前端，即对耳轮下脚与耳轮内缘相交处	胃肠痉挛、心绞痛、胆绞痛、自主神经功能紊乱

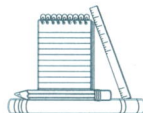

穴位名称	部位	主治
臀	对耳轮7区	坐骨神经痛、臀筋膜炎
腹	对耳轮8区	腹痛、腹胀、腹泻、急性腰扭伤、痛经
腰骶椎	对耳轮9区	腰骶痛
胸	对耳轮10区	胸胁痛、肋间神经痛、胸闷、乳腺炎
胸椎	对耳轮11区	胸痛、经前乳房胀痛、乳腺炎、产后泌乳不足
颈	对耳轮12区	落枕、颈椎疼痛
颈椎	对耳轮13区	落枕、颈椎综合征

4. 三角窝　将三角窝由耳轮内缘至对耳轮上、下脚分叉处分为前、中、后3等份，中1/3为三角窝3区；再将前1/3分为上、中、下3等份，上1/3为三角窝1区，下2/3为三角窝2区；后1/3分为上、下2等份，上1/2为三角窝4区，下1/2为三角窝5区。三角窝部的耳穴详见表2-10。

表2-10　三角窝部的耳穴

穴位名称	部位	主治
角窝上	三角窝1区	高血压
内生殖器	三角窝2区	痛经、月经不调、白带过多、阳痿、遗精
角窝中	三角窝3区	哮喘
神门	三角窝4区	失眠、多梦、戒断综合征、神经衰弱
盆腔	三角窝5区	盆腔炎、附件炎

5. 耳屏　耳屏外侧面分为上、下2等份，上部为耳屏1区，下部为耳屏2区；将耳屏内侧面分为上、下2等份，上部为耳屏3区，下部为耳屏4区。耳屏部的耳穴详见表2-11。

表2-11　耳屏部的耳穴

穴位名称	部位	主治
上屏	耳屏1区	咽炎、鼻炎
下屏	耳屏2区	鼻炎、鼻塞
外耳	耳屏1区上缘处，即屏上切迹与面部交界处凹陷处	外耳道炎、中耳炎、耳鸣
屏尖	耳屏1区后缘，即耳屏游离缘上部隆起的尖端	发热、牙痛、斜视
外鼻	耳屏1、2区之间，即耳屏外侧面中部	鼻前庭炎、鼻炎
肾上腺	耳屏2区后缘，即耳屏游离缘下部隆起的尖端	低血压、风湿性关节炎、腮腺炎、链霉素中毒、眩晕、哮喘、休克
咽喉	耳屏3区	声音嘶哑、咽炎、扁桃体炎、失语、哮喘
内鼻	耳屏4区	鼻炎、上颌窦炎
屏间前	耳屏2区下缘游离处，即屏间切迹前方耳屏最下部	咽炎、口腔炎

6. 对耳屏　由对屏尖及对屏尖至轮屏切迹连线之中点，分别向耳垂上线作两条垂线，将对

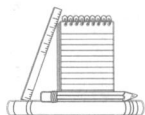

耳屏外侧面及其后部分为前、中、后 3 区，前为对耳屏 1 区，中为对耳屏 2 区，后为对耳屏 3 区；耳屏内侧面为对耳屏 4 区。对耳屏部的耳穴详见表 2-12。

表 2-12 对耳屏部的耳穴

穴位名称	部位	主治
额	对耳屏 1 区	偏头痛、头晕
屏间后	对耳屏 1 区下缘，即屏间切迹后方对耳屏前下部	额窦炎
颞	对耳屏 2 区	偏头痛、头晕
枕	对耳屏 3 区	头痛、头晕、癫痫、哮喘、神经衰弱
皮质下	对耳屏 4 区	痛证、间日疟、神经衰弱、假性近视
对屏尖	对耳屏 1、2、3、4 区交界点，即在对耳屏游离缘的尖端	哮喘、腮腺炎、睾丸炎、附睾炎、神经性皮炎
缘中	对耳屏 2、3、4 区交界点，即在对耳屏游离缘上，对屏尖与轮屏切迹之中点处	遗尿、内耳性眩晕、尿崩症、功能性子宫出血
脑干	对耳屏 3、4 区之间，即在轮屏切迹处	眩晕、后头痛、假性近视

7. 耳甲　耳轮脚消失处对应的耳甲部位为耳甲 4 区；耳轮脚下缘，外耳道口上缘到 4 区前缘三等份，依次为耳甲 1、2、3 区；4 区后缘到耳甲与耳轮交界处三等份，为耳甲 5 区、6、7 区；耳甲艇后下缘为耳甲 12 区；耳甲腔后上缘为耳甲 13 区；对耳轮下脚臀穴直对的耳甲艇为耳甲 10 区，10 区与 12 区之间为耳甲 11 区；10 区后缘为耳甲 9 区、8 区；耳甲腔中心为耳甲 15 区；15 区周围为耳甲 14 区；耳甲腔中心到外耳道口为耳甲 16 区；屏间切迹内缘为耳甲 17 区，外缘为耳甲 18 区。耳甲部的耳穴详见表 2-13。

表 2-13 耳甲部的耳穴

穴位名称	部位	主治
口	耳甲 1 区	面瘫、口腔炎、牙周炎、舌炎
食道	耳甲 2 区	恶心、呕吐、吞咽困难、食管炎
贲门	耳甲 3 区	恶心、呕吐、贲门痉挛、神经性呕吐
胃	耳甲 4 区	胃痛、呃逆、呕吐、消化不良、胃溃疡
十二指肠	耳甲 5 区	十二指肠溃疡、幽门痉挛
小肠	耳甲 6 区	消化道病、心悸、腹胀、腹痛
大肠	耳甲 7 区	痢疾、腹泻、便秘、痤疮
阑尾	耳甲 6、7 区交界处，即在小肠区和大肠区之间	单纯性阑尾炎、腹泻
艇角	耳甲 8 区	前列腺炎、尿道炎、性功能减退
膀胱	耳甲 9 区	膀胱炎、尿闭、遗尿、腰痛、坐骨神经痛
肾	耳甲 10 区	泌尿系统疾病、妇科疾病、生殖系统疾病、腰痛、耳鸣、眩晕、失眠
输尿管	耳甲 9、10 区交界处，即在肾区与膀胱区之间	肾输尿管结石绞痛
胰胆	耳甲 11 区	胰腺炎、糖尿病、胆道疾病

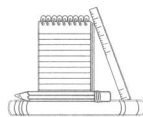

穴位名称	部位	主治
肝	耳甲 12 区	眼病、胁痛、眩晕、假性近视、更年期综合征、高血压
脾	耳甲 13 区	消化系统疾病、血液病、崩漏
肺	耳甲 14 区	呼吸系统疾病、皮肤病
心	耳甲 15 区	心动过速、心律不齐、心绞痛、无脉症、神经衰弱、口舌生疮
气管	耳甲 16 区	哮喘、支气管炎、咳嗽
三焦	耳甲 17 区	便秘、腹胀、浮肿
内分泌	耳甲 18 区	痛经、月经不调、更年期综合征、痤疮、甲减、甲亢

8.耳垂　在耳垂上线至耳垂下缘最低点之间画两条等距离平行线，于上平行线上引两条垂直等分线，将耳垂分为 9 个区，上部由前到后依次为耳垂 1 区、2 区、3 区；中部由前到后依次为耳垂 4 区、5 区、6 区；下部由前到后依次为耳垂 7 区、8 区、9 区。耳垂部的耳穴详见表 2-14。

表 2-14　耳垂部的耳穴

穴位名称	部位	主治
牙	耳垂 1 区	牙痛、低血压
舌	耳垂 2 区	舌痛、口腔溃疡
颌	耳垂 3 区	牙痛、颞颌关节紊乱、下颌淋巴炎
垂前	耳垂 4 区	神经衰弱、牙痛、周围性面瘫
眼	耳垂 5 区	急性结膜炎、电光性眼炎、睑腺炎、假性近视
内耳	耳垂 6 区	耳鸣、听力减退、中耳炎、内耳性眩晕
面颊	耳垂 5、6 区交界处中点，即在耳垂正面眼区与内耳区之间的中点	周围性面瘫、三叉神经痛、痤疮、面肌痉挛
扁桃体	耳垂 7、8、9 区，即在耳垂正面下部	扁桃体炎、咽炎

9.耳背　分别过对耳轮上、下脚分叉处耳背对应点和轮屏切迹耳背对应点作 2 条水平线，将耳背分为上、中、下 3 部，上部为耳背 1 区；下部为耳背 5 区；再将中部分为内、中、外 3 等分，内 1/3 为耳背 2 区、中 1/3 为耳背 3 区、外 1/3 为耳背 4 区。耳背部的耳穴详见表 2-15。

表 2-15　耳背部的耳穴

穴位名称	部位	主治
耳背心	耳背 1 区	失眠、心悸、高血压
耳背肺	耳背 2 区	胃痛、皮肤瘙痒症、哮喘
耳背脾	耳背 3 区	胃痛、纳呆、腹胀、腹泻
耳背肝	耳背 4 区	胆囊炎、胆石症、失眠
耳背肾	耳背 5 区	月经不调、神经衰弱
耳背沟	对耳轮上下脚及对耳轮 Y 字形凹陷处	高血压、皮肤瘙痒
上耳根	耳根最上处	哮喘、多种痛症
耳迷根	耳轮脚后沟的耳根处	胃痛、单纯性腹泻、原发性高血压、感冒引起的鼻塞耳鸣
下耳根	耳根最下处，即耳垂与面颊相交的下缘	低血压、下肢瘫痪、脊髓灰质炎后遗症

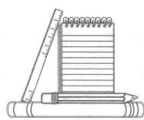

（四）耳穴的探查方法

耳穴的探查方法，可分为观察法、压痛法和良导法。

1. 观察法　拇、食二指拉紧耳轮后下方，由上至下仔细观察，在病变相应反应处如有变形、变色、丘疹、脱屑、结节、充血、凹陷、软骨增生、色素沉着，以及血管的形状、颜色变异等阳性反应，这些反应处一般有较明显压痛。

2. 压痛法　用探针、火柴梗、毫针柄等物以轻、慢、用力均匀的压力寻找压痛点，并嘱咐患者感到压点较痛处立即告诉医生。当到敏感点时，患者会出现皱眉、呼痛、躲闪等反应。挑选压痛明显的一点为耳针的治疗点，如反复探查找不到痛点，可按穴位进行治疗。

3. 良导法　用穴位探测仪在耳郭上按其操作程序进行探测，当探测到敏感点（良导点、低电阻点）时，仪器就会发出响声，或有仪表、数码等指示电阻值降低，探到的敏感点即针刺部位。

二、耳针刺法

耳穴毫针法，是应用毫针刺激耳郭穴位达到治疗疾病目的的一种方法，也是临床上最多运用的一种耳穴刺激方法。

耳针常用的毫针，其长度多为 13mm（0.5 寸）和 25mm（1 寸）两种，针的粗细有 26 号、28 号、30 号、32 号和 34 号等规格，多为不锈钢丝制成。另外，还有一种特制的毫针，比最小的 5 分针还要小，专供针刺耳穴之用。

（一）探穴

运用耳针治疗疾病，所取的耳穴准确与否，与疗效有密切关系。探查前，应先观察有无阳性反应。若有阳性反应，这些阳性反应点或区域即施术部位；若无肉眼可见的阳性反应，则在选好的穴位区域内进行耳穴探查。

探得耳穴后，用探棒轻轻地按压一下，使之成为一个充血的压痕，便于准确针刺。

（二）消毒

因为耳针比其他针刺方法更容易引起感染，而且感染后容易造成耳软骨膜炎，所以必须重视耳郭针刺穴位和针具的消毒。

耳郭的消毒，应先用 2% 的碘酒擦拭，再用 75% 的酒精脱碘。消毒时要由内到外、由上到下地对耳郭全面消毒，尤其要注意三角窝、耳甲腔、耳甲艇、耳孔周围、耳屏内壁等部位的消毒。

针具的消毒尤为重要，若不是一次性使用的针具，应该用高压高温消毒，每用一次，消毒一次。

（三）进针

1. 体位　耳针施术时，患者一般采用坐位，如遇初诊患者精神紧张、惧痛怕针或病重体弱者，则以卧位为好。

2. 姿势　医者用左手拇、食二指固定耳郭，中指托着针刺部位的耳背，这样既可以掌握针刺的深度，又能减轻针刺时的疼痛。右手拇、食指持针，对准穴位或有压痕的敏感点给予针刺。

3. 进针方法

（1）捻入法　捻入法又称"慢刺法"。术者用左手固定耳郭，右手持针对准耳穴，一边前后搓捻针体，一边用力向下按压，使针随着捻转刺入耳穴。

（2）插入法　插入法又称"速刺法"。术者用左手固定耳郭，右手持针对准耳穴，利用指力

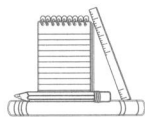

和腕力的充分协调，将针迅速而垂直地刺入耳穴。在准备刺入的瞬间，令患者张口深呼吸，趁势刺入，这样可以减轻进针的痛感。进针操作时，要做到稳、准、快，一般技术娴熟者可用此法。

（四）针刺角度、方向和深度

1. 角度　耳针刺入角度，取决于耳穴的位置和是否进行透穴。

（1）直刺　此法适宜暴露充分而无遮挡的耳穴，一般位于耳甲腔、耳甲艇、三角窝的耳穴，如心穴、内生殖器穴。

（2）斜刺　若穴位被遮挡，暴露不充分，多以针身与皮肤呈45°～60°斜刺，一般位于对耳轮、对耳屏内侧、屏间切迹等部位的耳穴，如皮质下、内分泌、腰骶椎等穴。

（3）横刺　若穴下浅薄，需针身与皮肤呈15°横刺，此法一般用于耳舟和耳垂部的穴位，如肘穴、腕穴、肩穴等。

在需要透穴治疗时，一般用横刺之法，使一针透过几个耳穴或整个耳穴区域。如盆腔内生殖器穴，即从盆腔穴进针，沿皮下软骨上刺至内生殖器穴。

2. 方向　对于不同的病证，必须掌握不同的针刺方向。例如，针刺胃穴治疗胃肠疾病，若系消化性溃疡、胃炎或饮食停滞等，针应刺向十二指肠穴；若系治疗恶心呕吐或晕车、晕船等属于外邪犯胃者，针应刺向贲门穴；若属脾胃虚寒者，针应透向脾穴。

3. 深度　针刺的深度主要是根据患者耳郭局部的厚薄而灵活掌握的，具体分为刺入皮层、刺入软骨膜、刺过软骨而不透对侧皮肤三种。

（五）刺激强度

刺激强度主要是指对耳穴刺激的强弱，临床上主要根据患者的具体情况、病情、体质和耐受程度来决定。刺激强度分为强、中、弱三种，体现了耳针补泻法的应用。强刺激即泻法，用于患者体质较强壮的急性病、热证、实证、瘀血、疼痛等；轻刺激即补法，用于体质较差的慢性病、虚弱证。临床常用的是中强度刺激，又称平补平泻法。

（六）行针

1. 单刺法　刺入敏感点后留针，适合于年迈体弱、久病及儿童患者。

2. 捻针法　刺入耳穴后，在该处运用中等刺激手法，顺时针或逆时针方向小幅度地来回捻转，持续刺激1～2分钟。因左右慢速小幅度捻转，可以引导和激发经气，扶助正气，常用于一般慢性病。

3. 捣针法　刺入耳郭后，用力将毫针垂直上下提捣（针体并不提出插进，只是针尖在穴中有提按的动作）1～2分钟，此法用于急性病和痛证患者。

（七）留针

留针是指耳毫针刺入耳穴后停留在耳郭上的这一过程。耳针留针的时间宜稍长一些，一般不少于半小时，最好在2个小时左右。慢性病、疼痛性疾病的留针时间适当延长，可长达数小时至10小时。但刺激婴幼儿时往往不宜留针。留针期间为了提高疗效，可每隔一段时间捻转1次，以增加刺激强度。

（八）出针

出针的基本动作是用左手托住耳背，右手起针。根据右手动作不同，分为两种。

1. 抽出法　右手持针柄，不加任何捻转迅速抽出，此法痛感较小，因此应用较多。

2. 捻转起针法　右手持针柄，边捻转边将针退出。此法在起针时再给耳穴一次强刺激，有助于提高针效，深刺时常用此法出针。

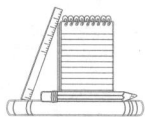

起针后用消毒干棉球压迫针孔，以免出血，最后再用碘伏涂擦一次。

（九）疗程

耳针的疗程根据病情决定，急性病每天 1 ～ 2 次，不分疗程；慢性病每天或隔天行针 1 次，每次一侧耳郭，两耳交替，10 次后休息数天后再进行下一个疗程。

三、耳穴贴压法

耳穴贴压法是采用其他物品（如菜籽、王不留行）刺激耳郭上的穴位或反应点，通过疏通经络、调整脏腑气血的功能、促进机体的阴阳平衡达到预防疾病目的的一种操作方法。现以王不留行为例。

（一）贴压材料

所用的材料可以就地而取，如绿豆、小米、油菜籽、王不留行等。以往有人用牛黄消炎丸、六神丸等小药丸，因货源较少而价格较高，而且使少数患者发生接触性皮炎，现已较少应用。研究表明，各种压丸材料只是对耳穴产生机械性的压迫，并无明显的药理作用。大小和硬度合适、表面光滑的材料，都可以用于贴压耳穴。目前国内应用最广的是王不留行，因为它大小均匀、硬度适中、表面光滑，其疗效与药丸相仿而无不良反应，而且能与耳压板配合使用，甚为方便。

（二）操作技术

1. 贴压方法　耳穴压丸一般在单侧耳郭上取穴，两耳轮换，也可两耳同时取穴贴压。首先以按耳穴探测的方法寻找敏感压痛点，并按压片刻，以压痕作为贴压时的标记。然后用 75% 酒精棉球对全耳进行擦洗，一则是为了消毒，二则是为了脱去耳郭上的皮脂，以利胶布紧贴而不脱落。待酒精挥发干后，即可施行贴压。

用左手固定耳郭，右手持镊子夹取已粘有王不留行的胶布，对准选好的耳穴贴敷，然后稍加压力按压 1 ～ 2 分钟。若是痛证患者，以按压至疼痛减轻或缓解为宜。按压的强度依病情而定，对老幼及体弱患者宜用轻刺激，急性病或实证者宜用强刺激，一般者则用中等强度刺激，贴压后使耳郭发热、发胀，或有放射感。如果侧卧时，压丸处受压疼痛较为显著，只需局部放松胶布或移动一下位置即可。

贴压后要防止胶布浸水潮湿，使贴敷张力降低或造成皮肤感染。个别患者可能对氧化锌胶布过敏，局部出现粟粒样丘疹伴有痒感或红肿，可加用肾上腺、风溪穴及加服马来酸氯苯那敏片，或改用其他方法治疗。

2. 贴压方向　在耳穴压丸的施术方式中，贴压的方向对耳穴的刺激可产生重要影响。

（1）向轮性　根据耳穴呈线形分布的特点，耳郭的主要穴位多分布在重要的神经走行处，如消化管的穴位是沿迷走神经主支分布的。因此，贴压消化道穴位如口、食道、贲门、胃、十二指肠、小肠、阑尾、大肠等穴均向耳轮脚方向贴压，感应强、效果好。

躯干及运动系统的穴位沿耳大神经走行分布，因此贴压时要注意穴位向对耳轮方向贴压。

外耳、心脏点沿耳颞神经的支干分布，枕小神经主要分布在耳轮结节内侧缘。因此，贴压这部分穴位时应向耳轮方向贴压。

（2）低凹性　根据耳郭皮肤电阻值测定，低凹处电阻值相对偏低，穴位敏感。因此，对分布于低凹处的耳穴如心、肺、内分泌、锁骨、指、肘、风溪等要贴到低凹处。按压方向及施加压力，均朝向低凹处中心点。

（3）前后穴位一致性　对于运动系统疾病，如脊椎骨质增生、腰背痛、肩背痛、坐骨神经

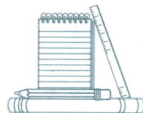

痛，多贴压在耳背对耳轮上、下脚后沟及对耳轮后沟阳性敏感点处，这样可以减少贴压耳前对耳轮及对耳轮上、下脚隆起的疼痛，且由于耳穴低凹性特点，治疗效果明显。

3. 压丸手法

（1）对压法　术者用食指和拇指的指腹置于患者耳郭的正面和背面，相对压迫贴于耳穴的小丸，至患者出现沉、重、胀、痛、热、酸等感觉，此时术者的食、拇指可边压边左右移动，或做圆形移动，寻找痛胀较明显的部位，一旦找到"敏感点"，则持续对压半分钟左右。为了加大刺激量，可在耳郭正面和背面相对贴压两粒小丸进行对压。将全部要取的耳穴如法对压完毕后，嘱患者照此压法，每天自行压迫 3～5 次。本法属于泻法，是一种强刺激手法，适用于实证、热证、年轻体壮者，对内脏痉挛性疼痛、躯体的疼痛，以及急性炎症有较好的镇痛消炎作用。

（2）直压法　术者以指尖垂直按压穴丸，至患者产生胀痛感，持续按压半分钟，间隔少许，重复按压，每穴按压 4～6 次。施术完毕后，嘱患者每日按压 3～5 次。此法的刺激强度弱于对压法，仍属于泻法，也是一种强刺激手法，其适应证与对压法相同。有些耳穴难以用对压法，如交感、艇角、大肠等穴用泻法时，多用直压法。耳甲艇和耳甲腔的穴位，也常用直压法。

（3）点压法　术者用指尖一压一松间断地按压耳穴。每次间隔半秒钟。本法不宜用力过重，以患者感到胀而略感沉重、刺痛为度。根据具体病情每穴按压 20～30 次。本法属补法，是一种弱刺激手法，适合于各种虚证、慢性病、体弱久病患者。

（4）轻揉按摩法　用指肚轻轻将压贴的穴丸压实贴紧（贴牢则不易损伤皮肤），然后顺时针方向轻轻压丸并旋转，以患者有酸胀、胀痛或轻微刺痛为度，一般每穴轻揉按摩 30 次左右。此法若用力轻微，属于补法，具有补虚的作用，适用于久病体衰、年老体弱以及耳穴敏感者。若用力适中属于平补平泻法，具有补虚的作用，是耳压手法中最常用的一种手法。

4. 疗程　耳穴压丸法在使用时，慢性病一般每周贴换耳穴 3 次（隔日换 1 次），每次用一侧耳穴，两耳交替运用。10 次为 1 个疗程，休息数天后继续第 2 个疗程。急性病每天贴压 1 次，每次一侧耳穴，两耳交替，4～7 次为 1 个疗程，视病情而定。对有些手到病除或两三次即可治疗痊愈的病证，也就无所谓疗程。如落枕，一般 1～2 次即可痊愈，无须定疗程。

（三）适应证

1. 疼痛性疾病。

2. 炎症疾病及传染病。

3. 功能紊乱和变态反应性疾病。

4. 内分泌代谢紊乱性疾病。

5. 其他：如便秘、恶心、呕吐等症状。

（四）禁忌证

1. 耳部炎症及耳部冻伤者。

2. 习惯性流产史者。

（五）注意事项

1. 严格消毒，防止感染。因耳郭在外，表面凹凸不平，结构特殊，操作前必须严格消毒，有创面和炎症的部位禁止进行耳穴埋豆。

2. 患者感到局部热、麻、胀、痛或感觉循经络放射传导为"得气"，在埋豆期间，应密切观察有无不适。

3. 常规操作以单耳为宜，一般可留置 3～7 天，两耳交替使用。

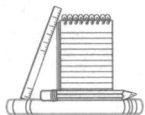

四、耳穴放血疗法

（一）常用手法

1. 耳尖放血 按摩耳尖使其充血，严格消毒放血部位及针具。左手固定耳尖，右手持针具，用三棱针快速点刺 2mm 左右，挤压耳尖使出血 5～8 滴，用消毒干棉球吸附出血。双侧同时放血，每日 1～2 次。用于发热、小儿惊风、急性结膜炎、青光眼、荨麻疹、痤疮等。

2. 耳轮放血 按摩耳轮使其充血，严格消毒放血部位及针具。左手固定耳郭放血部位，右手持针具，用三棱针快速进针 2mm 左右，挤压放血部位使其出血 5～8 滴，用消毒干棉球吸附血液。一般双侧同时放血。用于治疗急性扁桃腺炎时，在轮 4、轮 5、轮 6 放血；用于治疗急性结膜炎、角膜炎时，可在轮 1、轮 3、轮 5 放血，与轮 2、轮 4、轮 6 交替使用。治疗皮肤湿疹时，每次选两个穴，每日 1 次。

3. 耳背放血 按摩耳背使其充血，严格消毒后，左手固定耳背，右手持针具，用三棱针点刺耳背络脉，使其出血，血量减少后用消毒干棉球按压出血部位。可双侧同时放血，每日 1 次。用于治疗高血压、眼底出血、急性胃炎、急性痢疾、眩晕等。

（二）适应证

耳穴刺血具有疏通经络、调整阴阳、调和气血、镇静泄热、消炎止痛、去瘀生新等作用。《素问·血气形志》云："凡治病，必先去其血。"凡属实热之证如血瘀、邪实、热盛等所致的许多炎症、发热、眩晕、疼痛等均可采用。临床用于退热、降压、止晕、止痛时，常有立竿见影的疗效。其功能主要有退热、抗炎、镇静、止痛、消肿、降压、止晕、明目、清脑、预防、急救、美容、抗风湿、抗过敏等。

（三）禁忌证

1. 孕妇及哺乳期妇女。

2. 合并肝、肾和造血系统严重原发疾病及精神病患者。

3. 身体特别虚弱及有出血倾向者。

（四）注意事项

1. 医生手指和患者治疗部位严格消毒，防止感染。

2. 患者治疗时取仰靠坐位，防止发生晕针。

3. 挤压时不能局限于局部，应从较远的范围向内行轻微的挤压，尽可能减轻或消除疼痛等不良反应的发生。

4. 勤练操作手法，尽量做到动作轻、快、稳、准，以减少疼痛和不必要的损伤。

项目四　其他针刺疗法

针刺方法中，除毫针刺法外，在临床上常用的还有三棱针刺法、皮肤针刺法、皮内针刺法等。这些刺法所采用的针具不同，刺法各异，主治有别，为临床治疗提供了各种有效的方法。分述如下。

一、三棱针法

三棱针法是用三棱针刺破血络或腧穴，放出适量血液，或挤出少量液体，或挑断皮下纤维

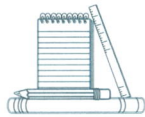

组织，达到行气活血、消肿止痛、泄热开窍等作用以治疗疾病的方法。

三棱针是点刺放血的工具，取法于古代九针中的"锋针"，早在《内经》中就有记载。如《灵枢·九针十二原》中说："锋针者，刃三隅，以发痼疾。"故现今有人称三棱针法为"放血疗法"。《内经》中还有"络刺""赞刺""豹纹刺"等具体方法的论述，表明三棱针法已成为临床刺络放血的常用针法。

（一）针具（图2-27）

三棱针用不锈钢制成，全长约6cm，针柄呈圆柱体，针身呈三棱锥状，尖端三面有刃，针尖锋利。常用规格有大号和小号两种。使用之前应在细磨石上磨至锐利，称为"开口"，然后进行灭菌或消毒处理，可采用高温灭菌，或将针具用70%～75%乙醇浸泡30分钟消毒。使用一次性无菌针具更为理想。

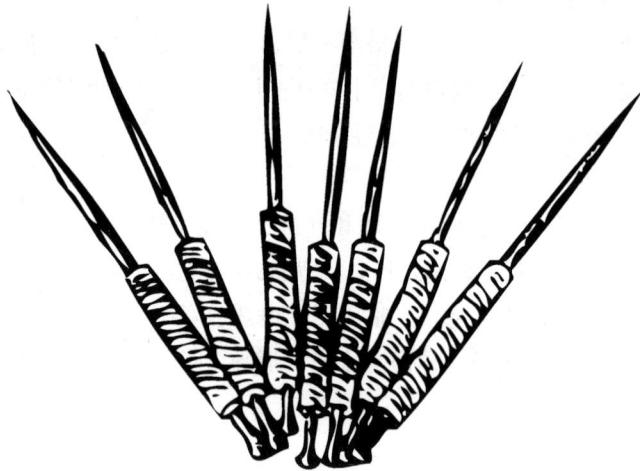

图2-27 三棱针

（二）操作方法

1. 持针姿势 一般以右手持针，用拇、食两指捏住针柄中段，中指指腹紧靠针体的侧面，露出针尖2～3mm（图2-28）。

2. 操作方法

（1）点刺法 是使用三棱针点刺腧穴或血络以治疗疾病的方法。

①点刺穴位：点刺腧穴出血或挤出少量液体的方法。针刺前在点刺穴位的上下用手指向点刺处推按，使血液积聚于点刺部位，常规消毒后，左手拇、食指固定点刺部位，右手持针直刺2～3mm，

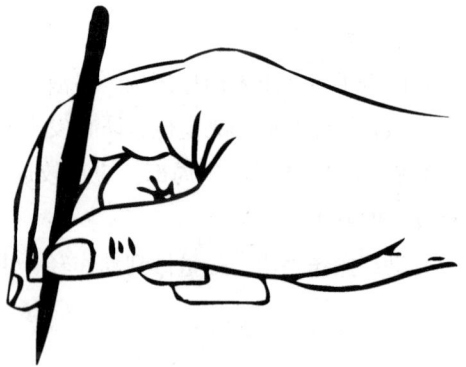

图2-28 持针

快进快出，右手拇、食指捏住针柄，中指紧贴针身下端，针尖露出约2mm，对准穴位，迅速刺入约3mm，点刺后采用反复交替挤压和舒张针孔的方法，使出血3～5滴，或挤出液体少许，右手捏消毒棉球将血液或液体及时擦去。为了刺出一定量的血液或液体，点刺穴位的深度不宜太浅。此法多用于指趾末端、面部、耳部的穴位，如井穴、十宣、印堂、攒竹、耳尖、扁桃体、四缝等穴位。

②点刺血络：刺入浅表血络或静脉放出适量血液的方法，又称泻血法。分为浅刺和深刺。

浅刺即点刺随病显现的浅表静脉出血的方法。常规消毒后，右手持针垂直点刺，快进快出，

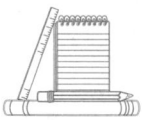

动作要求稳、准、快。一次可出血 5 ～ 10mL。此法多用于有小静脉随病显现的部位，如下肢后面、额部、颞部、耳背、足背等部位。

深刺又称泻血法，即点刺随病显现的较深、较大静脉放出一定量血液的方法。先用橡皮管结扎在针刺部位的上端（近心端），使相应的静脉进一步显现，局部消毒后，左手拇指按压在被刺部位的下端，右手持三棱针对准针刺部位的静脉向心斜刺 2 ～ 3mm，迅速出针，针刺深度以针尖"中营"为度，让血液自然流出，松开橡皮管，待出血停止后，以无菌干棉球按压针孔，并以 75% 乙醇棉球清理创口周围的血液。本法出血量较大，一次治疗可出血几十甚至上百毫升，多用于肘窝、腘窝部的静脉。如曲泽、委中等穴，可治疗急性吐泻、中暑、发热等。

（2）散刺法 又叫豹纹刺，此法是在病变局部及其周围进行连续点刺以治疗疾病的方法。局部消毒后，根据病变部位的大小，可连续垂直点刺 10 ～ 20 针，由病变外缘环行向中心点刺，促使瘀热、水肿、脓液得以排出。针刺深度根据局部肌肉厚薄、血管深浅而定。一般在本法应用后，还可与拔罐疗法配合，以促使瘀血或水肿得以排除，达到祛瘀生新、通经活络的目的。此法多用于治疗局部瘀血、血肿或水肿、顽癣等。

（3）挑刺法 此法是以三棱针挑断穴位皮下纤维组织以治疗疾病的方法，挑刺点可以是穴位或阳性反应点（痛点、敏感点、丘疹、条索状物）。左手按压施术部位的两侧，或夹起皮肤，使皮肤固定，右手持针，迅速刺入皮肤 1 ～ 2mm，随即将针身倾斜挑破皮肤，使其出血或流出黏液；也可再刺入 5mm 左右，将针身倾斜并使针尖轻轻提高，挑断皮下部分纤维组织，然后出针局部消毒，覆盖敷料。对畏痛者可先用 2% 利多卡因少许打一皮丘，再挑刺。常用于治疗肩周炎、胃痛、颈椎病、血管神经性头痛等。

3. 刺血的时间

（1）对炎症，急性疼痛患者可一天一次，减轻症状后 3 ～ 5 天刺血一次。如治疗需出血较多者，每周治疗 1 ～ 2 次为宜。

（2）慢性病患者隔天一次，见效后 5 ～ 7 天一次，可以拔罐的部位刺后拔罐 15 ～ 20 分钟。

（三）临床应用

1. 适应范围 本法具有通经活络、开窍泄热、消肿止痛、调和气血等作用。临床适应范围比较广，主要用于气滞证、血瘀证、湿热证患者，以疼痛、发热、肿胀、扭挫伤、痔疮、顽痹等症状为主要表现的疾病。

2. 处方示例

（1）偏头痛 选太阳穴。

（2）腰肌劳损 选委中穴。

（3）陈旧性软组织损伤 选局部阿是穴。

（4）咽喉肿痛 选少商、商阳穴。

（四）注意事项

1. 对于放血量较大者，术前做好解释工作。

2. 由于创面较大，必须无菌操作，以防感染。

3. 操作手法要稳、准、快，一针见血。

4. 若穴位和血络不吻合，施术时宁失其穴，勿失其络。

5. 点刺穴位不宜太浅，深刺血络要深浅适宜，针尖以刺中血管，让血液自然流出为度。避开动脉血管，若误伤动脉出现血肿，以无菌干棉球按压局部止血。

6. 施术中要密切观察患者反应，以便及时处理。如出现血肿，可用手指挤压出血，或用火

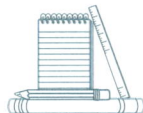

罐拔出，若仍不消退，可用热敷以促其吸收。如误伤动脉出血，用棉球按压止血，或配合其他止血方法。

7. 大劳、大醉、大饱、大饥、大渴、大悲、大惊、大怒者禁用。

8. 大病体弱、贫血、孕妇和有自发性出血倾向者慎用。

9. 内脏、动脉、体内深层的血管、皮肤有感染、溃疡、瘢痕、不明原因的肿块者禁用本法。

10. 一般下肢静脉曲张者，应选取边缘较小的静脉，注意控制出血。对于重度下肢静脉曲张者，不宜使用。

二、皮肤针法

皮肤针法是由古代"毛刺""扬刺""半刺""浮刺"等刺法发展而来的，以特制的多支短针组成的皮肤针叩刺人体一定部位或穴位以激发经络功能、调整脏腑气血治疗疾病的一种疗法。

皮肤针，又称"梅花针""七星针""罗汉针"，由古代九针中"镵针"演变而来。其理论基础主要是依据经络学说中的皮部理论，运用皮肤针叩刺皮部可疏通经络、调和气血，达到防治疾病的目的。

（一）针具（图 2-29）

皮肤针外形似小锤。针柄有软柄和硬柄两种类型，软柄一般用牛角制成，富有弹性；硬柄一般用有机玻璃或硬塑料制作。头部附有莲蓬状针盘，针盘上均匀地嵌着不锈钢短针。根据所嵌短针的数目，又分别称为梅花针（5 支短针）、七星针（7 支短针）、罗汉针（18 支短针）。皮肤针因刺激轻微，适用于小儿，故又称为小儿针。

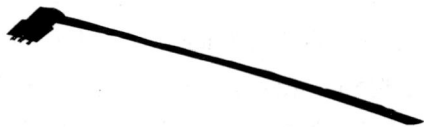

图 2-29 皮肤针

（二）操作方法

1. 持针姿势 软柄和硬柄皮肤针的持针姿势不同，分述如下。

（1）软柄皮肤针 将针柄末端置于掌心，拇指居上，食指在下，余指呈握拳状固定针柄末端。

（2）硬柄皮肤针 用拇指和中指夹持针柄两侧，食指置于针柄中段的上面，无名指和小指将针柄末端固定于大小鱼际之间。

2. 叩刺方法 将皮肤常规消毒后，针尖对准叩刺部位，运用灵活的腕力垂直叩刺，即将针尖垂直叩击在皮肤上，并立刻弹起，如此反复进行。不可斜刺、压刺、慢刺、拖刺，避免使用臂力。防止快慢不一，用力不匀地乱刺。

3. 刺激强度 叩刺强度是根据刺激的部位、患者的体质和病情的不同而决定的，一般分弱、中、强 3 种。

（1）弱刺激 用较轻的腕力叩刺，冲力小，针尖接触皮肤时间较短，局部皮肤略见潮红，患者无疼痛感觉。适用于年老体弱、小儿、初诊患者，以及头面五官肌肉浅薄处。

（2）中等刺激 叩击的腕力介于轻、重刺激之间，冲力中等，局部皮肤潮红，但无出血，患者稍觉疼痛。适用于多数患者，除头面五官等肌肉浅薄处，其他部位均可选用。

（3）强刺激 用较重的腕力叩刺，冲力大，针尖接触皮肤时间稍长，以皮肤明显潮红，并有微出血为度。患者有明显疼痛感觉。适用于年轻体壮者，以及肩、背、腰、臀、四肢等肌肉丰厚处。

4. 叩刺部位 可通过以下三种方式选择叩刺部位。

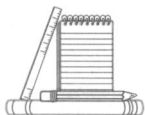

（1）**循经叩刺** 是指循着经脉进行叩刺的一种方法，常用于项背腰骶部的督脉和足太阳膀胱经。督脉为阳脉之海，能调节一身阳气；五脏六腑之背俞穴皆分布于膀胱经，故其治疗范围广泛。其次是四肢肘膝以下部位，因其分布着各经的原穴、络穴、郄穴等，可治疗各相应脏腑经络的疾病。

（2）**穴位叩刺** 是指在穴位上进行叩刺的一种方法。主要是根据穴位的主治作用，选择适当的穴位予以叩刺治疗。临床上常于各种特定穴、华佗夹脊穴、阿是穴等处进行叩刺。

（3）**局部叩刺** 指在病变局部叩刺。如治疗头面五官疾病、关节疾病、局部扭伤、顽癣等疾病可叩刺病变局部。

5. 疗程 叩刺治疗，一般每日或隔日 1 次，10 次为 1 个疗程，疗程间可间隔 3～5 日。

（三）临床应用

1. 适应范围 本法可以激发经络功能、调整脏腑气血，故主要用于头痛、失眠、痴呆、脑瘫、弱智、中风偏瘫、面瘫、高血压、颈椎病、肩周炎、胸胁病、腰腿痛、胃脘痛、腹痛、痹证、荨麻疹、斑秃、肌肤麻木、阳痿、痛经、斜视、远视、近视等。

2. 处方示例

（1）**共同性斜视** 以眼区、头部和脊柱两侧穴为主。

（2）**斑秃** 以脱发区为重点刺激部位，先从脱发区边缘向中心呈环形叩刺，然后在脱发皮区向脱发区中心做向心性环形叩刺。

（3）**高血压**

血压较高时：选取后项、腰骶、乳突部、器官两侧、臀部及阳性物（以胸椎 5～9 两侧为多见）及内关、风池、三阴交、足三里等。

血压稳定时：选取脊柱两侧（重点为腰骶部）、阳性物及气管两侧、乳突部、小腿内侧等处。

（4）**中风偏瘫** 中等刺激量叩刺痉挛劣势侧，以局部肌肉产生收缩为度。

（四）注意事项

1. 施术前应检查针具，对于针尖有钩曲、缺损、参差不齐，针柄有松动的针具，须及时修理或更换，方可使用。

2. 操作时运用灵活的腕力垂直叩刺，并立即弹起，动作要轻捷。

3. 针具及针刺局部皮肤必须消毒。

4. 局部皮肤有创伤、溃疡、瘢痕等不宜使用本法。急性传染性疾病和急腹症也不宜使用本法。

5. 皮肤针刺法可配合拔罐，应在治疗前做好准备。

6. 在饥渴、醉酒、饱食、劳累、惊恐、情绪不快和剧烈运动后，应禁针。孕妇进行针刺治疗，应特别谨慎。

三、皮内针法

皮内针法又称埋针法，是将特制的小型针具固定于腧穴或患病局部的皮内做较长时间留针的一种方法，又称"留针法"。它是古代针刺留针方法的发展，《素问·离合真邪论》载有"静以久留"的刺法。针刺入皮肤后，固定留置一定的时间，给皮肤以弱而长时间的刺激，可调整脏腑经络的功能，达到防治疾病的目的，适用于需要持续留针的慢性疾病及经常发作的疼痛性疾病。

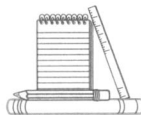

（一）针具

皮内针是用不锈钢制成的小针，主要有撳钉式和颗粒式两种。

1.撳钉式皮内针（图2-30）　针身长2～2.5mm，针身直径0.28～0.30mm（30～32号），针柄呈圆形，其直径4mm，针身与针柄垂直。临床以针身长度2mm和针身粗细为直径0.28mm（32号）者最常用。多用于面部及耳穴等须垂直浅刺的部位，也可用于皮肤屈伸度较大的部位。

2.颗粒式皮内针（图2-31）　针身长5mm，针身直径0.28mm（32号），针柄呈圆形，其直径3mm，针身与针柄在同一平面。可应用于身体大部分皮肤平坦、屈伸度不大的部位，头颈背部及四肢均可埋针。

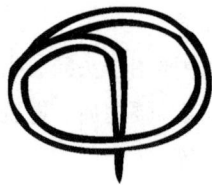

图2-30　撳钉式皮内针　　　　　　　图2-31　颗粒式皮内针

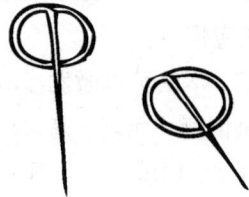

（二）操作方法

1.定位　根据不同的疾病部位，选取不同的穴位。对于痛证，一般以局部取穴为主；对于各类慢性疾病，可取相应的背俞穴。

2.消毒　无菌操作，局部常规消毒。

3.进针方法

（1）撳钉式皮内针操作　用镊子夹住针柄，将针尖对准穴位，垂直刺入，然后以1.0cm×1.0cm胶布将针柄固定于皮肤，要求圆环平整地贴在皮肤上，并用指腹按压，无刺痛即可。也可将针圈贴在小块胶布上，手执胶布再撳入所刺穴位。

（2）颗粒式皮内针操作　以左手拇、食指按压穴位上下皮肤，稍用力将针刺部皮肤撑开固定，右手用镊子的尖端夹持皮内针圆环中之针体，对准腧穴与皮肤呈15°角横刺入皮内5～7mm，皮内针之方向与经脉走向呈"十"字交叉，经脉循行自上而下，针则自左向右，或自右向左横刺。皮内针刺入皮内后，在露出皮外部分粘贴一块小方形（1.0cm×1.0cm）胶布，再用一条较前稍大的胶布固定，皮肤过敏者，可选用特殊材质的防过敏胶布，然后用指腹轻轻按压皮内针，以检查是否有刺痛，如有刺痛可剥去胶布，用镊子把皮内针退出少许，再用指腹按压是否还有刺痛，如无刺痛，则胶布如前固定。

4.埋针时间　皮肤针埋藏的时间，一般1～2天，多者6～7天，暑热天不宜超过2天，平时注意检查，以防感染。埋针期间，可每天每隔4小时用手按压1～2分钟，以增加刺激，提高疗效。

5.取针　取针时用镊子夹住皮下有针体的一头胶布，并向另一头方向剥离，皮内针即能退出。

（三）临床应用

1.适用范围　本法可以调整经络脏腑功能，故适用于一些慢性疾病以及经常发作的疼痛性疾病。如高血压、偏头痛、神经衰弱、三叉神经痛、面肌痉挛、支气管哮喘、胃脘痛、胆绞痛、关节痛、软组织损伤、月经不调、痛经、小儿遗尿等症。此外，还用于戒毒、减肥。

2.处方示例

（1）高血压

①取耳穴心、肾、皮质下，采用撳钉式皮内针法。

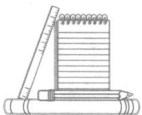

②取三阴交、足三里、曲池，采用颗粒式皮内针法。

（2）偏头痛

①取耳穴神门、颞，采用揿钉式皮内针法。

②取太阳，若前额痛加印堂，若后头痛加大椎，若侧头痛加外关，若颠顶痛加行间。对太阳、印堂采用揿钉式皮内针法，他穴采用颗粒式皮内针法。

（四）注意事项

1. 埋针宜选用较易固定和不妨碍肢体运动的穴位。

2. 埋针后，若患者感觉局部刺痛，应将针取出重埋或改用其他穴位。

3. 埋针期间，针处不要着水，以免感染。

4. 热天出汗较多，埋针时间不宜过长。

5. 若发现埋针局部感染，应将针取出，并对症处理。

6. 溃疡、炎症、不明原因的肿块者不宜使用皮内针。

7. 关节附近不可埋针；胸腹部因呼吸活动，亦不宜埋针。

项目五 灸法技术

灸，是灼烧的意思。灸法是指应用高温（主要是艾草或其他物质燃烧后产生的温热）或低温，或者以某些材料（对皮肤有刺激作用的药物或其他物质）直接接触皮肤表面后产生的刺激，作用于人体的穴位或特定部位，从而达到预防或治疗疾病目的的一种疗法。《医学入门·针灸》载："药之不及，针之不到，必须灸之。"

一、灸用材料及作用

（一）灸用材料

1. 艾 又名艾蒿、蕲草、灸草、医草等。艾为菊科多年生草本植物，自然生长于山野之中，我国各地均有生长，以蕲州产者为佳，故又有蕲艾之称。艾在春天抽茎生长，茎高 60～120cm，叶形为羽状深裂，裂片尖端有不规则的粗锯齿，表面灰绿色，背面灰白色，有白色毛绒，质柔软，断端为白色。

在农历四五月间，当叶盛花未开采收（民间有五月节采艾以辟邪气之习俗），充分晒干或阴干后，置于石臼或其他器械中，反复捣舂压碎，使之细碎如棉絮状，筛去灰尘、粗梗及杂质，留下柔软的纯艾纤维，即为艾绒。艾叶加工成艾绒以作为施灸材料，有其他材料不可比拟的优点，其内含纤维质较多，水分较少，同时还有许多可燃的有机物，而且便于搓捏成大小不同的艾炷或卷制艾条，易于燃烧，燃烧时火力温和，热力能穿透皮肤，直达深部，有非常好的临床疗效。《本草从新》说艾叶："苦辛，生温，熟热，纯阳之性，能回垂绝之元阳，通十二经，走三阴，理气血，逐寒湿，暖子宫……以之灸火，能透诸经而除百病。"说明用艾叶作施灸材料，有通经活络、祛除阴寒、回阳救逆等作用。艾叶经过加工，制成细软的艾绒，更有它的优点：第一，便于搓捏成大小不同的艾炷，易于燃烧，气味芳香；第二，燃烧时热力温和，能穿透皮肤，直达深部。又由于艾产于各地，价格低廉，所以几千年来一直为针灸临床所采用。

（1）艾炷 将适量艾绒置于平底瓷盘内，用食、中、拇指捏成上尖下圆，呈圆锥形，即为

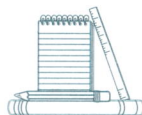

艾炷。艾绒捏压越实越好，根据需要，艾炷可制成大、中、小三种。大艾炷如蚕豆大，中艾炷如枣核大，小艾炷如麦粒大。

（2）艾条　将适量艾绒用双手捏压成长条状，软硬要适度，以利炭燃为宜，然后将其置于宽约5.5cm、长约25cm的桑皮纸或纯棉纸上，再搓卷成圆柱形，最后用面浆糊将纸边粘合，两端纸头压实，即制成长约20cm、直径约1.5cm的艾卷。

2. 其他易燃生热的灸料

（1）灯芯草　又名灯心草，为多年生草本植物，秋季采收，灯心草蘸油点燃，在患者身上灼烫，谓之灯火灸。

（2）硫黄　为天然硫黄矿或含硫黄物的提炼品。将硫黄置于疮面上点燃施灸，谓之硫黄灸。

（3）桑枝　为蔷薇科植物桑的嫩枝，春末夏初采收。用燃着的桑枝施灸，谓之桑枝灸。

此类灸料还包括黄蜡、竹茹、桃枝、麻叶等。

3. 具有芳香或刺激性的灸料　此类灸料多数是对皮肤有刺激性的药物，将其敷于穴位上或患处，皮肤可起疱或仅局部充血潮红，通过这种刺激达到治疗目的。常用的灸料有大蒜、生姜、葱白、白胡椒、蓖麻仁、吴茱萸、乌梅、白芥子、斑蝥、毛茛、旱莲草等。

（二）灸法的作用

1. 温经散寒　人体的正常生命活动有赖于气血的作用，气行则血行，气止则血止，血气在经脉中流行，完全是由于"气"的推送。各种原因，如"寒则气收，热则气疾"等，都可影响血气的流行，变生百病。而气温则血滑，气寒则血涩，也就是说，气血的运行有遇温则散，遇寒则凝的特点。所以朱丹溪说："血见热则行，见寒则凝。"因此，凡是一切气血凝涩，没有热象的疾病，都可用温气的方法来进行治疗。《灵枢·刺节真邪》说："脉中之血，凝而留止，弗之火调，弗能取之。"《灵枢·禁服》亦云："陷下者，脉血结于中……血寒，故宜灸之。"灸法正是应用其温热刺激，起到温经通痹的作用。通过热灸对经络穴位的温热性刺激，可以温经散寒，加强机体气血运行，达到临床治疗的目的。所以，灸法可用于血寒运行不畅，留滞凝涩引起的痹证、腹泻等疾病，效果甚为显著。

2. 行气通络　经络分布于人体各部，内联脏腑，外布体表肌肉、骨骼等组织。正常的机体，气血在经络中周流不息，循序运行，如果由于风、寒、暑、湿、燥、火等外因的侵袭，人体或局部气血凝滞，经络受阻，即可出现肿胀疼痛等症状和一系列功能障碍。此时，灸治一定的穴位，可以起到调和气血、疏通经络、平衡功能的作用，临床上可用于疮疡疖肿、冻伤、癃闭、不孕症、扭挫伤等，尤以外科、伤科应用较多。

3. 扶阳固脱　人生赖阳气为根本，得其所则人寿，失其所则人夭，故阳病则阴盛，阴盛则为寒、为厥，或元气虚陷，脉微欲脱。当此之时，正如《素问·厥论》所云："阳气衰于下，则为寒厥。"阳气衰微则阴气独盛，阳气不通于手足，则手足逆冷。凡大病危疾，阳气衰微，阴阳离决等证，用大炷重灸，能祛除阴寒、回阳救脱。此为其他穴位刺激疗法所不及。宋代《针灸资生经》也提到："凡溺死，一宿尚可救，解死人衣，灸脐中即活。"《伤寒论》指出："少阴病吐利，手足不逆冷……脉不至者，灸少阴七壮。""下利，手足厥冷，烦躁，灸厥阴，无脉者，灸之"。说明凡出现呕吐、下利、手足厥冷、脉弱等阳气虚脱的重危患者，如用大艾炷重灸关元、神阙等穴，由于艾叶有纯阳的性质，再加上火本属阳，两阳相得，往往可以起到扶阳固脱、回阳救逆、挽救垂危之疾的作用，在临床上常用于中风脱证、急性腹痛吐泻、痢疾等急症的急救。

4. 升阳举陷　由于阳气虚弱不固等原因可致上虚下实、气虚下陷，出现脱肛、阴挺、久泄

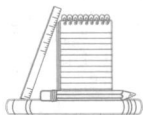

久痢、崩漏、滑胎等。《灵枢·经脉》云："陷下则灸之。"故气虚下陷、脏器下垂之证多用灸疗。因此，灸疗不仅可以起到益气温阳、升阳举陷、安胎固经等作用，对卫阳不固、腠理疏松者，亦有效果，可使机体功能恢复正常。如对脱肛、阴挺、久泄等病，可用灸百会穴来提升阳气，以"推而上之"，又如《类经图翼》云："洞泄寒中脱肛者，须灸水分穴百壮。"总之，这也是灸法的独特作用之一。

5. 拔毒泄热　历代有不少医家提出热证禁灸的问题，如《圣济总录》指出："若夫阳病灸之，则为大逆。"近代不少针灸教材亦把热证定为禁灸之列。但古今医家对此有不同见解。在古代文献中亦有"热可用灸"的记载，用灸法治疗痈疽，就首见于《内经》，还有很多历代医籍也将灸法作为热病证的一个重要治法。唐代《备急千金要方》进一步指出灸法对脏腑实热有宣泄的作用，该书很多处还对热毒蕴结所致的痈疽及阴虚内热证的灸治作了论述，如"小肠热满，灸阴都，随年壮"，又如"肠痈屈两肘，正灸肘尖锐骨各百壮，则下脓血，即差""消渴，口干不可忍者，灸小肠俞百壮，横三间寸灸之"。金元四大家之一朱丹溪认为热证用灸乃"从治"之意。《医学入门》则阐明热证用灸的机制："热者灸之，引郁热之气外发，火就燥之义也。"《医宗金鉴》指出："痈疽初起七日内，开结拔毒灸最宜，不痛灸至痛方止，疮痛灸至不痛时。"总之，灸法能以热引热，使热外出。灸能散寒，又能清热，表明对机体原来的功能状态起双向调节作用。特别是随着灸增多和临床范围的扩大，这一作用日益为人们所认识。

6. 防病保健　我国古代医家早就认识到预防疾病的重要性，并提出了"防病于未然""治未病"的学术思想，而艾灸除了有治疗作用外，还有预防疾病和保健的作用，这在古代文献中有很多记载。早在《内经》中就提到，在"犬所啮之处灸之三壮，即以犬伤病法灸之"，以预防狂犬病。《备急千金要方》有"凡宦游吴蜀，体上常须三两处灸之，勿令疮暂瘥，则瘴疬温疟毒气不能着人"，说明艾灸能预防传染病。《针灸大成》提到灸足三里可以预防中风。民间俗话亦说"若要身体安，三里常不干""三里灸不绝，一切灾病息"。因为灸疗可温阳补虚，所以灸足三里、中脘，可使胃气常盛，而胃为水谷之海，荣卫之所出，五脏六腑，皆受其气，胃气常盛，则气血充盈；命门为人体真火之所在，为人之根本；关元、气海为藏精蓄血之所。艾灸上述穴位可使人胃气盛，阳气足，精血充，从而加强身体抵抗力，使病邪难犯，从而达到防病保健之功。在现代，灸疗的防病保健作用已成为重要保健方法之一。

二、灸法常用体位和施灸顺序

(一) 灸法常用体位

艾灸时对体位的选择，应以施灸者能够正确取穴、施术方便，患者感到舒适自然并能持久配合为原则。《备急千金要方》说："凡点灸法，皆须平直，四肢无使倾侧。灸时孔穴不正，无益于事，徒破皮肉耳。若坐点则坐灸之，卧点则卧灸之……"可见体位对艾灸十分重要。

1. 俯卧式　脐下可放一个小枕头，以便背部肌肉舒展、平坦。便于头、颈、肩、背、腰、四肢的后侧穴位施灸。

2. 仰卧式　仰卧，上肢平放，下肢放直或微曲，适用于胸腹部、颈部、四肢前侧的穴位施灸。

3. 俯伏式　正坐，两足蹬地，上肢屈肘趴伏在桌上，露背部以便施灸。适用于项、背部穴位施灸。

4. 侧卧式　非灸侧在下，侧卧，上肢放在胸前，下肢伸直，适用于侧头部、下肢外侧或内

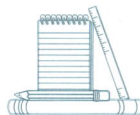

侧、部分上肢穴位施灸。

（二）施灸顺序

《备急千金要方》说："凡灸当先阳后阴……先上后下。"《明堂灸经》也指出："先灸上，后灸下；先灸少，后灸多。"这是说应先灸阳经，后灸阴经；先灸上部，后灸下部；就壮数而言，先灸少而后灸多；就大小而言，先灸艾炷小者而后灸大者。但上述施灸的顺序是指一般的规律，临床上需结合病情灵活应用，不能拘执不变。如脱肛的灸治，应先灸长强以收肛，后灸百会以举陷，便是先灸下而后灸上。

三、灸法分类

灸法种类很多，常用灸法如下。

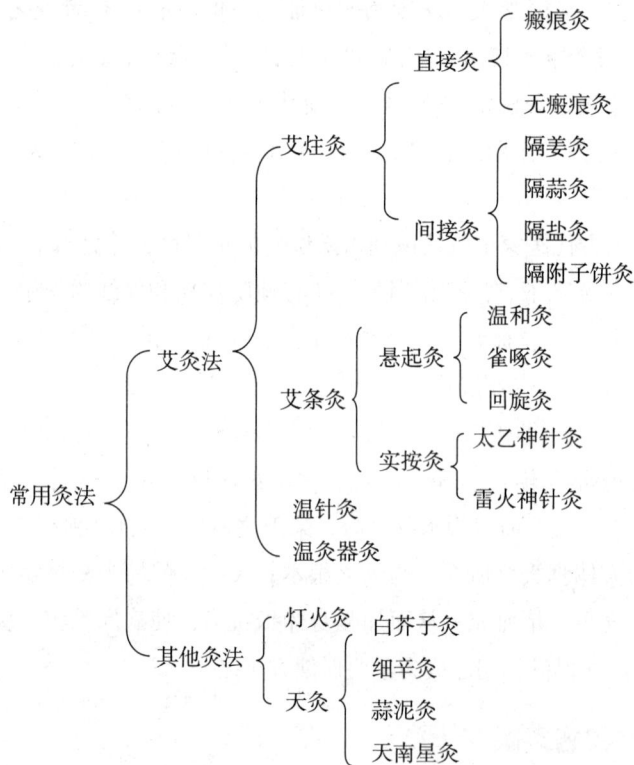

```
                                        ┌ 瘢痕灸
                              ┌ 直接灸 ┤
                              │        └ 无瘢痕灸
                    ┌ 艾炷灸 ┤        ┌ 隔姜灸
                    │        │        │ 隔蒜灸
                    │        └ 间接灸 ┤
                    │                 │ 隔盐灸
                    │                 └ 隔附子饼灸
                    │                          ┌ 温和灸
            ┌ 艾灸法┤                 ┌ 悬起灸 ┤ 雀啄灸
            │       │        ┌ 艾条灸 ┤        └ 回旋灸
            │       │        │        │        ┌ 太乙神针灸
            │       │        │        └ 实按灸 ┤
  常用灸法 ┤       └────────┤                 └ 雷火神针灸
            │                │ 温针灸
            │                └ 温灸器灸
            │        ┌ 灯火灸      ┌ 白芥子灸
            └ 其他灸法┤            │ 细辛灸
                     └ 天灸       ┤ 蒜泥灸
                                  └ 天南星灸
```

四、常用灸法及操作方法

（一）艾炷灸

艾炷灸即将艾炷置于施灸部位点燃而治病的方法。分直接灸和间接灸。

1.直接灸　即明灸、着肤灸，将艾炷直接放置于皮肤表面。分为化脓灸和非化脓灸两种。

（1）化脓灸（瘢痕灸）　将艾炷直接放置于皮肤表面施灸，烫伤局部组织，形成非感染性化脓，结痂后形成灸疮，留下瘢痕。

【操作方法】①选择舒适体位，施灸部位用75%酒精或0.5%碘伏棉球消毒。②安放艾炷，穴位局部涂以少许葱、蒜的汁液，放置艾炷。③点火施灸，患者感到灼痛，可在施灸处周围轻轻拍打以减轻疼痛。④灸完一壮后，用纱布蘸冷开水轻擦灸处，反复灸7～9壮。注：每壮必

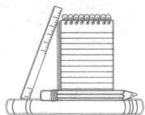

须燃尽，除去灰烬后再继续施灸。

【适应证】慢性病证和顽固性疾病，如哮喘、痹证、慢性肠胃病。

【灸后调护】①灸后用消毒棉球擦拭局部，贴上玉红膏，1～2天更换一次。②灸疮化脓时，局部保持清洁，避免感染。③灸后多食营养丰富的食物，促进灸疮正常透发。④正常情况，一般在灸后一周左右化脓（灸疮），脓液清稀色白，5～6周灸疮自愈，结痂脱落，留下瘢痕。若脓稠色黄，甚至发黑，为细菌感染，应予抗感染处理，必要时切开排脓。

（2）非化脓灸（无瘢痕灸）　是灸后不化脓，不留瘢痕的直接灸法。

【操作方法】①在施灸处涂少许凡士林等黏附剂，安放艾炷，点燃灸之。②每壮还剩2/5时，患者出现轻微灼痛时更换艾炷再灸。③灸3～7壮，以皮肤轻度红晕为度。

【适应证】慢性虚寒性疾病和小儿各种虚弱病证。

2. 间接灸（隔物灸）（图2-32） 是用药物将艾炷与施灸腧穴部位的皮肤隔开，进行施灸的方法。

（1）隔姜灸　是在艾炷与穴位皮肤之间隔姜片施灸的方法。

【操作方法】①沿生姜纤维纵向切取，切成直径2～3cm、厚0.2～0.3cm的姜片，中间用针穿刺数孔。②把姜片放在穴位皮肤与艾炷之间，点燃艾炷，燃尽，除灰烬；③患者感到灼痛时，略略提起姜片，姜片烧坏时更换姜片；④灸3～7壮，以使皮肤红润而不起疱为度。⑤灸毕用正红花油涂于施灸部位，一是防皮肤灼伤，二是更能增强艾灸活血化瘀、散寒止痛的功效。

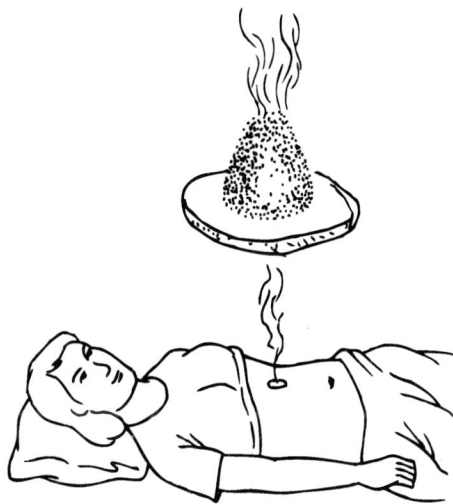

图2-32　间接灸

【作用】解表散寒，温中止呕。

【适应证】表证和虚寒性疾病，如感冒、风寒湿痹、腹痛、呕吐、泄泻等。

（2）隔蒜灸　是在艾炷与穴位皮肤之间隔蒜片施灸的方法。分隔蒜片灸和隔蒜泥灸两种。

【操作方法】

①隔蒜片灸：取新鲜独头大蒜，切成厚0.2～0.3cm的蒜片，用针在蒜片中间刺数孔。放于穴区，上置艾炷施灸，患者感到灼痛时，略略提起蒜片。艾炷燃尽后，去除灰烬。每灸3～4壮后换去蒜片，继续灸治。

②隔蒜泥灸：以新鲜大蒜适量，捣如泥膏状，制成厚0.2～0.4cm的圆饼，大小按病灶而定。置于选定之穴区按上法灸之，但中间不必更换。灸5～7壮至皮肤潮红。

【作用】清热解毒、消肿散结、杀虫。

【适应证】未溃痈疮肿疖、腹中积块、肺痨、瘰疬、肺结核及初起的肿疡等症。

（3）隔盐灸　是在艾炷与穴位皮肤之间隔盐施灸的方法，仅用于脐部，又名神阙灸。

【操作方法】①患者仰卧屈膝，以细盐填脐；②或在盐上放置生姜片，置艾炷其上，点燃灸之；③患者出现灼痛时更换艾炷再灸，灸3～9壮。

对急性病证则可多灸，不拘壮数。亡阳脱证不拘壮数，灸至神清、汗止、脉起、手足复温为度。

【作用】回阳救逆，温中散寒。

【适应证】亡阳脱证、急性寒性胃肠疾病、久泻脱肛等。

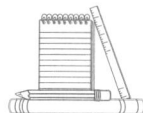

（4）隔附子饼灸　是将附子片或附子饼间隔于艾火与皮肤之间而灸之的方法。

【操作方法】①将附子研成粉末，用酒调和做成直径约 3cm、厚约 0.8cm 的附子饼，中间以针刺数孔，放在应灸腧穴或患处。②将附子饼置于穴位皮表与艾炷之间，点燃施灸。③患者出现灼痛时更换艾炷，灸 5～7 壮，以皮肤红晕为度。

【作用】温肾壮阳，补益命门。

【适应证】阳虚诸证。如阳痿、早泄、遗精、腰痛、遗尿、尿频、阴性疮疡等。多用于治疗命门火衰而致的阳痿、早泄或疮疡久溃不敛等症。

（5）隔胡椒饼灸　是将胡椒饼间隔于艾火与皮肤之间而灸之的方法。

【操作方法】①定穴。②将适量的药末（丁香、肉桂、麝香等）填平胡椒饼中央的凹陷。③置艾炷于上施灸，灸 5～7 壮，以温热舒适为度。

【作用】温中散寒，活血通经。

【适应证】胃寒呕吐、腹痛、泄泻、风寒湿痹等病证。

（二）艾条灸

艾条灸分为悬起灸和实按灸。

1. 悬起灸　将点燃的艾条悬于穴位上方 2～3cm。施灸时间 10～20 分钟，使皮肤有温热感而不至于烧伤皮肤，以出现红晕为度。操作时分为温和灸、回旋灸、雀啄灸三种方法。

（1）温和灸（图 2-33）　与皮肤距离相对固定，2～3cm，灸 10～15 分钟，以患者局部有温热感而无灼痛为宜，以皮肤红晕为度。对于昏厥、局部知觉迟钝的患者，医者可将中、食二指分开，置于施灸部位的两侧，这样可以通过医者手指的感觉来测知患者局部的受热程度，以便随时调节施灸的距离和防止烫伤。适用于慢性病、虚证。

（2）雀啄灸（图 2-34）　点燃艾条对准穴位，上下移动，如雀啄食。适用证：急性病、昏厥急救、小儿疾患、急性疼痛等。

（3）回旋灸（图 2-35）　距离相对固定，与皮肤保持一定的距离（一般 2～3cm），平行移动或反复回旋。适用证：筋脉痹阻、风湿痹痛、神经性皮炎、瘫痪等病损表浅而面积较大者。

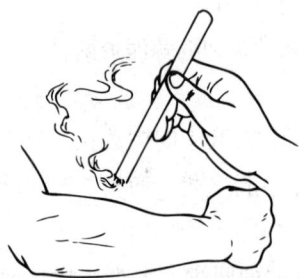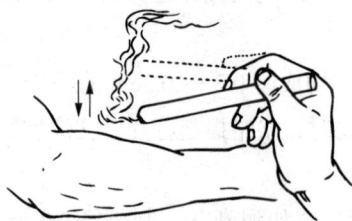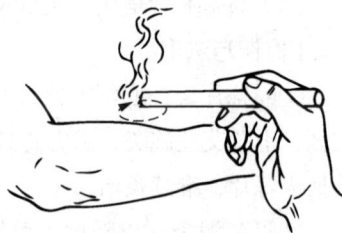

图 2-33　温和灸　　　　　图 2-34　雀啄灸　　　　　图 2-35　回旋灸

2. 实按灸（图 2-36）　施灸时，先在施灸腧穴部位或患处垫上布或纸，数层一般是 6～7 层棉布或 10 层棉纸，然后将药物艾卷的一端点燃，趁热按到布或棉纸上，稍停 1～2s 后将艾条移开，反复数次，使热力透达深部，若艾火熄灭，再点再按，或者以 6～7 层布包裹艾火熨于穴位，若火熄灭，再点再熨。每次每穴约按灸 7～10 次，至皮肤红晕为度。最常用的为太乙神针灸和雷火神针灸，适用于风寒湿痹、痿证和虚寒证。

对于太乙神针灸和雷火神针灸的药物配方，历代医家有所不同，下面介绍两个一般处方。

太乙神针的通用方：艾绒 100g，硫黄 6g，麝香、乳香、没药、松香、桂枝、杜仲、枳壳、皂角、细辛、川芎、独活、雄黄、白芷、全蝎等各 1g。上药研成细末，和匀，以桑皮纸 1 张，

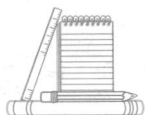

约 30cm 见方，摊平，先取艾绒 24g 均匀铺在纸上，次取药末 6g，均匀掺在艾绒里，然后卷紧如爆竹状，外用鸡蛋清涂抹，再糊上桑皮纸 1 层，两头留空 3cm，捻紧即成。

雷火神针的一般处方：沉香、木香、乳香、茵陈、羌活、干姜等各 9g，麝香少许，艾绒 100g。其制法与太乙神针相同。

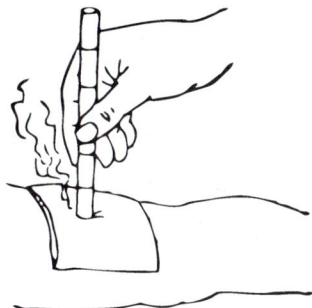

图 2-36　实按灸

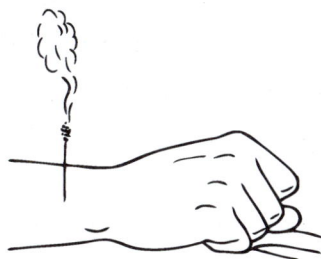

图 2-37　温针灸

（三）温针灸（图 2-37）

温针灸是针刺与艾灸相结合的一种方法，适用于既需要艾灸又须针刺留针的疾病。在针刺得气后，将针留在适当的深度，在针柄上穿置一段长约 2cm 的艾卷，艾卷接近皮肤一端的中心扎 1～1.5mm 的小孔，插在针柄上，或在针尾上搓捏少许艾绒，点燃施灸，直待燃尽，用止血钳或镊子除去灰烬，再将针取出。此法是一种简而易行的针灸并用的方法，其艾绒燃烧的热力可通过针身传入体内，使其发挥针和灸的作用，达到治疗的目的。用此法应注意防止灰火脱落烧伤皮肤。

（四）温灸器灸

温灸器灸是指运用专门施灸的器具进行施灸的一种方法。施灸前，先将艾绒及药末放入温灸器，点燃后置于腧穴部位或应灸部位进行熨灸，以所灸部位的皮肤红晕为度。常用的温灸器有灸架（图 2-38）、灸盒（图 2-39）、灸筒（图 2-40），此法具有调和气血、温中散寒的作用，临床上多用于小儿、妇女和畏惧灸治者。

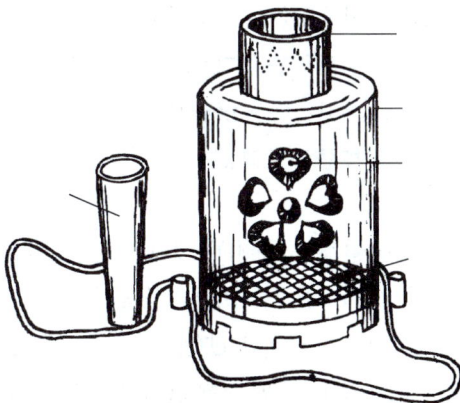

图 2-38　灸架

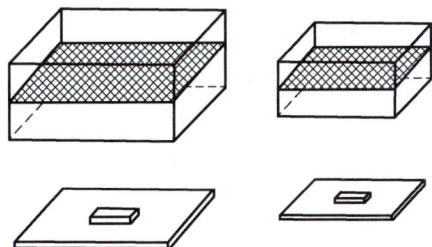

图 2-39　灸盒

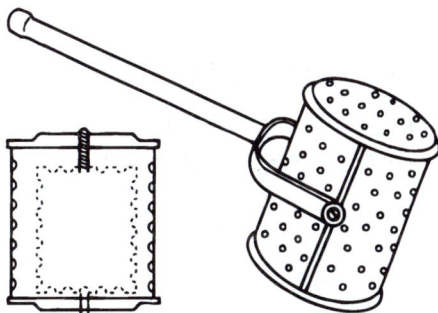

图 2-40　灸筒

（五）其他灸法

其他灸法又称非艾灸法，是指以艾绒以外的物品作为材料的灸治方法。常用的有以下几种。

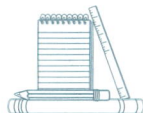

1.灯火灸   又称灯草焠、灯草灸、油捻灸，也称神灯照，是民间沿用已久的简便灸法。取 10～15cm 长的灯心草或纸绳，蘸麻油或植物油，浸渍长 3～4cm，点燃起火后用快速动作对准穴位猛一接触，听到"叭"的一声迅速离开，如无爆焠之声可重复 1 次。此法主要用于小儿疬腮、喉蛾、吐泻、惊风等病证。

2.天灸   又称药物灸、发疱灸。将一些具有刺激性的药物涂敷于穴位或患处，敷后皮肤可起疱，或仅使局部充血潮红。所用药物多是单味中药，也有用复方者。常用的天灸法有蒜泥灸、细辛灸、天南星灸、白芥子灸等数十种。

（1）蒜泥灸   将大蒜捣烂如泥，取 3～5g 贴敷于穴位上，敷灸 1～3 小时，以局部皮肤发痒发红起疱为度。如敷涌泉穴治疗咯血、衄血，敷合谷治疗扁桃腺炎，敷鱼际穴治疗喉痹等。

（2）细辛灸   取细辛适量，研为细末，加醋少许调和成糊状，敷于穴位上，外覆油纸，以胶布固定。如敷涌泉或神阙穴治小儿口腔炎等。

（3）天南星灸   取天南星适量，研为细末，用生姜汁调和成糊状，敷于穴上，外覆油纸，以胶布固定。如敷于颊车、颧髎穴治疗面神经麻痹等。

（4）白芥子灸   将白芥子适量研成细末，用水调和成糊状，敷贴于腧穴或患处，外覆以油纸，以胶布固定。一般可用于治疗关节痹痛、口眼㖞斜，或配合其他药物治疗哮喘等证。

五、灸法禁忌

灸法适用范围广泛，但和其他的穴位刺激疗法一样也有其禁忌。大致包括以下几方面。

1.穴位禁忌   古代文献中有不少关于禁灸穴位的记载，但各种书籍之间互有出入，颇不一致。如《针灸甲乙经》仅载禁灸穴 24 个，《针灸集成》则达 49 个之多。

2.病证禁忌   凡高热、大量吐血、中风闭证及肝阳头痛等症，一般不适宜用灸疗，但并非绝对。

3.部位禁忌   凡颜面、眼区、重要脏器、血管表浅处、肌腱所在部位，以及妇女妊娠的少腹部、腰骶部、乳头、阴部等均不宜灸。

4.其他禁忌   对于过饱、过劳、过饥、醉酒、大渴、大惊、大恐、大怒者，慎用灸疗。另外，近年来还发现少数患者对艾叶发生过敏，对此类患者可采用非艾灸疗或其他穴位刺激法。

复习思考
1.简述毫针的进针和行针手法。
2.简述耳穴的毫针操作和压丸法。
3.简述头皮针分区操作方法。
4.简述隔物灸和艾条灸的操作特点。

扫一扫，查阅
复习思考题答案

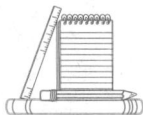

模块三 导引与气功

扫一扫，查阅
本模块 PPT、
视频等数字资源

> 【学习目标】
> 1. 了解导引的概念、形成与发展。
> 2. 了解中医气功的概念、形成与发展。

项目一 导引概论

导引是我国古代肢体运动与呼吸运动相结合的一种养生方法，"导"即"导气"，指的是呼吸的锻炼；"引"即"引体"，指的是肢体的活动。

"导引"一词最早见于《庄子·刻意》，其曰："吹呴呼吸，吐故纳新，熊经鸟伸，为寿而已矣，此导引之士，养形之人，彭祖寿考者之所好也。"导引名词出现以后，古人把许多健身方法都归属于导引。晋代葛洪《抱朴子》记载："夫导引不在于立名、象物、粉绘、表形著图，但无名状也，或伸屈，或俯仰，或行卧，或倚立，或踯躅，或徐步，或吟，或息，皆导引也。"《诸病源候论》提到"令身囊之中满其气，引之者，引此身内邪恶伏气，随引而出，故名导引"。巢元方认为导引侧重于气的引导。唐代释慧琳在《一切经音义》中，把自我按摩也包括在导引之中。明代李颐注解的"导引"为"导气令和，引体令柔"，高度概括了导引作为健身方法雏形的本质特征。

现在对导引的认识，主要是根据李颐的注解，即在肢体屈伸俯仰的同时配合以呼吸吐纳的控制调整，以达到较好的身体锻炼效果。

一、起源

《吕氏春秋·古乐》载："昔陶唐氏之始，阴多滞伏而湛积，水道壅塞，不行其原，民气郁阏而滞著，筋骨瑟缩不达，故作为舞以宣导之。"意思是陶唐氏（阴康氏）时气候阴郁潮湿，于是发明舞蹈来宣导通达筋骨、抵御潮湿。《路史》卷九也有类似记载，"教人引舞以利导之，是谓大舞"。即发明舞蹈作为宣导通利筋骨关节的导引健身活动。这是关于导引比较早的记载。

导引的发明，还与对动植物尤其是对动物生活习性观察中得到的启发相关。《素问·移精变气论》记载："往古人，居禽兽之间，动作以避寒，阴居以避暑。"指出上古早期人与动物混居杂处的状况，所以对动物生活习性的观察了解较为方便，对其的模仿效法也是自然的。远古时代，"动作"和"阴居"成为中华先人在自然界趋利避害的自发选择。中华先人的自然崇拜促使其进行的仿生练习，可以看作导引的萌芽。

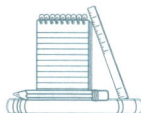

二、发展

先秦时期，疾病的康复问题促使导引成为重要的医疗手段，《素问·异法方宜论》记载："中央者，其地平以湿，天地所以生万物也众。其民食杂而不劳，故其病多痿厥寒热。其治宜导引按跷，故导引按跷者，亦从中央出也。"导引是古代人们常用的医疗方法之一，能够治疗"痿厥寒热"。与此同时，人们对长寿的不断追求，促使导引得到不断成长，《庄子》关于"吹呴呼吸，吐故纳新，熊经鸟伸，为寿而已矣。此导引之士，养形之人，彭祖寿考之所好也"的记载就是最好的例证。这里表明了导引的主要内容和目的。此时医学的发展和诸子百家文化的兴起促使了导引的成长。但此时的导引尚未与不同的文化体系有效结合，只是在道、儒、医的文化体系中蕴含着与古老导引不谋而合的养生思想。

汉、唐年代，释、道兴盛，医学空前发展，促使原始导引与不同的文化体系结合，并且在不同的文化推动下达到高峰，呈现出三大特点：一是导引在医疗上得到广泛应用，二是内丹术开始兴起，三是导引理论体系开始形成。汉代"导引图"、隋代《诸病源候论》、唐代《外台秘要》等重要典籍记载了大量的导引方法及功能，显示导引在权威医学中逐渐达到高峰。"五禽戏""老子按摩法""天竺国按摩婆罗门法"和"易筋经"等方法的出现显示出导引向着程序化、套路化和专业化发展。导引由最初的单个动作形式开始向套路导引形式发展。

宋元明清时期，导引已经从最初的"熊经""鸟伸""蜀王乔""虾蟆行气""龙行气"等单式的导引调理开始演变为道、释、武文化体系下的"内丹""坐禅""气功"等各具特色的生命修炼术，单纯性的导引形式逐渐演变到不同文化的导引套路之中。《养性延命录》《摄养枕中方》《太清导引养生经》等文献典籍记载了大量的道家导引套路。《圣济总录》《圣济经》《素问玄机原病式》等记载了医学方面对原始导引的演变。武术领域的"八段锦""易筋经""太极拳"则从武术的层面对导引进行了创新和变革。

三、演变

在漫长的导引发展过程中，伴随着道、释、武、医等体系的发展，在导引产生演变之后，不同的生命修炼方式借鉴了导引"外导内引"的特点，实现其功能性的转变，从而在概念方面衍生出内丹、周天、止观、气功等术语。道教的出现、佛教文化的传入、医学理论的丰富、武术文化的发展使导引兼容并蓄了多种文化特质。导引从最初的"外导内引"的典型特征开始向外导、内引等转变，将用力、用气、用意的特点各自进行了发展，且将用意逐渐作为导引练习的最高境界。

1. 道家   清代沈金鳌在《沈氏尊生书》中提到导引养生家修炼要诀，但欲长生，必先却病，其所导所运，皆属却病之法。养生家在专门从事生命修炼之前，先要通过导引的方法来实现机体健康，在此基础上，再依据修炼要诀进行修炼。

2. 佛家   佛教讲求摄心、持戒、入定、住定、聪慧，从而实现明心见性的目的。而禅定修持从调整自我开始，于是出现了注重调形、调息、调心三调为主的导引演变。

3. 中医   导引由最初的通过单个动作来防治特定疾病，逐渐转化为通过套路组合来解决周身的病证。南北朝时期陶弘景所著的《养性延命录》中首提六字气诀吐纳，将脏腑疾病和体内气机的运行结合起来，成为辨证施功的重要思想。

4. 武术内功   易筋经属于武术内功的重要源头，其十二式动作，均以吐纳导引为主。以易

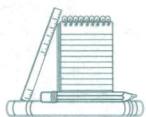

筋经为代表的武术内功修炼，对形体调节、呼吸调节和意识调节要求较高，形成典型的"三调"特征，为"三调"成为气功的核心特征奠定了基础。

相比道、释、医、武的修炼技术，导引产生的年代更早，是不同文化群体生命修炼的源头。不同文化体系的导引方法是对原始导引的发展，导引在不同文化的影响下，逐渐产生出以套路为主要存在形式、以特定功能为主要目的的生命修炼术。

项目二　中医气功概论

"气功"一词最早见于晋代《净明宗教录》，但在这个词出现之前，气功是以导引的形式存在，这个词在问世之后的很长一段历史时期中也未被广泛应用。20世纪50年代建立了河北省唐山市气功疗养所之后，气功一词逐渐成为统称。气功是以古典哲学思想为指导，以调心、调息、调身融为一体的操作为内容，以开发人体潜能为目的的身心锻炼技能。在医学领域，传统中医学一直将气功作为一种疗法，在中医理论的指导下应用。

在中医学史上，对气功学术研究有成者不乏其人。如春秋战国时期的名医扁鹊，汉代名医张仲景、华佗，隋唐医家巢元方、孙思邈、王焘，金元四大家，以及明代医药学家李时珍、针灸学家杨继洲，清代温病学家叶天士、吴鞠通，民国中西医汇通代表张锡纯等，均为气功学术之精通者。中医古籍中也有众多的气功学术文献，其中记载和论述气功疗法最多的是《诸病源候论》《备急千金要方》《圣济总录》《杂病源流犀烛》。这些医家和著作在理论、操作和应用等方面均对气功疗法有所建树，形成了中医气功学术的主体，亦即现今中医气功学的学术源头。

中医气功起源于先秦，发展于西汉，成熟于隋唐五代，而兴盛于两宋金元时期。中医气功有几个重要特点：一是以中医理论为指导，主要体现在气功功法的选择、操作、应用、研究各方面；二是广泛地吸收、学习各家之长，常因临床治疗或养生康复的需要，选用释、道、武诸家中有医疗价值的功法；三是中医气功始终以防病治病、强身健体作为其锻炼的目的。

中医气功功法众多，最具代表性的首推静功中的六字诀与动功中的八段锦。

一、气功锻炼的基本操作

调身、调息、调心是气功锻炼的基本操作内容。气功锻炼所要求的气功境界是三调操作融为一体的境界，其过程即是从三调入手逐渐步入三调合一境界的过程。

（一）调身

调身是调控身体静止或运动状态的操作活动。调身的意义在于使身体的状态与练功所要求的境界相应。例如练静功时身体须保持某一固定的姿势，这与进入静定的气功境界相应；而练动功则多与疏通经络、调动内气运行的气功境界相应。另外，一些特定的姿势、动作本身也具有不同程度的保健及治疗作用。例如站桩可改善高血压、神经衰弱患者的某些症状；而八段锦中的八节动功在治疗保健功效上均有各自的针对性。

（二）调息

调息是调控呼吸的操作活动。调息的意义在于通过调控呼吸而孕育和引导内气，这是进入气功境界的重要操作环节。呼吸与内气直接相关，通常练功过程中随着日常呼吸的减弱，内气的活动逐渐加强。一吸一呼为一息，其中尤以呼气与内气密切相关，内气多随呼气而生发运行，

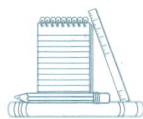

故许多功法注重于调控呼气。通过调息，可调节内脏和其他组织的功能。

调息的内容包括两个方面，一是呼吸形式的操作，即按入静的需要将自然呼吸逐渐过渡到胎息。二是出入气息的操作，即将呼吸之气息"调柔入细，引短令长"，使之绵绵不已，若存若亡。

（三）调心

调心是调控心理状态的操作活动。调心的意义在于改变意识活动的内容和方式，引导日常的意识活动进入气功境界所需要的状态。一般日常生活中的意识活动属外向性，练气功则需要将意识活动转为内向，从而导致了意识活动内容和方式的变化。调心又是三调中的主导因素，调息和调身均需在调心的指导下进行，直至进入三调融为一体的气功境界。

二、代表功法示例

（一）六字诀

六字诀，又称为六字气诀，是我国古代流传下来的一种独特的健身养生方法。它是运用呼吸吐纳配合默念嘘、呵、呼、呬、吹、嘻六种字音，来调整肝、心、脾、肺、肾、三焦气机，起到强壮脏腑、祛除病邪、益寿延年的作用。

1. 嘘字养肝法

发音：嘘（xū），读"需"。

口型：两唇和牙齿微微张开，舌头放平。发生吐气时，气息经过舌头两边慢慢呼出体外。

动作：两手重叠于小腹之上，左手在下，右手在上（女性则相反），内外劳宫相对，以下手的鱼际穴压在脐下边沿上，开始呼气并念"嘘"字。两眼随吐气念字，慢慢尽力瞪圆。呼气时提肛、收腹、缩肾，重心后移，踇趾轻轻点地。呼气后，则放松恢复自然吸气。吸气尽，可做一个短暂的自然呼吸稍事休息（下同）。再读第二个"嘘"字，如此反复6次，然后作1次调息。

2. 呵字补心法

发音：呵（kē）或（hē）。

口型：两唇和牙齿张开，舌头微微后缩。发声吐气时，气息经过舌面缓缓呼出体外。

动作：两臂从侧前方抬起，手背朝上，肩自然沉坠，肘腕自然弯曲。当腕约与肩平时，两臂外旋翻掌，手心朝上。随后屈前臂内合于胸前，指尖相对，掌心朝下，双手徐徐下按时呼气读"呵"字，足大趾内侧隐白穴轻轻点地，呼气尽时两手按至小腹前。然后轻合嘴唇，两臂下垂，自然吸气。如此操作6次为1遍，然后做1次调息，恢复预备姿势。

3. 呼字健脾法

发音：呼（hū），读"乎"。

口型：舌头微微下沉同时两侧微卷，将口唇撮成圆形，发声吐气时，气息从口唇正中间慢慢呼出体外。

动作：两手由体侧如托物抬至下丹田，复上抬至中脘，左手随吐气念"呼"字之势向外翻转，向上托举，同时右手内旋下按，念字呼气时足大趾内侧隐白穴轻轻点地，呼气尽时，左手上托至前额上方（高血压患者不要高过头顶），右手下按至右胯旁。然后闭口用鼻自然吸气，左手小臂内旋变为立掌，手心朝脸从面前下落，与此同时右手小臂内旋，使手心向胸前，指尖向上沿胸前上穿。两手在胸前相交，左手在外，右手在里。吸气尽，然后右手翻掌上托，左手翻掌下按，做第二次呼气读字。读6次，然后做1次调息，恢复预备式。

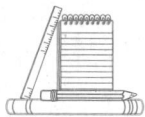

4. 呬字润肺法

发音：呬（sì），读"四"。

口型：发声吐气时上下门牙对齐，舌尖轻轻抵在下牙齿的内侧。发声吐气时气息主要从门牙及其他牙齿间的缝隙中慢慢呼出体外。

动作：两臂向腹前抬起，手心向上，手指尖相对如捧物到膻中穴，两臂旋转手心向外呈立掌。同时向左右展臂宽胸推掌如鸟之张翼。展臂推掌的同时开始呼气并读"呬"字，呼气尽时两臂从两侧自然下落。然后再按上述要领做第2次呼气读字，共做6次为1遍。然后做1次调息恢复预备式。

5. 吹字强肾法

发音：吹（chuī），读"炊"。

口型：口微张两嘴角稍向后咧，舌微向上翘并微向后收。

动作：两臂从体侧经腰部向前抬起在胸前膻中穴撑圆，两手指尖相对应如抱重物。呼气读"吹"字时，身体下蹲，足五趾点地，足心空如行泥地，两臂随之下落，虚抱两膝，直至呼气尽。下蹲时，身体要求尽量保持正直，膝盖要与脚尖上下垂直，下蹲高度不要影响提肛。呼气尽后两足跟稍用力，慢慢站起，两臂自然下落于身体两侧。然后依上述要领再做第2次呼气读字，共做6次为1遍。然后调息，恢复预备式。

6. 嘻字理三焦法

发音：嘻（xī），读"希"。

口型：两唇和牙齿稍微张开，嘴角稍微后拉一些，舌尖轻轻抵在下齿内侧，嘴角略后引并上翘，槽牙上下轻轻咬合。发声吐气时，气息主要从槽牙及其他牙齿间的空隙中慢慢呼出体外。

动作：两臂由体侧自然抬起，手心朝上，手指尖相对如捧物状，抬至胸口（膻中），两臂内旋翻手心向外、向上托时呼气读"嘻"，托至头部前上方，指尖相对，呼气尽。接着两臂外旋变立掌，手心朝里经面部、胸前下落至乳房时，两手劳宫对乳中穴，指尖相对应，接着转指尖向下，手贴身体沿胆经路线自然下垂于身体两侧。再按上述要领重复做第2次呼气读字，共做6次为1遍。注意：高血压患者，双手不宜过头，可向前上方推去，上托时稍快，下落时稍慢，意想足窍阴和至阴穴，转而注于涌泉穴，对治疗高血压效果显著。

六字诀全套练习，每个字吐6次，共36次，一般可早晨练3遍约40分钟，晚睡前再练3遍。某一脏器有病，该字可多加1～3倍。但不能只单练一个字，以免引起不适。六字诀是一种以泻实为主的功法，虚证者慎用。

（二）八段锦

八段锦是古代传统功法之一，锻炼时躯体四肢的运动与调心、调息相结合，具有动作简单易行、效果显著的特点。自隋唐以来，深受我国人民的喜爱，并有七言歌诀广泛流传。该功法动作宜柔、宜缓，呼吸细匀深长，具有调理经络脏腑气血的作用。并有预防和矫正脊柱后凸、驼背和两肩内收、圆背等不良姿态的作用。详见模块五项目六。

复习思考

1. 现在导引相较于原始导引有哪些变化？

2. 导引的目的是什么？

3. 气功的基本操作内容有哪些？

4. 中医气功的发展历史及特点是什么？

扫一扫，查阅
复习思考题答案

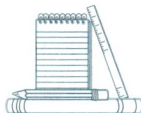

模块四　推拿技术

项目一　推拿基础手法

【学习目标】

1. 掌握成人推拿基本手法的分类及各类所包含的手法。

2. 掌握各手法的操作方法、操作要领及注意事项。

3. 熟悉各手法的临床应用。

一、摆动类手法

摆动类手法是通过腕关节来回周期性有节律的摆动，使手法产生的功力轻重交替、持续不断地作用于施术部位的一类手法。包括一指禅推法、滚法、揉法。

（一）一指禅推法

以拇指端螺纹面或偏锋着力，通过前臂与腕部的往返摆动，使所产生的功力通过拇指持续不断地作用于施术部位或穴位上，称为一指禅推法。一指禅推法为一指禅推拿流派的主要手法。

"一指禅"原本为佛教禅宗用语，喻万物归一、不二法门之意。"禅"是指坐禅或将散乱的心念集于一处。本法借用其名，一是明确指出拇指是本法的主要着力与施术用指；二是以"禅境"要求术者静思敛心，排除杂念，以一念代万念，定心冥想，专注于手法操作。即强调"意念"在本法中的调控作用。

【操作】

手握空拳，拇指自然伸直盖住拳眼（拇指置于食指第二指节桡侧面处），用大拇指端偏锋或螺纹面着力于体表施术部位上，沉肩、垂肘、悬腕，运用腕关节的往返摆动，带动拇指指间关节的屈伸活动，使产生的功力轻重交替、持续不断地作用于施术部位。频率为120～160次/分。（图4-1）

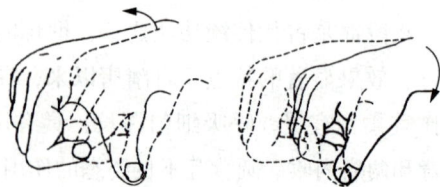

图4-1　一指禅推法

【动作要领】

1. 沉肩、垂肘、悬腕、掌虚指实、紧推慢移（推穴位走经脉），功力集中于拇指，蓄力于掌，发力于指，着力于指端偏锋或螺纹面。紧推慢移是要求腕部摆动要快，着力点移动要缓慢。

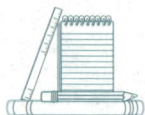

2.除大拇指外，肩、肘、腕、掌及其余四指都要放松，将功力集中于大拇指。不可耸肩、夹腋、四指用力握拳，拇指与食指桡侧面不可紧贴。

3.心和神宁，意念集中。

4.动作要灵活，力量要沉着，使手法的刺激柔和有力。

5.压力、频率、摆动幅度要均匀。

【临床应用】

一指禅推法着力点小，压强大，渗透力强，刺激量可灵活控制，具有舒筋通络、调和营卫、行气活血、健脾和胃、调节脏腑功能的作用，适用于全身的经络穴位、全身各部位，可用于治疗内科、外科、妇科、儿科及骨伤科、五官科等常见病证。

【注意事项】

一指禅推法在操作时，着力点必须吸定，不能随腕关节摆动而产生滑动或摩擦，循经操作时，应在吸定的基础上紧推慢移。

（二）滚法

滚法是滚法推拿流派的代表手法，为丁季峰先生在继承家传一指禅推拿的基础上，于20世纪40年代所创。又称"丁氏滚"。

具体手法是以小鱼际及手背尺侧为着力面，沉肩、垂肘、立臂、竖掌，肘关节做周期性的伸展与前臂内、外旋转的联合运动，并带动腕关节屈伸与手掌内外摆动，使弓成半圆形的手背在施术部位上做来回滚动。

【操作】

掌指关节略微屈曲，手指自然展开，以手掌背部近小指侧部分吸定于施术部位上，沉肩，以肘关节为支点，通过腕关节做主动连续的屈伸运动，带动前臂的外旋和内旋，使掌背部在体表施术部位上进行持续不断的来回滚动。频率为120～160次/分。（图4-2）

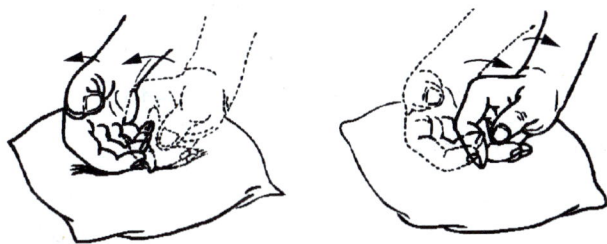

图 4-2　滚法

【动作要领】

1.滚动时手背部接触范围为手背尺侧至中指线。

2.肩臂要放松，肩关节自然下垂，肘关节屈曲角度在120°～140°，以肘关节为支点，腕关节屈伸幅度在120°左右，即腕关节屈曲向外滚动80°左右，伸展向内滚动40°左右。腕关节屈伸和前臂旋转的运动要自然协调。

3.小鱼际及掌背小指侧在滚动时要吸定于治疗部位上，不能跳动和摩擦移动。

4.指掌放松，手指任其自然，不要有意分开、并拢或伸直。

5.在移动操作时，移动的速度不宜过快。

6.要动作柔和、压力均匀、节奏一致。

7.滚三回一，即向外滚动和向内滚动用力大小比例为3∶1。

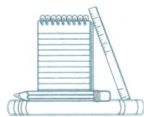

【临床应用】

滚法具有接触面积大、压力较大、刺激力量强而柔和的特点，具有舒筋活血、滑利关节、解痉止痛、松解粘连、促进血液循环、消除肌肉疲劳的作用，适用于身体肌肉丰厚之处，如颈项部、肩背部、腰臀部和四肢部。多用于治疗伤科、内科、妇科多种疾病。

【注意事项】

滚法操作时着力面滚动时要吸定于治疗部位上，不能跳动和摩擦移动。腕关节屈伸和前臂旋转的运动要自然协调。

（三）揉法

以手指螺纹面或手掌大鱼际或掌根或全掌着力，吸定于体表施术部位上，带动皮下组织做轻柔和缓的上下、左右或环旋动作，称为揉法。根据着力部位不同，分为指揉（拇指揉、中指揉、三指揉）、大鱼际揉、掌揉（掌根、全掌揉）。临床上揉法常和按法合用，形成按揉法。

【操作】

1. 指揉法　用拇指或中指螺纹面或并拢的食指、中指、无名指的螺纹面附着于体表施术部位上，稍用力下按，以肘关节为支点，前臂做主动运动，通过腕关节使手指螺纹面在施术部位上做轻柔、小幅度的上下、左右或环旋揉动，并带动该处的皮下组织一起运动，频率为120～160次/分。用拇指螺纹面揉动的，称为拇指揉法。用中指螺纹面揉动的，称为中指揉法，操作时常常用食指搭于中指指背，其余手指屈曲相握（图4-3）。用食指、中指、无名指螺纹面揉动的，称为三指揉法。

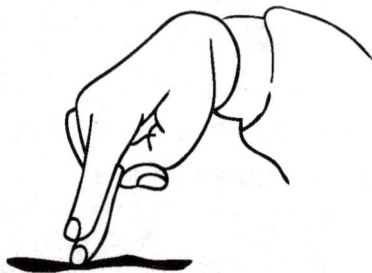

图4-3　指揉法

2. 掌揉法和大鱼际揉法　用手掌大鱼际或掌根或全掌着力附着于体表施术部位上，稍用力下按，以肘关节为支点，前臂做主动运动，带动腕关节摆动，使手掌大鱼际或掌根或全掌在施术部位上做轻缓柔和的上下、左右或环旋揉动，并带动施术部位的肌肤一起揉动，频率为120～160次/分。用大鱼际着力的，称为大鱼际揉法（图4-4）。用掌根着力的，称为掌根揉法（图4-5）。用全掌着力的，称为全掌揉法。

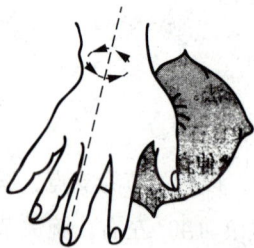

图4-4　大鱼际揉法

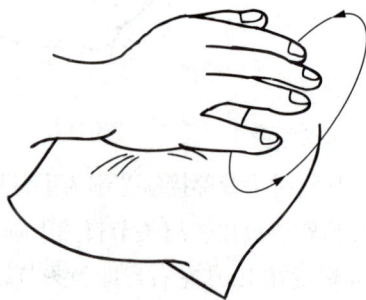

图4-5　掌根揉法

【动作要领】

1. 以肘关节为支点，前臂做主动运动。

2. 动作要灵活，协调而有节律。

3. 压力要适中，要带动该处皮下组织一起揉动，不能有摩擦移动。

4. 大鱼际揉法腕部宜放松；指揉法腕关节要保持一定的紧张度；掌根揉法腕关节要略有背

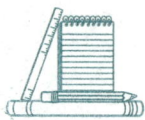

伸，松紧适度。

5. 频率为 120 ～ 160 次 / 分。

【临床应用】

揉法轻柔缓和而深透，刺激缓和，老幼皆宜，具有宽胸理气、健脾和胃、消食导滞、活血化瘀、温经通络、消肿止痛、安神镇静的作用，适用于全身各部位，特别是穴位处。可用于治疗头痛、眩晕、失眠、面瘫、便秘等病证。

【注意事项】

揉法操作时着力面要吸定于治疗部位，带动皮下组织产生运动，不能在表皮形成摩擦。可定点揉，也可边揉边移动，动作要灵活而有节律性。

二、摩擦类手法

摩擦类手法是指以手的掌面或指面或肘部贴附在体表施术部位上，做直线或环旋移动的一类手法，包括摩法、擦法、推法、搓法、抹法等手法。

（一）摩法

用指或掌在体表施术部位上做环形或直线往返摩动的手法，称为摩法。根据用力部位不同，将其分为指摩法和掌摩法两种。摩法是最古老的推拿手法。

【操作】

1. 指摩法 术者手指自然伸直、并拢，腕关节微屈，以中指，或食、中指，或食、中、无名指，或四指指面附着于受术部位，以肘为支点，前臂主动运动，带动指面在体表做环形或直线往返摩动（图 4-6）。

2. 掌摩法 术者手掌展平，腕关节微背伸，将整个掌面作用于受术部位上。以肩、肘关节的运动带动手掌连同前臂做环旋或直线往返摩动（图 4-7）。操作时可以用掌面、鱼际、小鱼际及掌根部位施术。

操作时环摩应用较多，直摩应用较少。就环摩而言，顺摩为补，逆摩为泻。

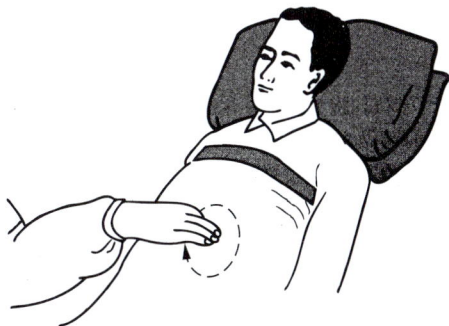
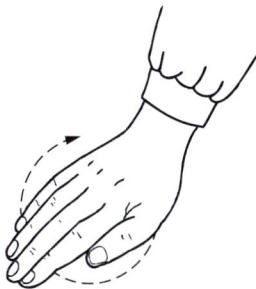

图 4-6 指摩法　　　　　　　　　　　　　图 4-7 掌摩法

【动作要领】

1. 摩法的速度和压力要均匀一致。速度不宜过快或过慢，压力不宜过轻或过重，以中和为度。《医宗金鉴》云："摩者，谓徐徐揉摩也。"

2. 一般来说，指摩法宜稍轻快，频率每分钟 120 次左右；掌摩法宜稍重缓，频率每分钟 100 次左右。

3. 摩法操作时肘关节自然微屈曲（120° ～ 145°），腕部放松，指掌自然伸直，动作要缓和而

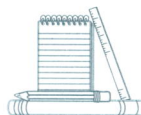

协调。

4. 用指摩法时腕关节要保持一定的紧张度，用掌摩法时则腕关节要放松。

5. 操作时，着力面与皮肤之间发生摩擦，不要带动皮下组织。

6. 摩法如直接在体表操作，可在体表涂以药膏。

【临床应用】

摩法轻柔舒适，具有和中理气、消积导滞、活血祛瘀、调节肠胃蠕动等作用，可用于全身各个部位，以腹部应用最多。多用于治疗中焦虚寒、下元虚冷之脘腹胀满、肠鸣腹痛、便秘、泄泻、胸闷气滞、面肌痉挛等。

【注意事项】

摩法与揉法可结合应用，两者的区别见表4-1。

表4-1 摩法与揉法的区别

手法名称	用力	皮下组织
摩法	较轻	不带动，只在体表做环旋摩擦
揉法	较重	带动，和体表无摩擦动作

（二）擦法

擦法是用手掌的大鱼际、掌根或小鱼际附着在一定部位或循经络的循行方向，进行直线来回摩擦动作。根据操作部位不同，分为指擦法、小鱼际擦法、大鱼际擦法、掌擦法。

【操作】

腕关节伸直，用食指、中指、无名指和小指指面或小鱼际或大鱼际或全掌紧贴于施术部位的皮肤，并稍微用力下压，以肘或肩关节为支点，前臂或上臂做主动运动，使手的着力部分在体表做均匀的上下或左右往返直线摩擦。用食指、中指、无名指和小指指面着力摩擦的称指擦法。用小鱼际着力摩擦的称小鱼际擦法或侧擦法（图4-8）。用大鱼际着力摩擦的称大鱼际擦法或鱼际擦法（图4-9）。用全掌着力摩擦的称掌擦法（图4-10）。

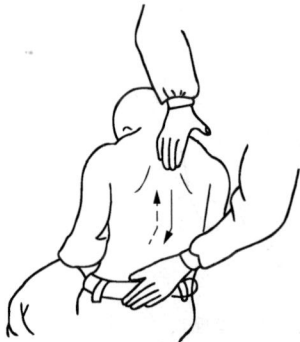
图4-8 小鱼际擦法

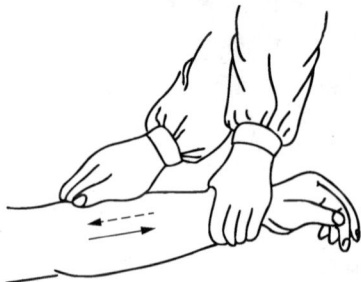
图4-9 大鱼际擦法

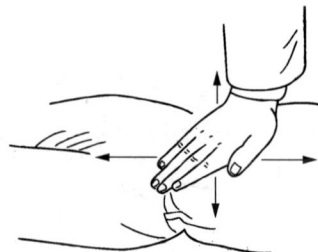
图4-10 掌擦法

【动作要领】

1. 向下的压力不宜太大，但推动的幅度要大。

2. 用力要稳，动作要均匀连续，如拉锯状。

3. 必须直线往返移动，不可歪斜。

4. 指擦法应以肘关节为支点，擦动的往返距离宜小，属于擦法中的特例。小鱼际擦法、大

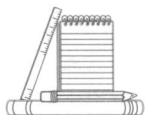

鱼际擦法、掌擦法均以肩关节为支点，擦动的往返距离宜大。

5.应用擦法时，必须暴露治疗部位，在施术部位涂上少许润滑剂，以防擦破皮肤，并有利于热量的渗透。

6.以透热为度。擦法属于生热手法，应以术者感觉手下所产生的热进入到患者的体内为尺度。

7.擦法使用后，不能在该部位再使用其他手法。

【临床应用】

擦法是一种柔和温热的刺激，具有温经通络、行气活血、消肿止痛、健脾和胃等作用，能治疗一切寒证，适用于全身各部位。可用于一切寒证的治疗。

【注意事项】

1.本法操作时用力要稳，动作要均匀连续；呼吸自然，不可屏气。

2.暴露治疗部位，并涂适量的润滑油或配制药膏，既可防止擦破皮肤，又可通过药物的渗透以加强疗效。

3.压力适中，过大则易破皮，过小则不易生热，推动幅度大，禁止再使用其他手法。

4.必须保持直线运动，不可歪斜。

5.频率每分钟 80 ～ 120 次。

（三）推法

以指、掌、拳或肘部着力于体表一定部位或穴位上，做单方向的直线或弧形推动，称为推法。根据操作部位不同，分为指推法（包括拇指推法、三指推法）、掌推法、拳推法和肘推法。

【操作】

1.拇指推法　术者虎口张开，以拇指螺纹面着力于施术部位，其余四指并拢置于相对位置固定，拇指及腕部主动施力，向食指方向做短距离单向直线推动（图 4-11）。

2.三指推法　术者食指、中指、无名指并拢，以三指面着力于施术部位，腕关节微屈，前臂主动施力，通过腕关节及手掌使三指向指端方向做单向直线推动。

3.掌推法　术者掌根着力于施术部位，腕关节背伸微屈，肘关节伸直，以肩关节为支点，上臂主动施力，通过肘、前臂、腕关节，使掌根向前做单向直线推动（图 4-12）。

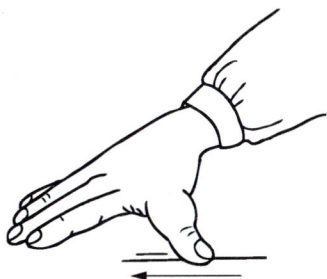

图 4-11　拇指推法　　　　　　　图 4-12　掌推法

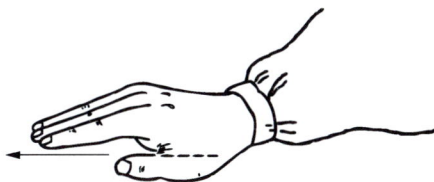

4.拳推法　术者握实拳，以食指、中指、无名指、小指的近侧指间关节突起部着力于施术部位，腕关节伸直，肘关节微屈，以肘关节为支点，前臂主动施力，向前做单向直线推动（图 4-13）。

5.肘推法　术者屈肘，以肘关节尺骨鹰嘴着力于施术部位，另一手抬起，手掌扶持施术手以固定助力，以肩关节为支点，上臂主动施力，做缓慢的单向直线推动（图 4-14）。

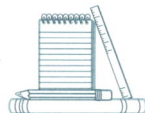

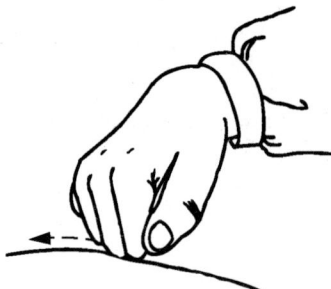

图 4-13 拳推法

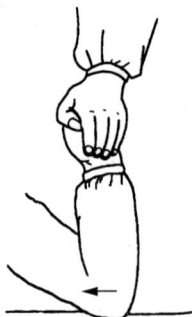

图 4-14 肘推法

【动作要领】

1. 操作时指、掌、拳或肘着力部位要紧贴体表。

2. 用力要平稳适中，速度要缓慢而均匀。

3. 宜顺肌纤维方向或经脉走行方向推动。

4. 必须直线单方向移动，不可歪斜。

【临床应用】

推法能增高肌肉的兴奋性，促进血液循环，具有舒筋活络、疏泄积滞、宣化壅塞的作用，可在人体各部位使用，多用于治疗气滞、脘腹胀满、肩臂酸痛、麻木不仁等病证。

【注意事项】

1. 压力适中。

2. 不可推破皮肤，宜加冬青膏等润滑剂。

（四）搓法

用双手掌面夹住肢体，或以单手、双手掌面着力于施术部位，做交替搓动或往返搓动，称为搓法。

【操作】

1. 夹搓法　用双手的掌面夹住施术部位，相对用力做相反方向的快速搓揉，并循序上下往返移动（图 4-15）。

2. 推搓法　以一手的掌面着力于施术部位，以肘关节为支点，前臂做主动运动，使掌面在施术部位上做较快速的推去拉回的搓动。

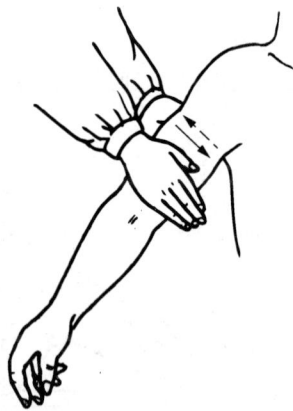

图 4-15 夹搓法

【动作要领】

1. 动作协调、连贯，搓法含擦、揉、推等多种手法。

2. 操作时双手用力要对称，搓动要快，移动要慢。

【临床应用】

搓法具有调和气血、舒筋通络的作用，适用于背腰、胁肋及四肢部，以上肢部最为常用，一般作为推拿治疗的结束手法。

【注意事项】

1. 施力不可过重，勿夹太紧。

2. 夹搓法双手用力要对称，不宜将治疗部位过于夹紧；动作要快，但在患者体表的上下移动要慢。一般作为推拿治疗的结束手法。

3. 推搓法搓动时掌面要紧贴体表，搓动的速度要快。

（五）抹法

用掌面或拇指螺纹面或中指螺纹面或食指、中指、无名指的螺纹面在体表施术部位做上下

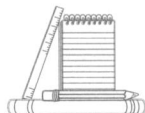

左右或弧形曲线的抹动，称为抹法。根据操作部位不同，分为指抹法和掌抹法。此法为一指禅推拿流派的辅助手法。

【操作】

1. 指抹法　用单手或双手拇指螺纹面或中指螺纹面或食指、中指、无名指的螺纹面在体表施术部位做上下、左右或弧形曲线抹动。用拇指螺纹面操作的，称为拇指抹法（图 4-16）。用中指螺纹面操作的，称为中指抹法。用食指、中指、无名指螺纹面操作的，称为三指抹法。

2. 掌抹法　用单手或双手的掌面在体表施术部位做上下、左右或弧形曲线抹动。

3. 分抹法　双手在体表施术部位上同时做相反方向的抹动。

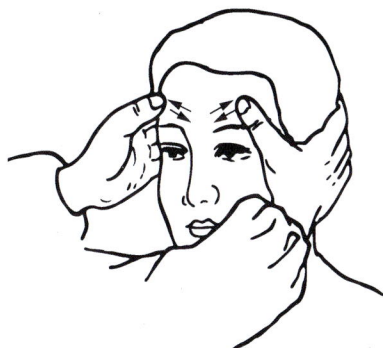

图 4-16　拇指抹法

【动作要领】

1. 操作面必须紧贴施术部位。

2. 用力要均匀柔和，轻而不浮，重而不滞。动作宜稳而沉着。

3. 用该法时可在治疗部位涂上少许润滑剂以提高治疗效果。

【临床应用】

抹法有开窍、醒脑、明目、镇静安神的作用。指抹法适用于头面、手足部，掌抹法适用于腰背部及四肢部。多用于治疗感冒、头痛、胸闷腹胀等病证，常用于手足保健及面部保健推拿。

【注意事项】

注意与推法区别，推法为单向、直线、有去无回，而抹法则是上下交替或左右往返移动。抹法着力一般较推法为重。

操作时用力要求"轻而不浮、重而不滞"，频率宜轻快，动作均匀协调，不可带动皮下组织一起运动。

三、挤压类手法

挤压类手法，是指用指、掌、肘或肢体其他部位垂直按压或对称挤压受术部位或者穴位的一类手法。根据作用力的方向又分为按压和捏拿两类手法。其中按压类手法作用力方向垂直向下，包括按法、压法、点法、拨法。捏拿类手法作用力方向是对称合力，包括捏法、拿法、捻法、揪法等。

（一）按法

用指、掌面或肘部等按压于体表一定的部位或穴位，称为按法。根据施术部位的不同，分为指按法、掌按法和肘按法。

【操作方法】

1. 指按法　以手指指端或螺纹面置于施术部位或穴位上，余四指张开，腕关节悬屈，拇指主动用力，垂直向下按压，力度由轻到重，待受术者有酸、胀、重等感觉时稍停片刻，即所谓"按而留之"，然后松劲撤力，反复数次（图 4-17）。

2. 掌按法　用单掌或双掌，也可用双掌重叠按压

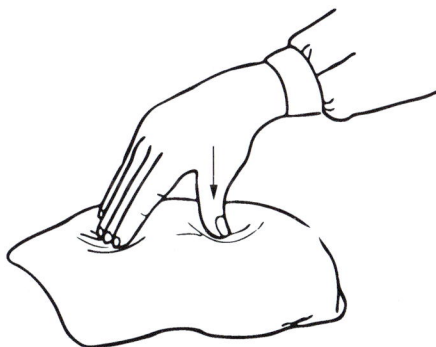

图 4-17　指按法

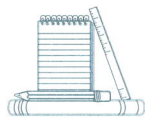

体表，可利用身体上半身的体重，通过上臂、前臂传至手掌部，用力原则同指按法（图4-18）。

3.肘按法　屈肘，以肘关节的尺骨鹰嘴部为着力面，置于施术部位，以肩关节为支点，巧用身体上半部的重量，进行有节律的垂直向下按压，用力原则同指按法（图4-19）。

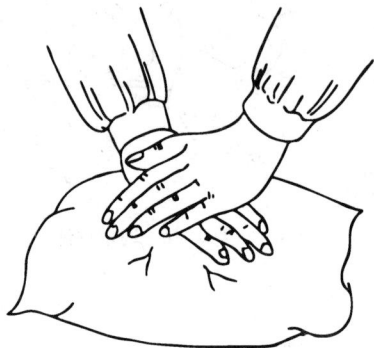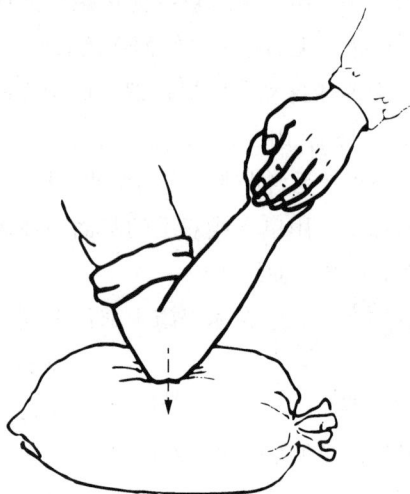

图4-18　掌按法　　　　　　　　　　　图4-19　肘按法

【动作要领】

1.按压方向应垂直向下或与受力面相垂直，用力由轻而重，逐渐增加，再由重而轻，忌突发突止，不可用蛮力或暴力猛压。

2.按压时用力要稳，不可偏移，使功力集中深透到深层组织。

3.遵循"按而留之"原则。

4.如单手力量不足，可用另一手拇指或掌根重叠按压。

【临床运用】

按法具有放松肌肉、开通闭塞、活血止痛的作用，在临床上常与揉法结合应用，组成"按揉"复合手法。指按法适用于全身各部穴位，掌按法常用于腰背和腹部，肘按法用于腰臀及下肢后侧肌肉丰厚的部位。常用于治疗头痛、腰背痛、下肢痛等各种痛证及软组织损伤。

【注意事项】

1.实施该手法时要找准施术部位，不可用暴力猛然按压。

2.骨质疏松患者慎用，以免造成骨折。

3.指按法接触面积小，刺激强，故按后常施以揉法，有"按一揉三"之说。

（二）点法

点法是用指端或屈曲的指间关节点压体表，由按法演化而来，属于按法的范畴。根据施术部位的不同，分为拇指端点法、屈指点法。也可借助器械进行操作，如用点穴棒或刮痧板，本法有类似针刺的作用，故也可称为"指针"。

【操作方法】

1.拇指端点法　手握空拳，拇指伸直并紧靠于食指中节，用拇指指端点压施术部位或穴位，前臂与拇指主动发力，持续点压到一定程度（图4-20）。

2.屈指点法　有屈拇指点和屈食指点两种。屈拇指，是用拇指指间关节桡侧点压施术部位或穴位；屈食指，是用食指近侧指间关节点压施术部位或穴位，前臂与食指主动发力，持续点压到一定程度（图4-21）。

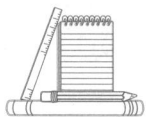

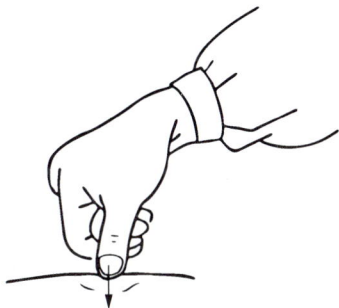

图 4-20　拇指端点法

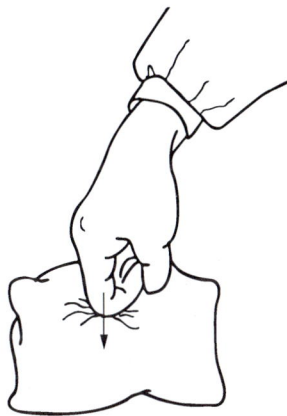

图 4-21　屈食指点法

【动作要领】

1.取穴准，用力稳，持续用力。

2.垂直点压，用力方向宜与受力面相垂直。

3.刺激达深部，获"得气"效果，以患者能忍受为度。

4.本法与按法的区别是点法作用面积小，刺激量更大。

【临床运用】

指点法适用于全身各部穴位和四肢关节缝隙处，具有开通闭塞、活血止痛、调整脏腑功能的作用，主要用于各种痛证。脘腹挛痛、腰腿痛等病证常用本法治疗。

【注意事项】

本法刺激很强，使用时要根据患者的具体情况和操作部位酌情用力，对年老体弱、久病虚弱者不可用，尤其是心功能较弱者不可使用本法。

（三）拨法

用拇指深按施术部位，做与肌纤维、肌腱等条索样组织垂直方向的单向或往返的拨动，称为拨法。

【操作方法】

拇指伸直，指端着力于施术部位，拇指适当用力下压到一定的深度，待受术者有酸胀感时，再与肌纤维、肌腱、韧带走行方向成垂直方向的单向或来回拨动，亦可双拇指重叠进行操作。

【动作要领】

1.垂直：按压力要与拨动方向垂直。

2.深度：拇指按压要有一定的深度。

3.力度合适：由轻到重，实而不浮，动作宜轻柔缓和。

【临床运用】

拨法接触面小，刺激量较强，按压沉实，拨动有力，实而不浮，作用于深层组织，具有舒筋通络、消瘀散结、解痉止痛、松解粘连等作用。本法适用于肌肉、肌腱、韧带等部位，可用于治疗颈椎病、肩周炎、腰背筋膜炎等病证。

【注意事项】

1.实施拨法时不能摩擦移动，拨动时要带动肌纤维或肌腱韧带。

2.时间根据需要而定，不宜过长，可与其他手法交替使用。

3.拨法在操作时应注意掌握"以痛为腧，不痛用力"的原则。

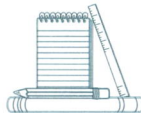

（四）捏法

用拇指和其他手指在施术部位做对称性一紧一松节律的挤压，称为捏法（图 4-22）。根据拇指与相对用力的手指多少，可分为三指捏法和五指捏法两种。

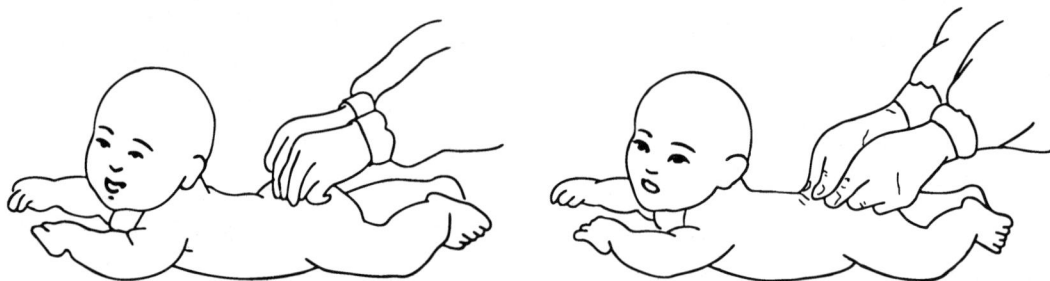

图 4-22　捏法

【操作方法】

用拇指与其他手指的指面将施术部位的肌肤连同皮下组织夹住，相对用力挤压，随即放松，重复以上的挤压、放松动作，并循序移动，反复数次。

【动作要领】

1. 拇指与其余手指以指面着力，施力双方力量要对称。

2. 动作要连贯而有节律性，用力均匀柔和。

【临床运用】

本法具有舒筋通络、行气活血的作用，适用于头部、颈项部、四肢及背脊部。可用于治疗颈椎病、肩周炎、消化不良，以及月经不调、痛经等妇科病证。

【注意事项】

1. 指面着力，注意不要指端着力抠掐。

2. 夹持的力量松紧适度，相对用力不要拧转。

（五）拿法

拇指螺纹面与其余手指指面相对用力，提捏或揉捏肌肤或肢体，称为拿法（图 4-23）。根据拇指与相对用力的手指多少，可分为三指拿法和五指拿法两种。

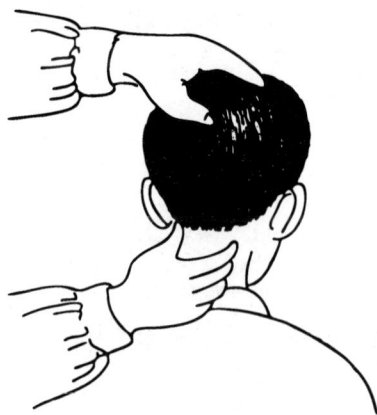

图 4-23　拿法

【操作方法】

以单手或双手的拇指与其他手指相对用力，捏住施术部位的肌肤或肢体，逐渐收紧、提起，腕关节适度放松，以拇指同其余手指的对合用力进行轻重交替、连续不断的提捏揉动。

【动作要领】

1. 腕部自然放松，手指着力，动作灵活轻巧。

2. 用巧劲提拿深层筋肌，揉捏时双手交替操作，动作要协调连贯，有节奏感。

【临床运用】

该手法具有疏经通络、解表发汗、活血行气、开窍醒神、镇静止痛的作用。适用于颈项部、肩部、四肢部和头部等部位疾病的治疗。常与其他手法配合治疗颈椎病、落枕、软组织损伤、

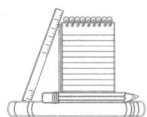

肩周炎、半身不遂、运动性疲劳等病证。

【注意事项】

1.用力由轻到重，再由重到轻，不可突然用力或间断用力。

2.用拇指和其余手指的指面着力，不能用指端内抠。

（六）捻法

用拇、食指夹持治疗部位，进行快速的捏揉捻搓动作，称为捻法（图4-24）。

【操作方法】

用拇指螺纹面与食指桡侧缘或螺纹面相对捏持施术部位，拇指与食指适度用力，做运动方向相反的较快速的捏、揉、捻动作，如捻线状。

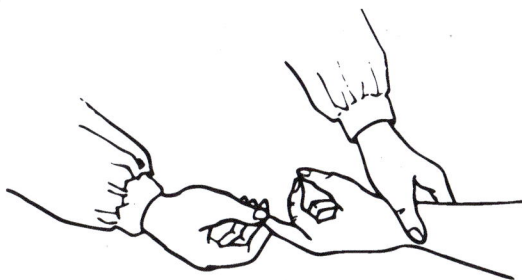

图 4-24　捻法

【动作要领】

1.捏持用力适度，动作协调连贯，柔和灵活，把握"重而不滞，轻而不浮""紧捻慢移"的原则，不要僵硬、呆滞。

2.拇指和食指方向相反，是一种相对运动。

【临床运用】

本法具有理筋通络、消肿止痛、滑利关节等作用，主要适用于四肢小关节。可用于治疗指、趾间关节疼痛、肿胀、屈伸不利等证。

【注意事项】

1.操作时可用介质，以防破皮，并能增强疗效。

2.捻动速度要快，移动要慢。

3.捻动时可牵拉施术部位，使之理筋顺筋作用更好。

四、振动类手法

以较高频率进行节律性轻重交替刺激，持续作用于人体，使受术部位产生振动、颤动、抖动的感觉，称振动类手法。本类手法包括抖法、振法等。

（一）抖法

用双手握住患者的上肢或下肢远端，做连续不断的小幅度抖动，称抖法。根据抖动的部位不同，分为抖上肢、抖下肢和抖腰法。

【操作方法】

1.抖上肢　患者取坐位，医生站于侧方，用双手握腕，将被抖动的上肢外展60°～70°，然后两臂微用力做小幅度的上下抖动，使抖动波似波浪般地传递到肩部，抖动幅度要小，频率要高，约200次/分（图4-25）。

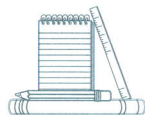

2.抖下肢　患者取仰卧位，医生用双手握其踝部，将两下肢抬离床面约 30cm，做连续的上下抖动，可单侧，也可双侧同时操作。抖下肢的幅度要比抖上肢大些，频率要稍微低些（图 4-26）。

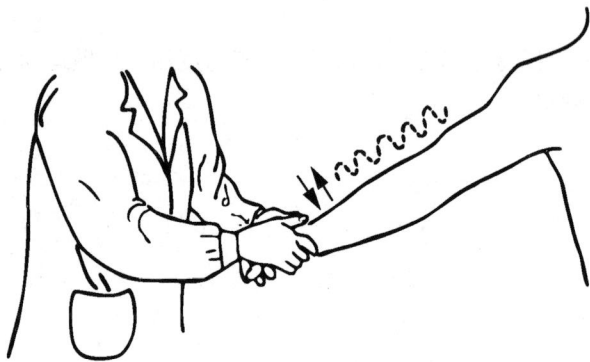 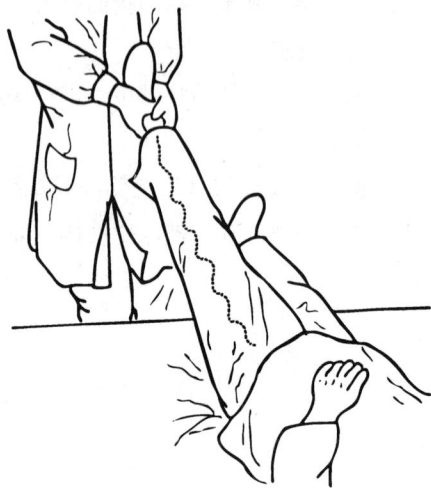

图 4-25　抖上肢　　　　　　　　　　　　　图 4-26　抖下肢

3.抖腰法　为牵引法与短暂性的较大幅度抖法的结合。患者取俯卧位，医生用双手握其两踝部，身体后仰，牵引腰部，然后随身体起立之势，瞬间用力，做 1 ～ 3 次较大幅度的抖动。

【动作要领】

1.操作时抖动幅度由大到小，频率由慢至快。抖上肢时为 250 次 / 分。抖下肢时为 100 次 / 分。

2.被抖动的肢体要伸直，肌肉放松。

3.操作时动作要连续不断。

【临床运用】

本法具有疏通经络、调节气血的作用，可用于四肢部及腰部，以上肢为常用。适用于肩周炎、颈椎病、腰椎间盘突出症等。

【注意事项】

1.操作者要呼吸自然，不可屏气。

2.肩肘有习惯性脱位者、腰痛剧烈者、肌肉不能放松者禁用此法。

3.抖动时要使受术者肢体充分放松，使肌肉处于最佳松弛状态。

（二）振法

用手指或手掌着力在体表一定的部位或穴位，前臂和手部的肌肉静止性用力，做小幅度连续性的快速振动，称作振法。根据振动的部位不同，分为指振法和掌振法。用手指（一般用中指）着力称指振法；用手掌着力称掌振法（图 4-27）。

【操作方法】

以中指螺纹面或掌面施术于穴位或者一定的部位，注意力集中于掌或指，前臂腕屈肌群和腕伸肌群交替静止性用力，产生快速强烈的振动，使受术穴位或者部位产生温热或者疏松感。

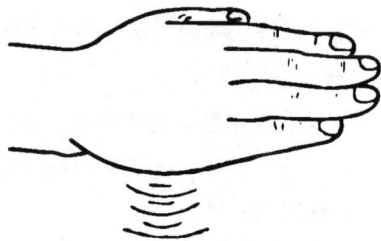

图 4-27　掌振法

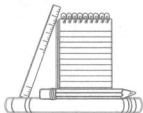

【动作要领】

1. 前臂和手部的肌肉强力地静止性用力，将肌肉绷紧，但不做主动运动。

2. 操作时注意力要集中于指端或手掌上。古有"意气相随，以意领气"之说。

3. 振动的频率较高，600～800次/分。

4. 紧贴皮肤，以掌指部自然压力为准。

【临床运用】

本法常用单手操作，也可双手同时操作。可用于全身各部位和穴位，适用于疼痛类疾病，具有镇静安神、和中理气、消食导滞、祛瘀通络等作用。指振法应用于全身穴位，掌振法应用于腹部、背部。可用于治疗失眠、健忘、焦虑、自主神经功能紊乱、胃肠功能失调及运动员赛前紧张等。

【注意事项】

振法容易使术者产生疲劳，应注意自身保护。

五、叩击类手法

叩击类手法，是指以手或特制的器械有节奏地叩击拍打体表。本类手法操作简单，但技巧性较强，用力应果断、快速，手法要有一定力度，又使受术者感觉缓和舒适。叩击类手法种类较多，主要的代表手法有拍法和击法。

（一）拍法

用虚掌拍打体表的一种手法，称拍法。根据操作部位的不同，可以分为单掌拍法和双掌拍法。

【操作】

五指并拢，掌指关节微屈，使掌心空虚。腕关节放松，前臂主动运动，上下挥臂平稳而有节奏地用虚掌拍击施术部位（图4-28）。用双掌拍打时，宜双掌交替节律性操作。

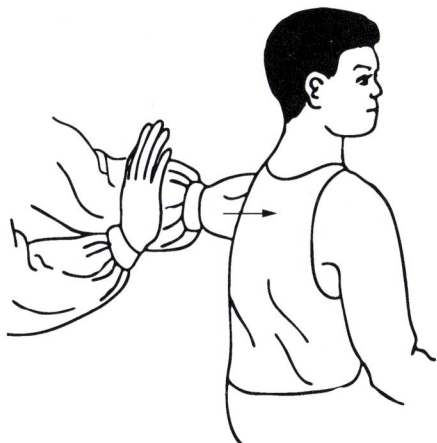

图4-28　拍法

【动作要领】

拍击时动作要平稳而有节奏，要使整个手掌边缘同时接触体表，使患者感觉力量深透而无疼痛感。腕部要放松，力量通过放松的腕关节传递到掌部，做到刚柔相济。以皮肤轻度发红、发热为度。

【临床运用】

本法具有解痉止痛、兴奋神经、活血通络的作用，适用于肩背部、腰骶部和下肢后侧。可

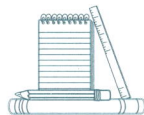

用于治疗各种风湿痹痛、筋伤劳损等病证。

【注意事项】

1. 拍击时力量要不偏不移，否则易致皮肤疼痛。

2. 要掌握好适应证，结核、肿瘤、冠心病等禁用拍法。

（二）击法

用拳背、掌根、掌侧小鱼际、指尖或桑枝棒击打体表一定部位，称为击法。根据操作部位的不同，可以分为拳背击法、掌根击法、侧击法、指尖击法和棒击法。用拳背击打称拳击法；用掌根击打称掌根击法；用掌侧小鱼际击打称侧击法；用指端击打称指尖击法；用桑枝棒击打称棒击法。

【操作】

1. 拳背击法　手握空拳，腕关节稍伸直。前臂主动施力，用拳背节律性平击施术部位（图4-29）。

2. 掌根击法　手指自然微屈，腕关节背伸。前臂主动施力，用掌根节律性击打施术部位（图4-30）。

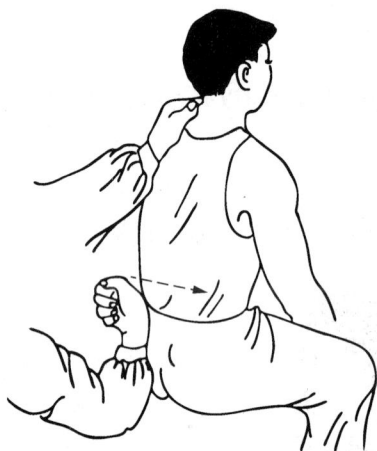

图4-29　拳背击法　　　　　　　　　图4-30　掌根击法

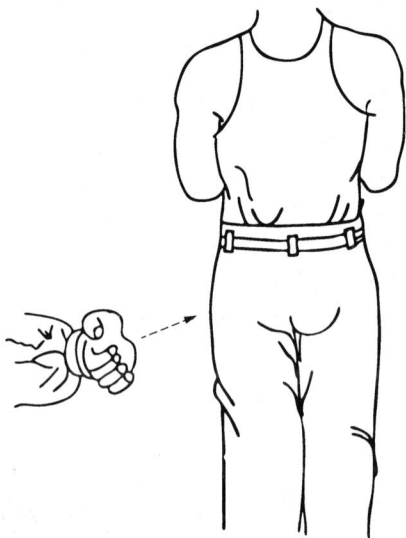

3. 侧击法　掌指部伸直，腕关节略背伸。前臂主动运动，用小鱼际部节律性击打施术部位（图4-31）。侧击法可单手操作，但一般多双手同时操作，左右交替进行。

4. 指尖击法　手指半屈，腕关节放松。前臂主动运动，通过腕部使指端节律性击打施术部位（图4-32）。

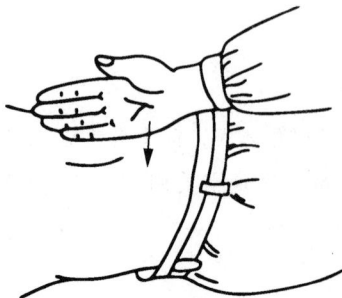

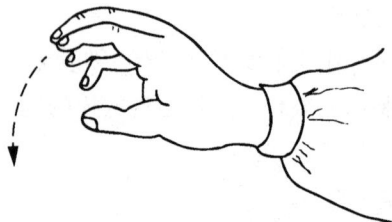

图4-31　侧击法　　　　　　　　　图4-32　指尖击法

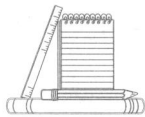

5. 棒击法 手握桑枝棒一端。前臂主动运动，用棒体节律性击打施术部位（图4-33）。

【动作要领】

1. 击打时用力要平稳。

2. 击打时要有反弹感，收放自如。

3. 击打动作要连续而有节奏，快慢要适中。

4. 击打的力量要适中，应因人、因病而异。

5. 棒击法操作时，棒体一般应与肢体或肌纤维方向平行（腰骶部除外）。

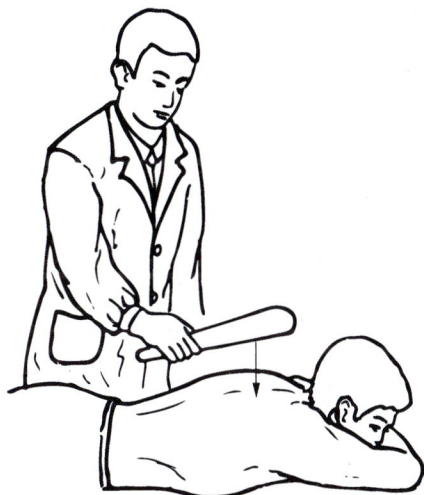

图4-33 棒击法

【临床运用】

拳击法，适于大椎、腰骶部；掌根击法，适于腰臀及下肢肌肉丰厚处；侧击法，适于肩背部、四肢部；指尖击法，适于头部；棒击法，适于背腰部、下肢部。击法主要用于颈腰椎疾患引起的肢体酸痛、麻木、风湿痹痛、疲劳酸痛、肌肉萎缩等病证。

【注意事项】

1. 避免暴力击打。

2. 骨骼关节突起处慎用掌击，禁用棒击，后脑、肾区部位禁用棒击。

3. 不要施以冷拳或冷棒。

4. 严格掌握各种击法的适用部位和适应证。

六、运动关节类手法

对关节做被动性活动，使其在生理活动范围内进行屈伸、旋转、内收、外展等运动，称为运动关节类手法。主要包括摇法、扳法和拔伸法。

（一）摇法

使关节沿运动轴的方向做被动的环转运动，称摇法。包括颈部、腰部和四肢关节摇法。

【操作】

1. 颈椎摇法 受术者坐位，颈项部放松。术者立于其背后或侧后方。以一手扶按其头顶后部，另一手托扶于下颌部，使头颈部按顺时针或逆时针方向进行环形摇转，可反复摇转数次（图4-34）。

2. 肩关节摇法 肩关节摇法可分为托肘摇肩法、握手摇肩法、大幅度摇肩法等。

（1）托肘摇肩法 受术者坐位，肩部放松，肘关节屈曲。术者站于其侧，一手扶按住肩关节上部，另一手托于其肘部，使其前臂放在术者前臂上。然后手臂部协同用力，做肩关节顺时针或逆时针方向的环转摇动（图4-35）。

（2）握手摇肩法 受术者坐位，两肩部放松。术

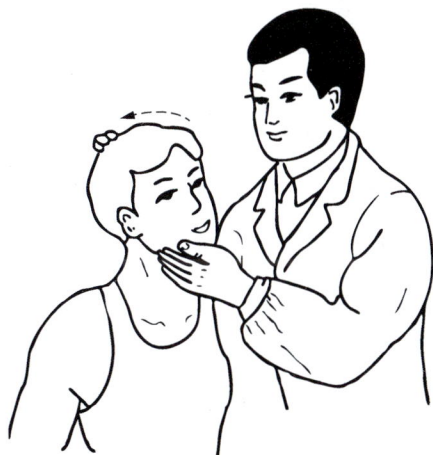

图4-34 颈椎摇法

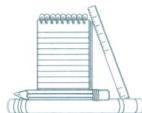

者立于其侧，以一手扶按近侧肩部，另一手握住其手部，稍用力将其手臂牵伸，做肩关节顺时针或逆时针方向的环转摇动（图4-36）。

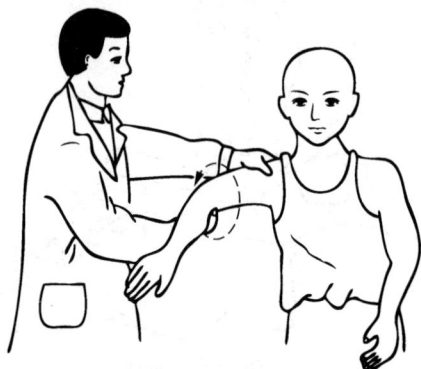

图4-35　托肘摇肩法　　　　　　　图4-36　握手摇肩法

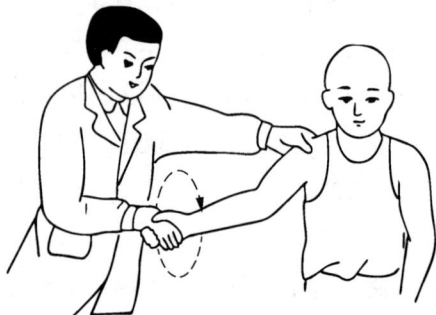

（3）大幅度摇肩法　又称运肩法。受术者坐位，两上肢自然下垂放松，肩关节略外展。术者立于其前外侧，两足呈丁字步。左手掌心及右手掌背相合，夹持住受术者前臂下端近腕部，牵伸并抬高其上肢至其前外方约45°时，将其上肢慢慢向其前外上方托起，在此过程中，位于下方的一手应逐渐反掌，当上举至160°时，即可虎口向下握住其腕部。另一手随其上举之势由腕部沿前臂、上臂滑移至肩关节上部。略停之后，两手协调用力，即按于肩部的一手将肩关节略向下按并固定，握腕一手则略上提，使肩关节伸展。随即握腕摇向后下方，经下方复于原位，此时扶按肩部一手已随势沿其上臂、前臂滑落于腕部，呈动作初始时两掌夹持腕部状态。此为肩关节大幅度摇转一周，可反复摇转数次（图4-37）。在大幅度摇转肩关节时，要配合脚步的移动，以调节身体重心。当肩关节向上、向后外方摇转时，前足进一小步，身体重心在前；当向下、向前外下方复原时，前足退步，身体重心后移。

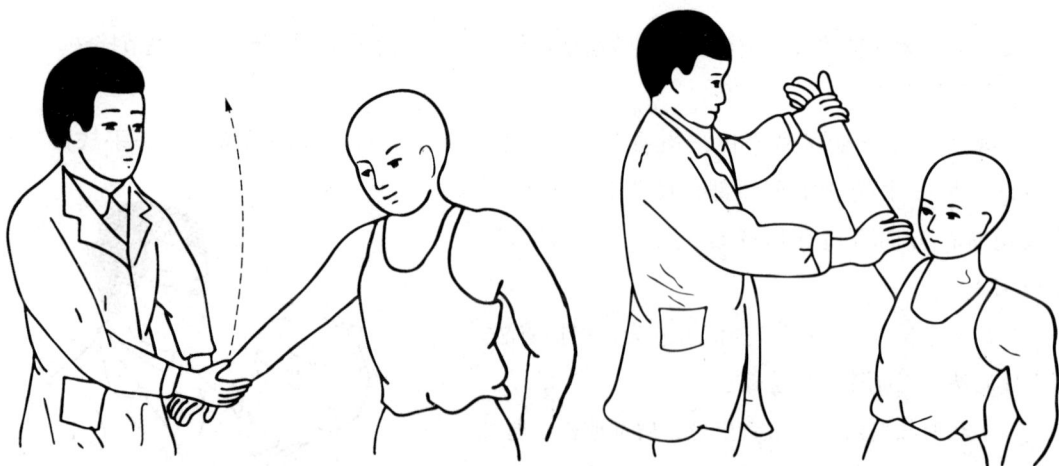

图4-37　大幅度摇肩法

3.肘关节摇法　受术者坐位，屈肘45°。术者用一手托握住其肘后部，另一手握住其腕部，做顺时针或逆时针方向的肘关节环转摇动。

4.腕关节摇法　受术者坐位或仰卧位，掌心朝下。术者以一手握其腕上部，另一手握其并

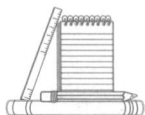

拢的四指部，在稍用力牵引的情况下做腕关节的顺时针和逆时针方向的摇转运动（图 4-38）。或受术者五指捏拢，腕关节屈曲。术者以一手握其腕上部，另一手握其捏拢到一起的五指部，做腕关节的顺时针或逆时针方向的环转运动。

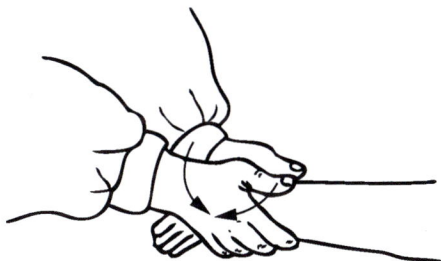

图 4-38　腕关节摇法

5. 掌指关节摇法　受术者取坐位或仰卧位，术者一手握受术者手掌部，另一手以拇指和其余四指握捏住某一手指，在稍作牵拉的状态下做该掌指关节的顺时针或逆时针方向的摇转运动。

6. 腰椎摇法　包括仰卧位摇腰法、俯卧位摇腰法、站立位摇腰法和滚床摇腰法。

（1）仰卧位摇腰法　受术者取仰卧位，两下肢并拢，屈髋屈膝。术者双手分按其两膝部或一手按膝，另一手按于足踝部，做顺时针或逆时针方向的摇转运动（图 4-39）。

（2）俯卧位摇腰法　受术者取俯卧位，两下肢伸直。术者一手按压其腰部，另一手臂托抱住双下肢，做顺时针或逆时针方向的摇转（图 4-40）。

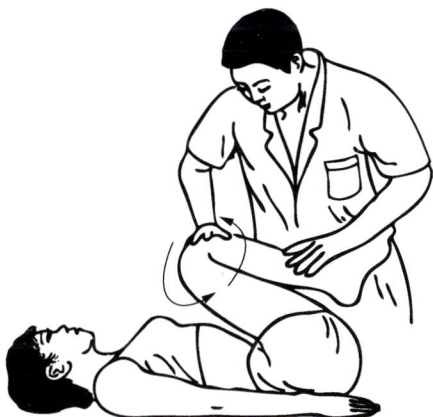

图 4-39　仰卧位摇腰法

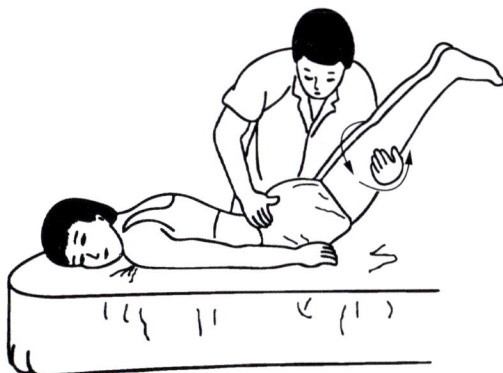

图 4-40　俯卧位摇腰法

（3）站立位摇腰法　受术者取站立位，双手扶墙。术者半蹲于一侧，两手分别扶按于其腰部与脐部，两手臂协调施力，使其腰部做顺时针或逆时针方向的摇转运动。

（4）滚床摇腰法　受术者坐于床上，术者立于其后方，助手扶按双膝以固定。以双手臂环抱胸部并两手锁定，按顺时针或逆时针方向缓慢摇转。

7. 髋关节摇法　受术者取仰卧位，一侧屈髋屈膝。术者站于其侧，一手扶按其膝部，另一手握其足跟部，然后两手协调用力，使髋关节做顺时针或逆时针方向的摇转运动（图 4-41）。或术者一手从受术者腘窝下穿过，双掌抱住受术者膝部两侧，做髋关节的双向摇转运动。

8. 膝关节摇法　受术者取仰卧位，一侧下肢伸直放松，另一侧下肢屈髋屈膝。以一手托扶其屈曲侧下肢的腘窝部，另一手握其足踝部或足跟部，按顺时针或逆时针方向环转摇动（图 4-42）。也可取俯卧位屈膝环转摇动。

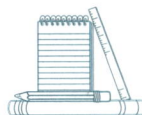

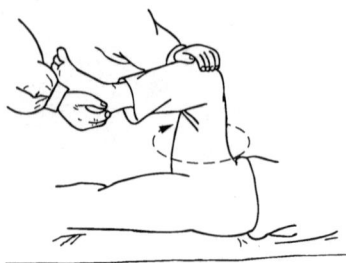

图 4-41　髋关节摇法

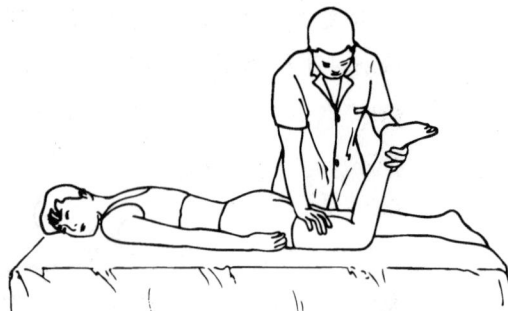

图 4-42　膝关节摇法

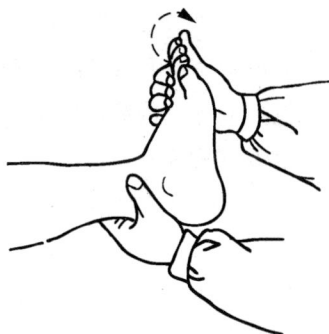

图 4-43　踝关节摇法

9.踝关节摇法　受术者取仰卧位或坐位，下肢放松伸直。术者立于其足端，用一手托握起足踝上部以固定，另一手握住足趾部，在稍用力拔伸的情况下做顺时针或逆时针方向的环转摇动（图 4-43）。其次，受术者俯卧位，一腿屈髋屈膝。术者以一手握住小腿下端近踝部，另一手握住其足趾部，做顺时针或逆时针方向的环转摇动。

【动作要领】

1.摇转的幅度应由小到大，逐渐增加，要在人体生理活动范围内进行。

2.刚开始操作时，摇转的速度宜缓慢，逐渐适应之后，可稍微增快速度。

3.摇动时施力要协调、稳定，因势利导，适可而止。

【临床运用】

摇法具有舒筋通络、滑利关节、松解粘连等作用。主要适用于各种软组织损伤性疾病及运动功能障碍等病证。

【注意事项】

1.不可逾越人体关节生理活动范围进行摇转。

2.不可突然快速摇转。

3.对于习惯性关节脱位者禁用摇法。

4.对椎动脉型、交感型颈椎病以及颈部外伤、颈椎骨折等病证，禁用摇法。

（二）扳法

使关节做被动的扳动，称为扳法。扳法是正骨推拿流派的主要手法，多以"巧力寸劲"使关节产生伸展、屈曲或旋转等运动，扳动时，要做到力量短暂、快速。其主要用于颈椎、胸椎、腰椎、肩、肘、腕、髋、膝、踝等关节。按作用部位不同，分为颈部扳法、胸背部扳法、腰部扳法、肩关节扳法、肘关节扳法、直腿抬高扳法。

【操作】

1.颈部扳法　包括颈部斜扳法、颈椎旋转定位扳法、寰枢关节旋转扳法等。

（1）颈部斜扳法　第一法：受术者坐位，颈项部放松，头略前倾或中立位。术者站于其侧后方，以一手扶按头顶后部，另一手扶托其下颏部。两手协同用力，使其头部向侧方旋转，当旋转至有阻力时，略停顿片刻，随即用巧力寸劲，做一突发性的有控制的快速扳动，常可听到

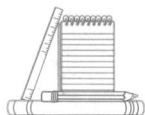

"喀"的弹响声，之后可按同法向另一侧方向扳动（图4-44）。

第二法：受术者取仰卧位，全身放松。术者坐于其头端。以一手扶托于下颏部，另一手置于枕后部。两手协调施力，先缓慢地将颈椎向上牵引，在牵引的基础上将颈向一侧旋转，当遇到阻力时略停片刻，然后以巧力寸劲做一突然的、稍增大幅度的快速扳动，常可听到"喀"的弹响声。

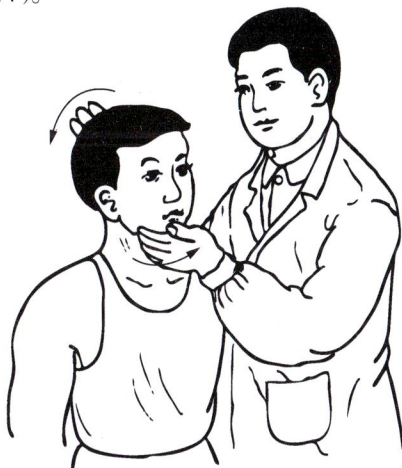

（2）颈椎旋转定位扳法 受术者坐位，颈项放松。术者站于其侧后方，以一手托住受术者对侧下颏部，另一手拇指顶按住病变颈椎棘突旁，令受术者低头，屈颈至拇指下感到棘突活动、关节间隙张开时，即保持这一前屈幅度，再使其向患侧屈至最大限度。然后将其头部慢慢旋转，当旋转到有阻力时略微停顿一下，随即用巧

图4-44 颈项部斜扳法

力寸劲做一个有控制的增大幅度的快速扳动，扩大旋转幅度3°～5°，同时，拇指用力顶推偏歪之棘突。此时常可听到"喀"的弹响声，同时拇指下亦有棘突回位的弹跳感（图4-45）。

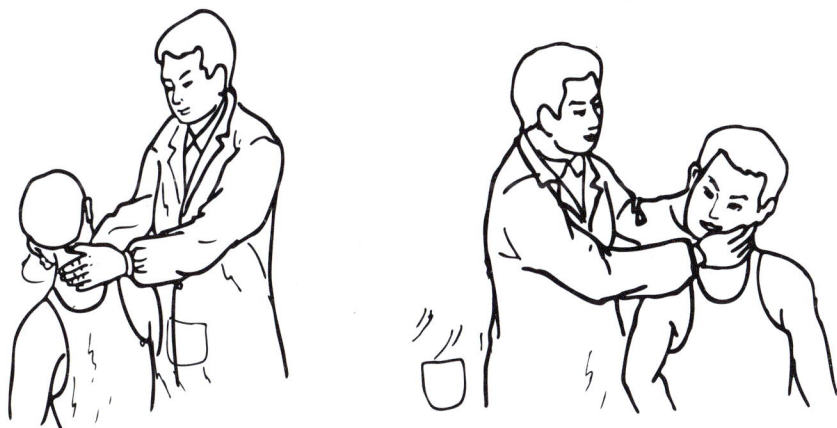

图4-45 颈椎旋转定位扳法

（3）寰枢关节旋转扳法 受术者坐于低凳上，颈微屈。术者站于受术者侧后方，以一手拇指顶按住其第二颈椎棘突，另一手以肘弯部托住其下颏部，肘臂部协调用力，先缓慢地将其颈椎向上拔伸。在拔伸的基础上同时使颈椎向患侧旋转，当旋转到有阻力的位置时，随即用巧力寸劲做一突然的、稍增大幅度的快速扳动，而顶住棘突的拇指亦同时施力进行拨动。此时常可听到关节弹响声，拇指下亦有棘突跳动感，表明手法复位成功。（图4-46）

2. 胸背部扳法 包括扩胸牵引扳法、胸椎对抗复位扳法、扳肩式胸椎扳法和仰卧压肘胸椎整复法，此处主要介绍前三者，其中扩胸牵引扳法和胸椎对抗复位法较常用。

（1）扩胸牵引扳法 受术者坐位，两手十指交叉扣住并

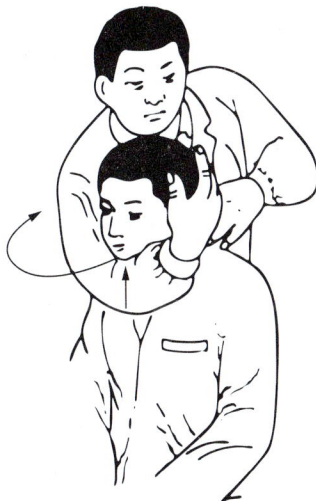

图4-46 寰枢关节旋转扳法

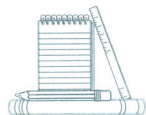

抱于枕后部。术者站于其后方，以一侧膝关节抵住其背部病变处，两手分别握扶住两上臂。先嘱患者做前俯后仰运动，并配合深呼吸（前俯时呼气，后仰时吸气）。如此活动数遍后，待受术者身体后仰至最大限度时，术者随即用巧力寸劲将其两上臂向后方突然拉动，同时膝部向前顶抵，常可听到"喀"的弹响声。（图4-47）

（2）胸椎对抗复位扳法　受术者坐位，两手交叉扣住并抱于枕后部。术者站其后方，两手臂自其两腋下伸入，并握住其两前臂下段，一侧膝部顶压住病变胸椎处。然后术者握住受术者前臂的两手用力下压，而两前臂则用力上抬，将其脊柱向上向后牵引，而顶压住患椎的膝部也同时向前向下用力，与前臂的上抬形成对抗牵引。持续牵引片刻后，两手、两臂与膝部协同用力，以巧力寸劲做一突发性的、有控制的快速扳动，常可听到"喀"的弹响声。（图4-48）

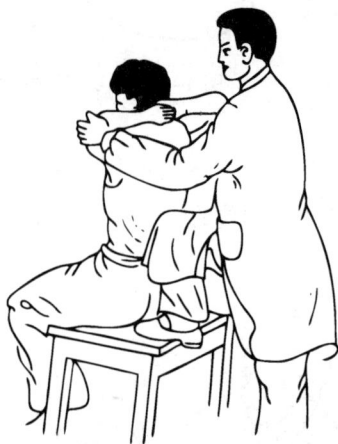

图4-47　扩胸牵引扳法

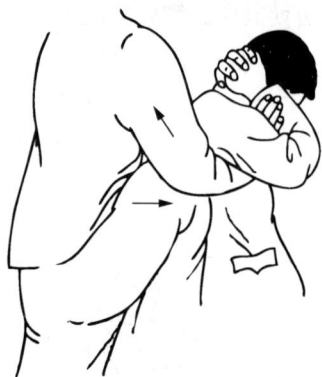

图4-48　胸椎对抗复位扳法

（3）扳肩式胸椎扳法　受术者俯卧位，全身放松。术者站于其健侧，以一手从腋下拉住其对侧肩前上部，另一手以掌根部着力，按压其病变胸椎的棘突旁。术者拉肩一手将其肩部拉向后上方，同时按压胸椎一手将其病变处胸椎缓缓推向健侧，当遇到阻力时，略停片刻，随即以巧力寸劲做一快速的、有控制的扳动，常可听到"喀"的弹响声。（图4-49）

3. 腰部扳法　包括腰部斜扳法、腰椎旋转复位扳法、直腰旋转扳法和腰部后伸扳法等。

（1）腰部斜扳法　受术者侧卧位。患侧下肢在上，屈髋屈膝；健侧下肢在下，自然伸直。术者以一肘或手抵住受术者肩前部，准备前推；另一肘或手按于其臀部，准备向后下方按压。两肘或两手协调施力，先做数次腰部小幅度的扭转活动，以使其腰部放松，趁其腰部放松之际，术者推肩压臀，使腰部扭转，至有明显阻力时，略停片刻，然后施以巧力寸劲做一个突然的、增大幅度的快速扳动，常可听到"喀"的弹响声。（图4-50）

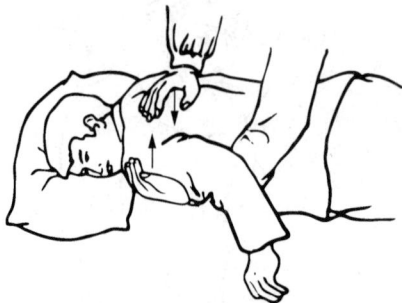

图4-49　扳肩式胸椎扳法

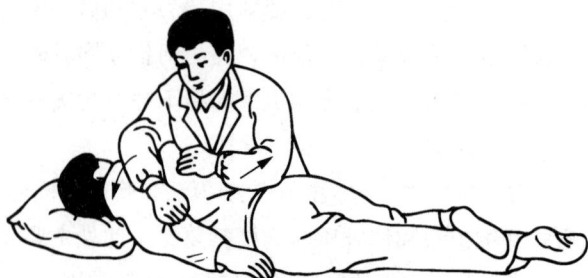

图4-50　腰部斜扳法

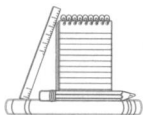

（2）腰椎旋转复位扳法 受术者坐位，腰部放松，两臂自然下垂。以右侧病变向右侧旋转扳动为例，助手位于患者左前方，用两下肢夹住其左小腿部，双手按压于左下肢股上部，以使患者在坐位情况下身体下半部姿势固定。术者位于患者后侧右方，以左手拇指端或螺纹面顶按于患者腰椎偏歪的棘突侧方，右手臂从其右腋下穿过并以右掌按于颈后项部；右掌缓慢下压，并嘱患者做腰部前屈配合，至术者左拇指下感到棘突活动，棘突间隙张开时则其腰椎前屈活动停止，保持这一前屈幅度。然后术者右侧手臂缓慢施力，左拇指顶按住患者腰椎偏歪的棘突，以此为支点，使其腰部向右屈至一定幅度后，再使其腰部向右旋转至最大限度。略停片刻后，右掌下压其项部，右肘部上抬，左手拇指则同时用力向对侧顶推偏歪的棘突协调用力，以巧力寸劲做一增大幅度的快速扳动。常可听到"喀"的弹响声（图 4-51）。

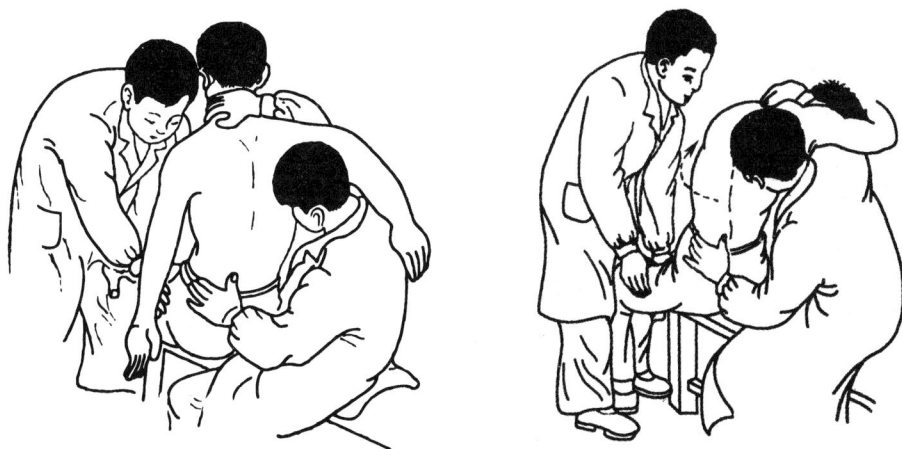

图 4-51 腰椎旋转复位扳法

（3）直腰旋转扳法 受术者坐位，两下肢分开，与肩同宽，腰部放松。以向右侧旋转扳动为例。术者以两下肢夹住患者的左小腿部及股部以固定，左手抵住其左肩后部，右手按住右肩前部。然后两手协调施力，左手前推其左肩后部，右手向后拉其右肩，使其腰部向右旋转，至有阻力时，以巧力寸劲做一突然的、增大幅度的快速扳动，常可听到"喀"的弹响声（图 4-52）。

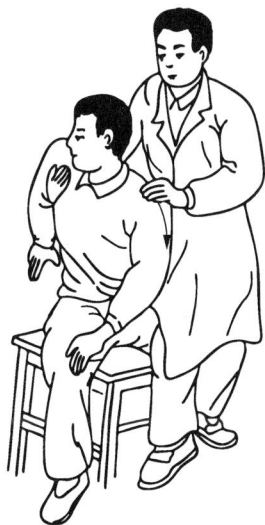

图 4-52 直腰旋转扳法

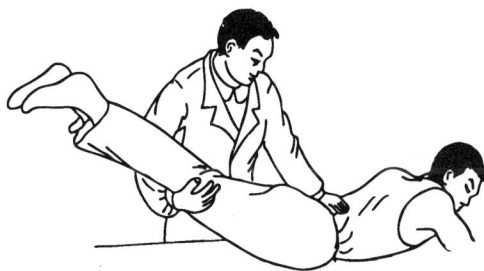

图 4-53 腰部后伸扳法

（4）腰部后伸扳法 受术者俯卧位，两下肢并拢。术者一手按压于受术者腰部，另一手臂托抱住其两下肢膝关节上方并缓缓上抬，使其腰部后伸。当后伸至最大限度时，术者两手协调

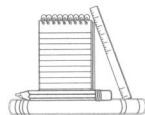

施力，以巧力寸劲做一增大幅度的下按腰部与上抬下肢的相反方向的用力扳动（图4-53）。

4.**肩关节扳法**　包括肩关节前屈扳法、外展扳法、内收扳法、旋内扳法和上举扳法。

（1）**肩关节前屈扳法**　第一法：受术者坐位，患侧肩关节前屈一定幅度。术者半蹲于患肩前外侧，以两手将其患肩锁紧、扣住，患侧上臂置于术者前臂上，术者手臂部协调施力，将其患臂缓缓上抬数次，使其肩关节小幅度前屈数次或进行小范围的环转摇动数次，以使其肩关节尽量放松，至肩关节前屈至有阻力时，以巧力寸劲做一增大幅度的快速扳动。

第二法：受术者坐位，两臂下垂，肩关节放松。术者立于其身后，以一手扶按其对侧肩部以固定，另一手握住患侧上臂的肘关节上部，并缓缓上抬患臂至肩关节前屈到有阻力时，以巧力寸劲做一增大幅度的快速扳动。

（2）**肩关节外展扳法**　受术者坐位，患侧手臂外展一定幅度。术者半蹲于患肩的外侧，将其患侧上臂的肘关节上部置于术者一侧肩上，以两手从前后方向将患肩扣住，然后术者缓缓立起，使受术者肩关节外展，至有阻力时，略停一下，然后双手与身体及肩部协同施力，以巧力寸劲做一肩关节外展位增大幅度的快速扳动，如粘连得到分解，可听到"嘶嘶"声或"咯咯"声（图4-54）。肩关节外展扳法也可采取肩关节前屈扳法的术式进行操作。

（3）**肩关节内收扳法**　受术者坐位，患侧上肢于胸前屈肘，手搭扶于对侧肩部。术者立于其身体后侧，以一手扶按于对侧肩部以固定，另一手托握于其肘部并缓慢向对侧胸前上抬，至有阻力时，以巧力寸劲做一增大幅度的快速扳动（图4-55）。

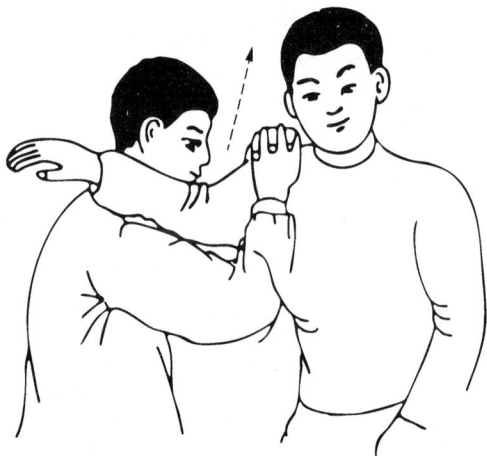

图4-54　肩关节外展扳法

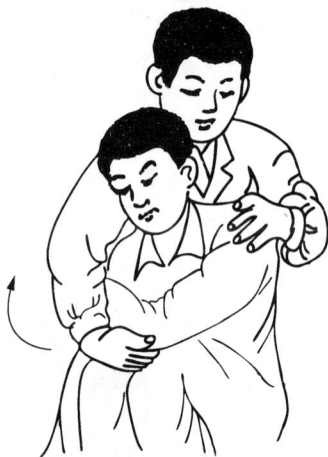

图4-55　肩关节内收扳法

（4）**肩关节旋内扳法**　第一法：受术者坐位，患侧上肢的手与前臂置于腰部后侧。术者立于其健侧，以一手扶按其患侧肩部以固定，另一手握住其腕部将患肢小臂沿其腰背部缓缓上抬，以使其肩关节逐渐内旋，至有阻力时，以巧力寸劲做一较快的、有控制的上抬动作，以使其肩关节旋转至极限（图4-56）。

第二法：受术者坐式同前，术者立于其对面，身体略下蹲，一手扶按其对侧肩部以固定，下颏部抵其患侧肩井部以增强固定，另一手握住其患侧手臂，将手臂缓缓上抬，如第一法要领进行

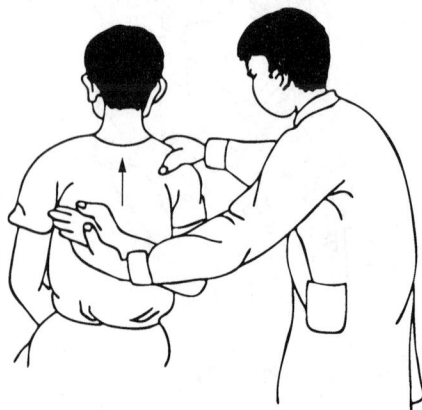

图4-56　肩关节旋内扳法

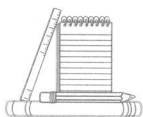

扳动。

（5）肩关节上举扳法　第一法：受术者坐位，两臂自然下垂。术者立于受术者身体侧后方，一手托握其患侧上臂下段，并自前屈位或外展位缓缓向上抬起，至一定幅度，另一手握住其前臂近腕关节处，两手协调施力，逐渐向上拔伸牵引，至有阻力时，以巧力寸劲做一较快速的、有控制的向上拉扳（图 4-57）。

第二法：受术者侧卧位，患侧肩部在上。术者坐于其头端，令其患侧上肢自前屈位上举，待达到 120°～140° 时，术者一手握其前臂，另一手握其上臂，两手臂同时施力，向其头端方向缓缓拔伸牵引，至有阻力时，可如第一法要领进行扳动。

5.肘关节扳法　受术者仰卧位，患侧上臂平放于床面。术者坐于其侧，一手托握其肘关节上部，另一手握住前臂远端，先使其肘关节做缓慢的屈伸运动，然后视其肘关节功能障碍的具体情况来决定扳法的施用。如为肘关节屈曲功能受限，则在其屈伸活动后，将肘关节置于屈曲位，缓慢施加压力，使其进一步向功能位靠近。当遇到明显阻力时，以握前臂的手施加一个持续的使肘关节屈曲的压力，达到一定时间后，两手协调用力，以巧力寸劲做一小幅度的、快速的加压扳动（图 4-58）。如为肘关节伸直受限，则以反方向施力。

其他腕、髋、膝、踝等关节的扳法，均可参照肘关节扳法操作。

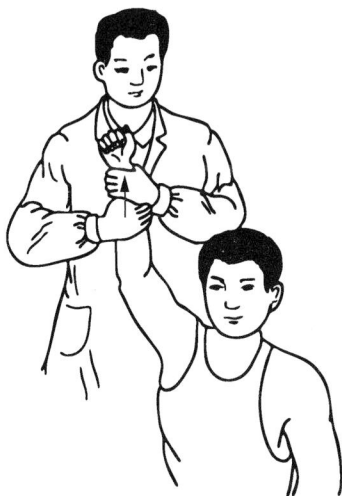

图 4-57　肩关节上举扳法　　　　图 4-58　肘关节扳法

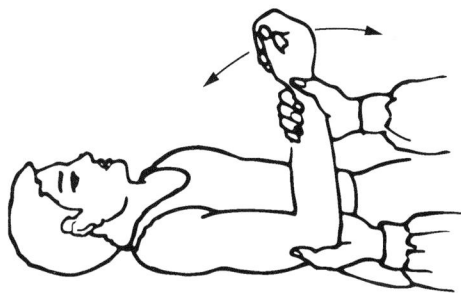

6.直腿抬高扳法　受术者仰卧位，双下肢伸直、放松。术者立于其患侧，将其患侧下肢缓缓抬起，小腿部置于术者近患肢侧的肩上，两手扶按其膝关节上下部，以避免扳的过程中膝关节屈曲；肩部与两手协调用力，将患肢慢慢扛起，使其膝关节在伸直位的状态下屈髋，当遇到阻力时，略停片刻，然后以巧力寸劲做一稍增大幅度的快速扳动（图 4-59）。为加强腰部神经根的牵拉幅度，在受术者下肢上抬到最大阻力位时，术者一手握住其足掌前部，突然向下扳拉，使其踝关节尽量背伸，可重复扳拉 3～5 次。对于患侧下肢直腿抬高受限较轻者，可以一手下拉足前掌，使其踝关节持续背伸，另一手扶按膝部以保证患侧下肢伸直，然后进行增大幅度的上抬、扛扳，可重复操作 3～5 次。

【动作要领】

1.要顺应、符合关节的生理功能。操作者要把握好各关节的结构特征、活动范围、活动方向及其特点，宜顺应、符合各关节的各自运动规律来实施扳法操作。

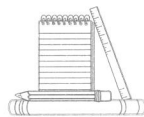

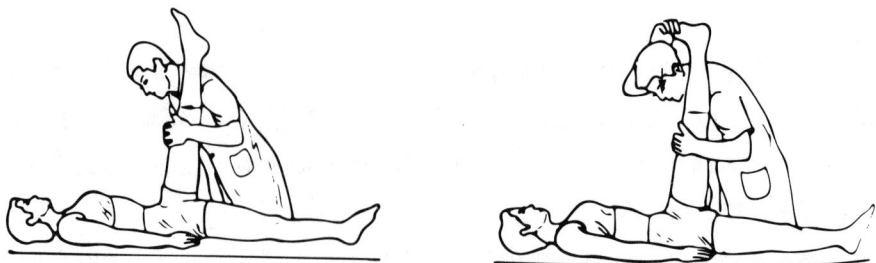

图 4-59 直腿抬高扳法

2.操作时要分阶段进行。首先是使关节放松，可使关节做小范围的活动或结合摇法而使关节逐渐放松、松弛；其次是将关节极度地伸展或屈曲、旋转；最后是在保持第二步的基础上，再用巧力寸劲做一个有控制的、稍大幅度的快速突发性的扳动。

3.扳法所施之力须为"巧力寸劲"。所谓"巧力"，即指手法的技巧力，是与蛮力、拙力相对而言的，须经长期的练习和临床实践才能获得的技巧；所谓"寸劲"，即指短促之力，即所施之力比较快速，能够充分地控制扳动幅度，作用快，消失也快，做到中病即止。

4.扳动发力的时机要准，用力要适当。如发力时机过早，关节还有松动余地，则未尽其法；如发力时机过迟，关节在极度伸展或屈曲、旋转的状态下停留时间过长，易使松弛的关节变得紧张，而不易操作。若用力过小，则达不到治疗效果；用力过大，则易致不良反应。

【临床运用】

扳法具有舒筋通络、解痉止痛、整复错位、松解粘连、矫正畸形、滑利关节、恢复关节运动功能的作用，用于治疗全身各关节部病证。

【注意事项】

1.不可逾越关节运动的生理范围。否则容易伤及脊髓、马尾及神经根组织，在颈、胸部做扳法时，尤其应加以注意。

2.不可粗暴用力和使用蛮力。

3.不可强求关节弹响。在颈、胸及腰部施用扳法，操作过程中常可听到"喀"的弹响声，是关节弹跳或因扭转摩擦所发出的声音，一般认为是关节复位、手法成功的标志，但不是所有关节都有弹响。对同一关节，不可反复扳动，不可强求弹响声。

4.在施行扳法前，一定要明确诊断，对诊断不明确的脊柱外伤及带有脊髓症状体征者，禁用扳法。

5.对老年人伴有较严重的骨质增生、骨质疏松者，慎用扳法；对于骨关节结核、骨肿瘤者，也禁用扳法。

（三）拔伸法

固定关节或肢体的一端，牵拉另一端，应用对抗的力量使关节或半关节得到伸展的手法，称为拔伸法。拔伸法为正骨推拿流派常用手法之一，主要有颈椎拔伸法、肩关节拔伸法、肘关节拔伸法（略）、腕关节拔伸法、指间关节拔伸法、腰部拔伸法、骶髂关节拔伸法、膝关节拔伸法及踝关节拔伸法。

【操作】

1.颈椎拔伸法　包括掌托拔伸法、肘托拔伸法和仰卧位拔伸法三种。

（1）掌托拔伸法　受术者坐位，术者站于其后，以双手拇指顶按住其两侧风池穴处，两掌分置于两侧下颌部助力，然后掌指及臂部同时协调用力，拇指上顶，双掌上托，缓慢地向上拔

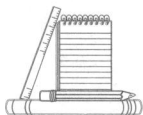

伸1～2分钟，使颈椎得到持续牵引（图4-60）。

（2）肘托拔伸法　受术者坐位，术者站于其后方，一手扶于其枕后部固定助力，另一侧上肢的肘弯部托住受术者下颏部，手掌则扶住对侧颜面以加强固定，托住其下颏部的肘臂与扶枕后部的手协调用力，向上缓慢地拔伸1～2分钟，使颈椎得到持续牵引（图4-61）。

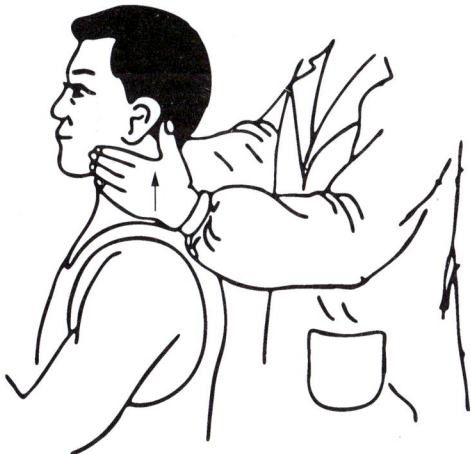

图4-60　掌托拔伸法　　　　　　　　　　　图4-61　肘托拔伸法

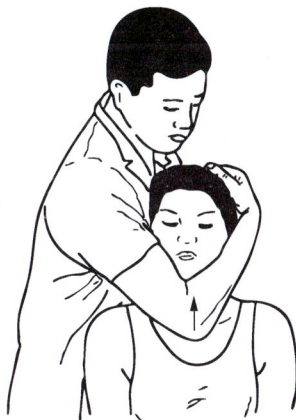

（3）仰卧位拔伸法　受术者仰卧位，术者坐于其头端，以一手托扶其枕后部，另一手扶托下颏部，双手臂协调施力，向其头端缓慢拔伸一定时间，使颈椎得到持续的水平位牵引。

2. 肩关节拔伸法　包括上举拔伸法、对抗拔伸法和手牵足蹬拔伸法。

（1）上举拔伸法　受术者坐于低凳上，两臂自然下垂，术者立于其身体后方，两手握住其腕和前臂，向上缓慢拔伸，至阻力位时，以钝力持续进行牵引拔伸。

（2）对抗拔伸法　受术者坐位，术者立于其患侧，两手分别握住其前臂和肘部，于肩关节外展位逐渐用力牵拉，同时嘱患者身体向另一侧倾斜，或由助手协助固定其身体上半部，与术者相对牵拉拔伸（图4-62）。

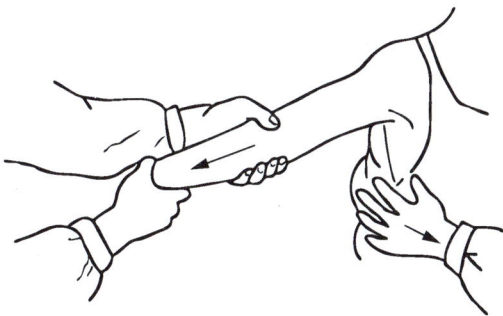

图4-62　肩关节对抗拔伸法

（3）手牵足蹬拔伸法　受术者仰卧位，患肩侧位于床边，术者坐其身侧，以邻近患者一侧下肢的足跟置于其腋下，双手握住其腕部或前臂部，徐徐向外下方拔伸。手足协调用力，使其患侧肩关节在外展位20°左右得到持续牵引，并同时用足跟顶住腋窝与之对抗，持续一定时间后，再逐渐使患肩内收、内旋。

3. 腕关节拔伸法　第一法：受术者坐位，术者立于其体侧，一手握住其前臂下端，另一手握其手掌部，缓慢拔伸腕关节（图4-63）。

第二法：术者双手握住受术者的掌指部，嘱其身体向另一侧倾斜或使助手固定其身体上部，

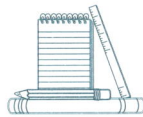

进行持续拔伸牵引。

4. 指间关节拔伸法 术者一手握住患者腕部，另一手捏住其患指末节，两手同时施力，做相反方向拔伸（图4-64）。

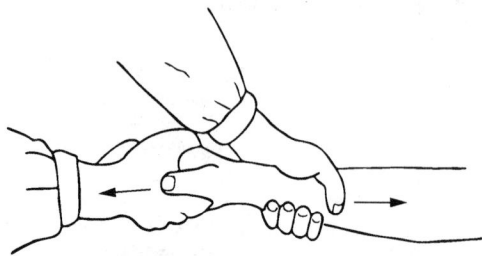

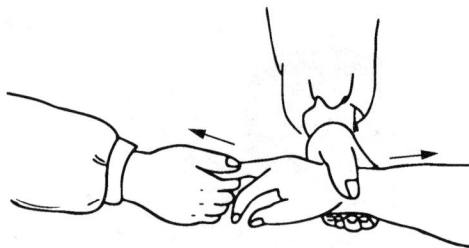

图 4-63　腕关节拔伸法　　　　　　　图 4-64　指间关节拔伸法

5. 腰部拔伸法 受术者俯卧，双手用力抓住床头，术者立于其足端，以两手分别握住其两踝部，向下逐渐用力牵引。术者身体上半部应顺势后仰，以加强牵拉拔伸的力量（图4-65）。

6. 骶髂关节拔伸法 受术者仰卧位，患侧膝关节略屈，会阴部垫一软枕，术者立于其足端，一手扶按其膝部，另一手臂穿过其腘后，握住扶膝一手的前臂下段，并用腋部夹住其小腿下段，再以一足跟部抵住其会阴部软枕处，然后手足协同用力，身体后仰，逐渐拔伸骶髂关节。

7. 膝关节拔伸法 受术者俯卧位，屈膝90°，术者站于其患侧，用膝部压住其股后近腘窝部，双手握着其踝部，向上拔伸膝关节并停留片刻。或受术者取仰卧位，下肢自然伸直，术者双手握着一腿的踝部拔伸之，并用膝部顶住受术者另一侧下肢足底。

8. 踝关节拔伸法 受术者仰卧位，术者一手握住其患肢侧的小腿下段，另一手握住其足掌前部，两手协同施力，向相反方向牵拉拔伸。拔伸过程中，可配合踝关节屈伸摇转活动（图4-66）。

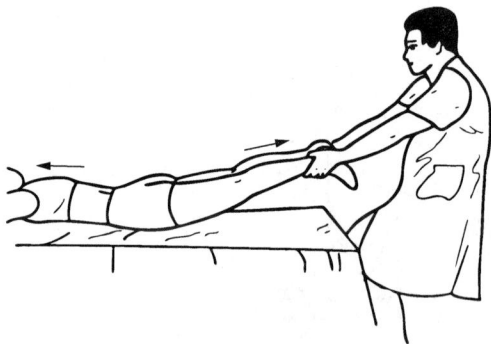

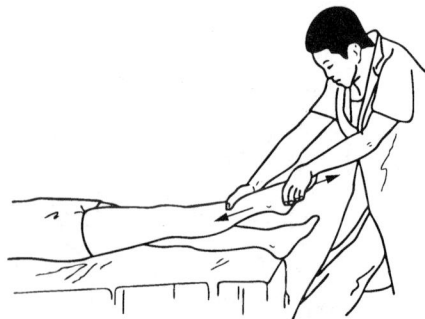

图 4-65　腰部拔伸法　　　　　　　图 4-66　踝关节拔伸法

【动作要领】

1. 拔伸时动作要平稳缓和，用力要均匀持续。

2. 一般需要持续拔伸 1～2 分钟。拔伸的开始阶段，用力要由小到大逐渐增加，拔伸到一定程度后，则需保持稳定的持续牵引力。

3. 要掌握好拔伸操作术式，根据病情轻重缓急的不同和施术部位的不同，控制好拔伸的力量和方向。

4. 拔伸时不可使用蛮力，一般不使用瞬间拔伸牵引，以免造成牵拉损伤。

5. 操作时，受术者自然呼吸，不可屏气。

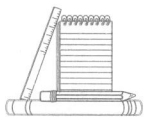

【临床运用】

拔伸法具有滑利关节、整复错位、舒筋通络、解痉止痛、松解粘连等作用，适用于全身各关节部位，多用于治疗椎骨错缝、关节僵硬疼痛、屈伸转侧不利、肌肉痉挛疼痛等症。

【注意事项】

1.拔伸动作要稳，用力要均匀、持续。

2.根据病情和施术部位的不同，控制好拔伸的角度、力量和方向。

3.关节复位时不可在疼痛、痉挛较重的情况下拔伸，以免增加患者痛苦。

项目二　足部按摩法

【学习目标】

1.掌握常用足部按摩手法和操作程序。

2.熟悉足部反射区的分布、位置及操作手法。

足部按摩是以血液循环、神经反射、经络学和生物全息论为原理，运用手的拇指、食指或指间关节与手的技巧动作，对相应反射区施加特定压力，进行有效的、良性的物理刺激，调节人体各组织器官的功能，以达到强身健体、预防疾病、消除不适感等保健效果的一种方法。

足部按摩是中医学中起源较早的医疗技术之一，是宝贵的医学遗产，在古籍中曾有"观趾法"及"足心道"的记载。足部按摩术在很早以前就流传到国外，并在西方各国得到应用和发展，且逐渐系统和完善。20世纪以来西方学者们用西医学理论对足部按摩术进行了整理和研究，将其称为"反射疗法"或"区域疗法"。

20世纪80年代，足部按摩开始返回祖国，并逐步普及和发展起来。1990年4月，北京首次举行了全国足部反射区健康法研讨会，卫生部（现为国家卫生健康委员会，下同）正式同意成立了"中国足部反射区健康法研究会"，并在1991年7月，成为由卫生部管理的全国学术性团体。从此，足部反射区健康法这一简便易行、效果显著的保健方法在我国各地得到了迅速的推广及运用。

一、足部反射区的分布、位置及操作手法

（一）足部反射区的分布规律及特点

人体的每个脏腑组织器官在足部都有相对应的区域，可以反映相应脏腑组织器官的生理、病理信息，现代足部按摩学称为足部反射区。常用足部反射区共有62个，分布于双足底、足内侧、足外侧、足背及小腿内外侧，代表着人体的各个脏腑组织和器官。

1.足部反射区分布规律　足部反射区分布具有一定的规律，当双足并拢时，可以把足底看成一个正坐着的人体。其中颈项及头部的反射区分布在足趾部；胸腔脏器的反射区分布在足底前部；腹腔脏器反射区分布在足底的中部，并且右足有肝与胆，左足有心与脾；盆腔器官反射区分布在足跟部；脊柱反射区分布在足内侧；四肢部反射区分布在足外侧；胸部及其他反射区分布在足背。

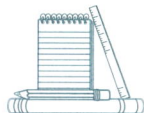

2. 足部反射区分布特点   足部反射区分布具有对称性、整体性、特殊性和交叉性四个特点。

（1）对称性指凡是人体成对存在、左右对称的组织、器官，其反射区在双足部也左右对称地存在。如斜方肌、肺、肾、输尿管、腹股沟、坐骨神经、肩、肘、膝、平衡器官、肩胛骨、肋骨等。另外有些器官位于或接近人体中线，这些器官的反射区也对应地分布在双足。如鼻、气管、喉、胃、胰、十二指肠、膀胱等器官虽然都是单个器官，但它们的反射区均对称地分布于双脚。所以反射区分布的对称性包括人体双器官的对称性和位于人体中线附近单器官的对称性两个方面。

（2）整体性指人体所有器官在足部都能找到相对应的反射区，颈项以下单个器官靠近人体左侧反射区就在左足，单个器官靠近人体右侧反射区就在右足，成对的器官按对称性分布在双足。

（3）特殊性指少数反射区在同一足部有两个或两个以上的位置，如眼、耳、生殖腺、肛门和直肠、肋骨、尾骨、髋关节、坐骨神经、扁桃体、额窦等反射区有多个位置。

（4）交叉性指颈项（延脑以上）以上的反射区分布呈交叉状态。即左侧的组织器官的投影区在右侧大脑，右侧组织器官的投影区在左侧大脑。颈项以下组织器官的反射区不交叉分布。

（二）足部反射区的位置及操作手法

现将足底、足内侧、足外侧及足背反射区的名称和操作叙述如下。

1. 足底反射区

（1）额窦位于10个足趾的趾端。左侧额窦反射区在右足，右侧额窦反射区在左足。用单食指扣拳法点按。

（2）脑垂体位于双足跗趾趾腹正中央。用单食指扣拳法点按。

（3）小脑和脑干位于双足跗趾根部与近节趾骨底的外侧，小脑和脑干反射区，左反射区在右足，右反射区在左足。用拇指指端推按或单食指扣拳法压刮。

（4）三叉神经位于双足跗趾末节趾骨外侧。左侧三叉神经反射区在右足，右侧反射区在左足。用拇指指端推按。

（5）鼻位于双足跗趾末节趾骨前半内侧，延伸到跗趾趾甲的根部，左鼻反射区在右足，右鼻反射区在左足。用拇指指端推按。

（6）大脑位于双足跗趾趾腹，大脑左半球反射区在右足，大脑右半球反射区在左足。用单食指扣拳法从上向后压刮。

（7）颈项位于双足跗趾趾根横纹处，左颈项反射区在右足，右颈项反射区在左足。用单拇指指腹由外向内横推。

（8）甲状旁腺位于双足掌内侧，第1跖趾关节处。用双指钳法。

（9）甲状腺位于双足足底第1、2跖骨前半部之间，并横跨第1跖骨中部。用单拇指指腹按压法或单食指扣拳法从后向前压刮。

（10）眼位于双足足底第2、3趾骨近节和中节交界处，左眼反射区在右足，右眼反射区在左足。用拇指指端推按或单食指扣拳法压刮。

（11）耳位于双足足底第4、5趾的近节趾骨和中节趾骨交界处，左耳反射区在右足，右耳反射区在左足。用拇指指端推按或单食指扣拳法压刮。

（12）斜方肌位于双足足底，在眼、耳反射区的后方，第2、3、4、5跖趾关节后面，呈带状分布。用单食指扣拳法由外向内压刮。

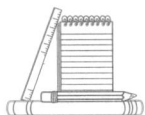

（13）肺和支气管位于双足掌斜方肌反射区后方，第2至第5跖骨前1/2处呈带状分布，支气管从肺延伸至第三脚趾。肺用单食指扣拳法由内向外压刮，支气管可用双拇、食指指腹交替提拉。

（14）心脏位于左足足底第4、5跖骨体前端之间，肺反射区后方。用单食指扣拳法或拇指扣拳法压刮。

（15）胃位于双足第1跖骨中部，甲状腺反射区后。用单食指扣拳法压刮或拇指指腹推压。

（16）胰位于双足足掌内侧缘，第1跖骨体后端，胃与十二指肠放射区之间。用单食指扣拳法压刮或拇指指腹推压。

（17）十二指肠位于双足第1跖骨后端，胃、胰反射区后方。用单食指扣拳法压刮或拇指指腹推压。

（18）小肠位于双足足底，第1、2、3楔骨至跟骨前缘的凹陷区域，被大肠包围，用双指扣拳法由前向后压刮。

（19）横结肠位于双足足底中间，小肠反射区前方，跖跗关节处形成一条带状区域。用单食指扣拳法压刮，左脚由内向外压刮，右脚由外向内压刮。

（20）降结肠位于左足足底中部外侧，沿骰骨外缘后行至跟骨前缘，呈竖条状分布。用单食指扣拳法由前向后压刮。

（21）乙状结肠和直肠位于左足跟骨前缘，呈横带区域。用单食指扣拳法由外向内压刮，在直肠处定点按压。

（22）升结肠位于右足足掌外侧，小肠反射区外围，跟骨前缘，骰骨外侧，前行至第5跖骨底呈竖条状区域。用单食指扣拳法由后向前压刮。

（23）盲肠和阑尾位于右足足底跟骨外侧前缘与升结肠相连。用单食指扣拳法定点按压。

（24）回盲瓣位于右足足底，距骨前缘外侧，盲肠区前方。用单食指扣拳法定点按压。

（25）肾上腺位于双足足底第2～3跖趾关节的后内侧。用单食指扣拳法定点按压。

（26）肾脏位于双足足底第2～3跖骨近端。用单食指扣拳法定点按压。

（27）肝脏位于右足足底第4、5跖骨体中央，肺反射区后方，第2、3趾根部与足跟连线的前、中1/3处，相当于左足心脏反射区位置。用单食指扣拳法定点按压。

（28）胆囊位于右足足底第3、4跖骨体中段之间，肝反射区之后，部分被肝反射区覆盖。用单食指扣拳法定点按压。

（29）腹腔神经丛位于双足足底中心，在第1至第5跖骨之间，第1、2、3、4跖骨体前半部，呈椭圆形。用双拇指指腹由前向后压刮。

（30）输尿管位于双足足底，在肾反射区与膀胱反射区之间形成一条弧形的区域，前接肾反射区，后连膀胱反射区。用单食指扣拳法从肾刮至膀胱。

（31）膀胱位于双足足底内侧，舟骨粗隆下方稍突起处。用单食指扣拳法定点按压。

（32）肛门位于左足足底跟骨前缘内侧，膀胱反射区后方，直肠反射区末端。用单食指扣拳法定点按压。

（33）脾脏位于左足足底第4、5跖骨之间，心脏反射区后方。用单食指扣拳法定点按压。

（34）生殖腺（卵巢或睾丸）位于双足足底跟骨的中央，区域呈扁圆形；用单食指扣拳法定点按压。

（35）失眠点位于双足足底跟骨中央的前方，生殖腺反射区前方。用单食指扣拳法定点按压。

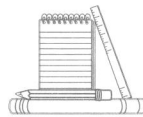

2. 足内侧反射区

（1）颈椎位于双足拇趾趾骨内侧缘处。用双指钳法或拇指指腹推压。

（2）胸椎位于双足足弓内侧，第1跖骨内侧缘。用单拇指指腹沿着足弓内侧缘从前向后推压。

（3）腰椎位于双足足弓内侧，第1楔骨内侧缘。用单拇指指腹沿着足弓内侧缘从前向后推压。

（4）骶椎位于双足足弓内侧，舟骨转子后缘至跟骨内侧缘下方。用单拇指指腹沿着足弓内侧缘从前向后推压。

（5）内尾骨位于双足足跟内侧面，沿足跟后下方内侧转向上，呈L形带状分布。用同侧单食指桡侧从后向前刮压。

（6）肛门和直肠位于内踝后沟直上沿胫骨内侧后缘上4横指，呈带状分布。用单拇指指腹推压。

（7）髋关节位于双足内踝骨下缘，呈半月形分布，共2个。用单拇指指腹由前向后推压。

（8）坐骨神经（内侧）位于双足内踝的后下方，沿胫骨后缘向上至阴陵泉穴呈线状分布。用单拇指指腹沿胫骨后缘从下向上推压，并重点按揉阴陵泉、三阴交穴。

（9）子宫或前列腺位于双足内侧，内踝后下方与跟腱前呈三角形分布。用单食指桡侧从后向前压刮，再用小鱼际擦热后叩击。

（10）腹股沟位于双足内踝上方两横指偏前处。用单拇指指腹按揉法。

3. 足外侧反射区

（1）肩关节位于双足足外侧第5跖趾关节处。用单食指扣拳法定点按压。

（2）肘关节位于双足足外侧第5跖骨粗隆两侧。用双指扣拳法定点按压。

（3）膝关节位于双足外侧，外踝直下方，骰骨与跟骨间的凹陷处。用单食指扣拳法从前向后压刮。

（4）外尾骨位于双足足跟外侧面，沿足跟外侧后下方转向上，呈L形带状区域。用单食指桡侧从后向前压刮。

（5）下腹部位于双足外踝后方沿腓骨外侧向上延伸4横指，呈带状分布。用单拇指指腹从下向上推压。

（6）髋关节位于双足外踝骨下缘，呈半月形分布，2个。用单拇指指腹由前向后推压。

（7）坐骨神经（外侧）位于双足外踝的前上方，沿腓骨前向上至阳陵泉穴处，呈线状分布。用单拇指指腹从下向上推压，重点按揉阳陵泉、足三里、丰隆穴。

（8）生殖腺（外）位于双足外侧，外踝后下方与跟腱前方呈三角形分布。用单食指桡侧从后向前压刮，再用小鱼际擦热后叩击。

4. 足背反射区

（1）肩胛骨位于双足足背第4、5跖骨后段之间，延伸至骰骨呈Y形区域。用双手拇指指腹从前向后沿脚趾方向推按至骰骨处左右分开。

（2）上、下颌位于双足足背拇趾趾间关节横纹前方，呈横带状分布。用双拇指指腹对推法。

（3）扁桃体位于双足足背拇趾第2节上，肌腱左右两边。用拇指指端点按。

（4）咽喉、支气管胸部淋巴结位于双足足背第1、2跖骨之间。用单食指指端从后向前至趾蹼压刮。

（5）内耳迷路位于双足第4、5跖骨骨缝的前段，止于第4、5足趾近侧关节。用单食指指

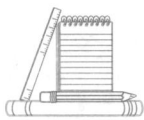

端从后向前压刮。

（6）胸部位于双足足背第2、3、4跖骨背侧，呈圆形分布。用双拇指指腹从前向后平推。

（7）横膈膜位于双足足背跖骨后端，楔骨、骰骨上方，横跨足背呈横带状分布。用双食指桡侧由中间向两侧压刮。

（8）（内、外）肋位于双足足背第1楔骨与舟骨背侧区域为内侧肋骨反射区；第3楔骨与骰骨间的凹陷处为外侧肋骨反射区。用双拇指指端点按。

（9）上身淋巴结位于双足外踝前，由距骨与外踝构成的凹陷处。用单食指扣拳法定点按压。

（10）下身淋巴结位于双足内踝前缘，距骨与内踝构成的凹陷区域。用单食指扣拳法定点按压。

二、常用足部按摩手法

足部按摩手法是以手部特定的技巧动作，在足部特定的反射区上进行的按摩操作技能。手法操作时，首先要找准反射区，选择正确的体位和姿势，其次在操作时注意把握好力度，控制好节奏，以受术者耐受、舒适为度。

（一）手法的基本要求

1. 姿势正确　受术者一般取坐位或仰卧位，全身尽量放松，便于施术者能找准足部反射区和进行手法操作。施术者操作姿势要自然，体位能自由改变，能正确运用手法，注意保护手指等部位。

2. 力度适宜　因反射区的位置、局部解剖结构及受术者耐受程度不同，施力强度也不同，一般以有酸胀感，受术者耐受为宜，可边操作边询问，随时调整。

3. 用力均匀　操作时用力均匀，力度应由轻到重，或可保持施力基本一致，不可忽轻忽重。

4. 节奏感强　施术者操作要有节奏，让反射区接受有规律的刺激。

（二）常用足部按摩手法

1. 单食指扣拳法　一般用右手半握拳，食指第1、2指间关节弯曲，拇指固定食指末节处，以食指的近侧指间关节为着力点，压刮足部反射区。该手法应用最广，多用于点状、带状反射区。如额窦、垂体、头部、眼、耳、斜方肌、肺、胃、十二指肠、胰脏、肝脏、胆囊、肾上腺、肾脏、输尿管、膀胱、腹腔神经、大肠、心脏、脾脏、生殖腺、肩关节、肘关节、膝关节、上身淋巴结、下身淋巴结等。

2. 单食指压刮法　操作时，拇、食指分开，食指弯曲呈镰刀状，拇指固定，以食指桡侧缘为着力点，刮压足部相关反射区。该手法多用于三角形及短带状反射区。如生殖腺（子宫或前列腺）、尾骨（内侧和外侧）等。

3. 单拇指指腹按压法　操作时，拇指与其余四指分开，以拇指指腹为着力点，推按足部反射区。该手法多用于一些带状、片状反射区，并常适用于年老体弱者及儿童。如脊柱反射区、髋关节、肛门和直肠、腹股沟、坐骨神经、下腹部等。

4. 拇指指端按压法　操作时，拇指与其余四指分开，以拇指指端着力，按压足部反射区。该法多用于点状反射区，如小脑及脑干、三叉神经、上、下颌、扁桃体等。

5. 双拇指指腹推压法　双手拇指与其余4指相对着力握扶足部，以双手拇指指腹为着力点，推压足部反射区。该法多用于某些片状或带状反射区，如腹腔神经丛、肩胛骨、胸（乳腺）等。

6. 双指钳法　将食指、中指弯曲呈钳状，以食、中指中节着力，夹住被按摩的反射区部位，

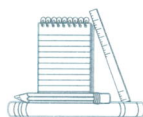

拇指靠近指中节桡侧，进行挤压或提拉足部反射区。该法只用于少数反射区，如颈椎、甲状旁腺等。

7. 双指拳法　一般用右手半握拳，以食指、中指的近侧指间关节顶点着力，压刮足部反射区。该法仅用于少数反射区，如小肠、肘关节等。

8. 双食指刮压法　双手拇指与其余4指相对着力握扶足部，以双拇指固定足部，双食指弯曲呈镰刀状，分别以桡侧缘同时施力压刮足部反射区。该法仅用于足背膈（横膈）反射区。

三、足部按摩操作程序

足部保健按摩操作，首先应做好相应的准备，注意与受术者交流，促进对受术者的了解，交代必要的事项，然后按程序进行操作，一般先左足后右足，按足底部、足内侧、足外侧、足背部的顺序依次进行。

（一）准备工作

1. 准备好足疗床（沙发）、治疗巾、足疗桶、各种作用的药液或足浴粉、按摩膏（油）等，以便操作时根据需要选择使用。

2. 选择体位，一般采用仰卧位或者仰靠坐位，将双足充分暴露，调整好体位。

3. 术者在按摩前应清洗双手，并保持手温，修剪指甲，防止抓伤受术者皮肤；受术者应清洗双足，修剪趾甲，防止按摩时划伤皮肤，引起交叉感染。

（二）操作步骤

1. 中药泡脚　将配制好的药液倒入木桶（2000～5000mL，药液浸过双足踝部10cm以上），水温保持45℃左右，泡脚时间30分钟左右，在木桶上置毛巾被保温，以全身发热、微微汗出为宜。泡完后用毛巾包裹双脚避风寒。

2. 上油　先将按摩油摊于掌中，揉匀（量适中、均匀），按足心、足背→足内外侧→足跟及小腿→足趾顺序将油均匀涂于足部。

3. 准备手法　双掌搓擦足心、足背→双手交叉搓擦足背→单掌推抹足趾→双手交替提抹足趾→双手交替拍打足背前1/3。

4. 检查心脏反射区　按摩前应以轻（拇指指腹由下往上推压）、中（单食指扣拳由下往上压刮）、重（单食指扣拳定点按压）3种不同力度在心脏反射区操作，以便了解心脏是否正常，以此决定按摩力度及施术方案，以免发生意外。

5. 开弓顺序　肾上腺（单食指扣拳定点按压）→肾（单食指扣拳定点按压）→输尿管（单食指扣拳从肾压刮至膀胱）→膀胱（单食指扣拳定点按压）。

6. 足底反射区按摩顺序（先擦热）　额窦→垂体→小脑及脑干→三叉神经→鼻→大脑→颈项→颈椎→甲状旁腺→甲状腺→眼→耳→斜方肌→肺、支气管→心（肝）→脾（胆）→胃、胰、十二指肠→小肠→横结肠（盲肠与阑尾）→降结肠（盲肠与阑尾）→乙状结肠、直肠→肛门（回盲瓣）→腹腔神经丛→失眠点→生殖腺。

7. 足内侧反射区按摩顺序（先擦热）　颈椎→胸椎→腰椎→骶椎→尾骨内侧→直肠与肛门→髋关节→坐骨神经→前列腺与子宫→腹股沟。

8. 足外侧反射区按摩顺序（先擦热）　肩→肘→膝→尾骨外侧→下腹部→髋关节外侧→坐骨神经外侧→生殖腺。

9. 足背反射区按摩顺序（先擦热）　肩胛骨→上、下颌→扁桃体→喉、气管、胸淋巴结→内耳迷路→胸部→膈→内、外肋骨→上、下身淋巴结。

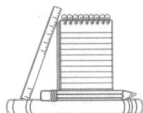

（三）足部按摩的禁忌证

足部按摩虽然是一种简便易行、效果显著、无不良反应的防病治病保健方法，但是也有它的局限性。如在下列情况下，就不宜实施足部按摩。

1. 各种严重出血病及急性传染病。

2. 妇女月经期及妊娠期间，忌做足疗。

3. 高热、意识不清、昏迷或精神失常的患者。

4. 急性心肌梗死、严重肾衰竭、心力衰竭，以及肝坏死等严重患者。

5. 足部严重溃烂、外伤、烧伤、骨折等患者。

6. 醉酒、过饥、过饱、过渴、过度疲劳者。

（四）足部按摩注意事项

足部按摩的注意事项是足部按摩师必须掌握和熟知的，也是顾客需要首先了解的，足部按摩师有责任向患者加以介绍。

1. 按摩室要保持清洁，空气要新鲜，温度要适宜。

2. 按摩前术者要剪短指甲并洗净双手，并用轻、中、重三种力度检查心脏反射区情况，决定治疗的时间和力度。

3. 饭前半小时、饭后 1 小时内不宜按摩，大怒、大悲、大恐等情绪冲动、精神紧张和身体疲劳时均不宜进行。

4. 按摩时术者与受术者要注意避寒，按摩后不宜立即用冷水洗手或洗脚，宜喝适量温水，以加强代谢。

5. 按摩时间一般以 45 分钟为宜，按摩时注意力要集中，应根据患者情况及时调整按摩节奏与力度。

6. 如患者经常按摩双脚导致反应迟钝，可用盐水浸泡双脚半小时，即会恢复痛感。

7. 对儿童、女性及老年人等，用力要轻，按摩时可用指腹施力，不可用力过度以免损伤皮肉骨骸。

8. 按摩后，若出现低烧、发冷、疲倦、腹泻等全身不适症状，甚至暂时病情加重或出现尿液颜色变深、气味加重，或有絮状物、大便变黑等现象，这是按摩后出现的一些反应，可继续坚持治疗，数日后即可消失，上述情况恢复正常。

项目三 小儿推拿

【学习目标】

1. 掌握小儿推拿常用穴位、推拿手法的操作和主要作用。

2. 了解小儿推拿手法的特点。

一、小儿推拿穴位

（一）脾经

【穴位定位】拇指末节螺纹面或拇指桡侧缘自指尖至指根侧面。

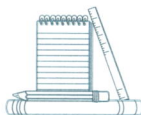

【操作】①补脾经：旋推拇指末节螺纹面或患儿拇指屈曲，术者拇指指腹向上推患儿拇指桡侧缘自指尖推向指根侧面。②清脾经：患儿拇指伸直，术者自指根向指端方向直推。

【动作要领】①旋推操作要求术者前臂摆动，手腕放松，用力于指，带动皮下组织。直推拇指用力，拇指推动向前。②旋推以顺时针小圆圈回旋运动为主，操作半径小。直推作用直线距离短。③频率120～160次/分。

【临床应用】应用于患儿消化不良，食欲不振，疳积，消瘦。

【注意事项】①脾经多用补法，如为实证才应用清脾经。②作用时间为1～2分钟。

（二）肝经

【穴位定位】食指末节螺纹面或食指自指尖向末节指纹。

【操作】①补肝经：旋推食指末节螺纹面或术者拇指指腹直推患儿食指自指尖向末节指纹。②清肝经：自食指末节指纹直推向指尖。

【动作要领】①旋推操作要求术者前臂摆动，手腕放松，用力于指，带动皮下组织。直推拇指用力，拇指推动向前。②旋推以顺时针小圆圈回旋运动为主，操作半径小。直推作用直线距离短。③频率120～160次/分。

【临床应用】应用于患儿高热神昏、烦躁、惊风、夜啼、多动、吐弄舌、睡中磨牙。

【注意事项】①肝经临床多用泻法。②作用时间为1～2分钟。

（三）心经

【穴位定位】中指末节螺纹面或中指自指尖向末节指纹。

【操作】①补心经：旋推中指末节螺纹面或术者拇指指腹直推患儿中指自指尖向末节指纹。②清心经：自中指末节指纹直推向指尖。

【动作要领】①旋推操作要求术者前臂摆动，手腕放松，用力于指，带动皮下组织。直推拇指用力，拇指推动向前。②旋推以顺时针小圆圈回旋运动为主，操作半径小。直推作用直线距离短。③频率120～160次/分。

【临床应用】应用于患儿高热神昏、口舌生疮、烦躁夜啼、小便短赤。

【注意事项】①心经用法有补有泻，虚证用补法，实证用泻法。②作用时间为1～2分钟。

（四）肺经

【穴位定位】无名指末节螺纹面或无名指自指尖向末节指纹。

【操作】①补肺经：旋推无名指末节螺纹面或术者拇指指腹直推患儿无名指自指尖向末节指纹。②清肺经：自无名指末节指纹直推向指尖。

【动作要领】①旋推操作要求术者前臂摆动，手腕放松，用力于指，带动皮下组织。直推拇指用力，拇指推动向前。②旋推以顺时针小圆圈回旋运动为主，操作半径小。直推作用直线距离短。③频率120～160次/分。

【临床应用】应用于患儿咳嗽、哮喘、痰饮、皮疹。

【注意事项】①肺经用法有补有泻，虚证用补法，实证用泻法。②作用时间为1～2分钟。

（五）肾经

【穴位定位】小指末节螺纹面或小指自指尖向末节指纹。

【操作】①补肾经：旋推小指末节螺纹面或拇指指腹直推患儿小指自指尖向末节指纹。②清肾经：自小指末节指纹直推向指尖。

【动作要领】①旋推操作要求术者前臂摆动，手腕放松，用力于指，带动皮下组织。②以顺时针小圆圈回旋运动为主，操作半径小。③频率120～160次/分。

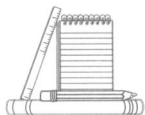

【临床应用】应用于患儿肾虚久泻、遗尿、自汗、盗汗、虚性哮喘。

【注意事项】①肾经多用补法。②作用时间为 1 ～ 2 分钟。

（六）肾顶与肾纹

【穴位定位】肾顶指小指指端；肾纹指小指第二指间关节横纹。

【操作】①术者拇指揉肾顶；②揉肾纹并掐肾纹。

【动作要领】①此穴位揉法为单指揉，拇指揉动，指下吸定，带动皮下组织。掐法以指甲垂直切入皮肤。②揉法沉肩、垂肘、腕部放松。掐法轻柔为度，快进快出。③揉法频率为 80 ～ 120 次 / 分。掐法以 3 ～ 5 次为宜。

【临床应用】肾顶可治疗自汗、盗汗等汗症；肾纹可治疗目赤肿痛、鹅口疮、淋巴结肿大。

【注意事项】肾顶可治疗汗症。

（七）手阴阳

【穴位定位】手掌面掌横纹两侧，桡侧为阳池，尺侧为阴池，共称为手阴阳。

【操作】分推手阴阳，以双侧手指从横纹中点向两侧分推，3 ～ 5 次操作为宜。

【动作要领】①医者与小儿相对而坐，两手握患儿手腕，两拇指从横纹中点向两侧分推。②两侧对称用力，部位对称，速度均一。③轻快而不滞，频率 120 ～ 200 次 / 分。

【临床应用】可用于治疗寒热往来等病证。

【注意事项】分推阴阳为小儿推拿操作开始操作式。

（八）板门

【穴位定位】手掌大鱼际中央及整个面。

【操作】①揉板门：以拇指或中指揉法作用于板门。②运板门：以拇指指腹在患儿大鱼际平面做运法。③推板门：用推法由板门推向横纹或横纹推向板门。

【动作要领】①运板门为弧形运行，来回操作，不可转折，操作自然。②运法频率 80 ～ 120 次 / 分。③动作流畅，不要中断。

【临床应用】板门行气化积，调理气机升降，可治疗厌食、腹胀、胃痛、嗳气、咳嗽、气喘、痰鸣等。

【注意事项】①从横纹推向板门可降逆止呕。②从板门推向横纹可升提止泻。

（九）四横纹与小横纹

【穴位定位】四横纹，位于手掌面，食、中、无名、小指第一指间关节纹路；小横纹，位于食、中、无名、小指掌指关节横纹处。

【操作】掐揉四横纹或小横纹；推四横纹或推小横纹：用拇指指腹逐个作用于指间关节或并拢四指，横向推动。

【动作要领】①推法直线单向推进，不斜行或往返。②推法术者拇指紧贴皮肤，患儿四指并拢。③频率 120 次 / 分以上。

【临床应用】四横纹与小横纹是治疗疳积的要穴，用于腹胀、偏食、厌食、消瘦、发育迟缓、口干、口疮、唇裂、口臭、烦躁等病证。小横纹为化痰要穴，治疗咳嗽、痰鸣、胸闷气促等有效。

【注意事项】①掐法轻柔操作，不可掐破患儿皮肤。②掐法以 3 ～ 5 次为宜。

（十）总筋

【穴位定位】掌后腕横纹中点。

【操作】揉总筋：用中指或拇指端按揉；掐总筋：用拇指指甲掐总筋。

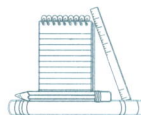

【动作要领】①此穴位揉法为单指揉，拇指揉动，指下吸定，带动皮下组织。掐法以指甲垂直切入皮肤。②揉法沉肩、垂肘、腕部放松。掐法轻柔为度，快进快出。③揉法频率 80 ～ 120 次 / 分。掐法以 3 ～ 5 次为宜。

【临床应用】掐总筋能清热散结，治疗口舌生疮、潮热、夜啼等。

【注意事项】①掐法不可掐破患儿皮肤。②揉法治疗为 2 ～ 3 分钟，可予 200 ～ 300 次操作。

（十一）一窝风

【穴位定位】手背腕横纹正中凹陷处。揉一窝风能温中行气、止痹痛、利关节。

【操作】揉一窝风：用中指或拇指端按揉。

【动作要领】①此穴位揉法为单指揉，拇指揉动，指下吸定，带动皮下组织。②揉法沉肩，垂肘，腕部放松。③揉法频率 80 ～ 120 次 / 分。

【临床应用】治疗食积或受寒引起的腹痛、肠鸣。

【注意事项】揉一窝风可操作 100 ～ 300 次。

（十二）小天心

【穴位定位】手掌大小鱼际交线凹陷中。

【操作】①揉小天心：用拇指或中指指端揉。②捣小天心：用中指指间或屈曲的指间关节捣。③掐小天心：用拇指指甲掐。

【动作要领】①揉法为单指揉，拇指揉动，指下吸定，带动皮下组织。②捣法要求术者肩肘关节放松，指间关节屈曲，以腕关节屈伸为主动运动带动指间关节敲击穴位。③捣法要求瞬间作用，快落快起，用力而富有弹性。④揉法沉肩，垂肘，腕部放松。掐法轻柔为度，快进快出。

【临床应用】揉小天心能清热，镇惊，明目。

【注意事项】捣法以 50 ～ 100 次为宜。

（十三）端正

【穴位定位】中指指甲两侧靠近第二指间关节赤白肉际处，桡侧为左端正，尺侧为右端正。

【操作】①掐端正：用拇指、食指指甲对掐；②揉端正：用拇指、食指螺纹面对揉。

【动作要领】①掐法为对掐，指甲斜切入左端正、右端正。②掐法轻柔为度，快进快出。③揉法为双指揉，拇指、食指揉动，指下吸定，带动皮下组织。

【临床应用】左端正可升阳止泻，治疗小儿腹泻、痢疾；右端正可降逆止呕，治疗恶心呕吐。

【注意事项】左端正与右端正治疗作用相反。

（十四）老龙

【穴位定位】中指指甲根正中后 1 分处。

【操作】掐老龙：用拇指指甲掐。

【动作要领】掐法指甲垂直进入皮肤。掐法轻柔为度，快进快出。

【临床应用】老龙可醒神开窍，治疗高热惊厥，四肢抽搐，不省人事。

【注意事项】本穴位用于急救，掐 3 ～ 5 次后苏醒即止。

（十五）五指节

【穴位定位】掌背面从拇指依次至小指五个指中关节处。

【操作】①掐揉五指节：用拇指逐个掐五指节 5 遍后施以揉法。②捻五指节：拇指置于穴位，食指与其相对逐个捻动指节。

【动作要领】①捻法要求术者肩关节、肘关节放松，拇指、食指相对捏而揉动。揉法为单

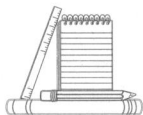

指揉，拇指揉动，指下吸定，带动皮下组织。掐法以指甲垂直切入皮肤。②捻动速度快，频率160～200次/分，紧捻慢移。③捻动着力对称，流畅自然。

【临床应用】掐五指关节可镇惊安神，治疗惊风烦躁，高热抽搐。

【注意事项】①掐为3～5次，揉为30～50次操作。②捻法治疗为每个指节逐个3～5次。

（十六）二扇门

【穴位定位】掌背面食指与中指，中指与无名指指根交接处。

【操作】①掐二扇门：用拇指指甲掐；②揉二扇门：用食指和中指端二指同时揉。

【动作要领】①揉法为双指揉，拇指、食指揉动，指下吸定，带动皮下组织。掐法以指甲垂直切入皮肤。②揉法沉肩，垂肘，腕部放松。掐法轻柔为度，快进快出。

【临床应用】二扇门可发汗解表，退热平喘，治疗风寒外感，发热无汗。

【注意事项】①二扇门为发汗要穴。②以掐3～5次为宜，揉100～500次为宜。

（十七）精威

【穴位定位】精宁位于第四、第五掌骨凹陷处；威灵位于第二、第三掌骨间凹陷处，合称精威。

【操作】掐精威：食指和中指同时掐。

【动作要领】①食指和中指同时操作，掐法以指甲垂直切入皮肤。②掐法轻柔为度，快进快出。

【临床应用】精威可醒神开窍，行气化痰，治疗惊风、昏厥、抽搐、痰喘。

【注意事项】本二穴为急救用穴。

（十八）二人上马

【穴位定位】手背面无名指与小指掌指关节后凹陷处。

【操作】①掐二人上马：用拇指指甲掐；②揉二人上马：用拇指或食指揉。

【动作要领】①揉法为单指揉，拇指或食指揉动，指下吸定，带动皮下组织。掐法以指甲垂直切入皮肤。②揉法沉肩，垂肘，腕部放松。掐法轻柔为度，快进快出。

【临床应用】二人上马可滋阴补肾，利水通淋，治疗肝肾阴虚之近视、弱视、智障、腰膝酸软、潮热、盗汗、烦躁不安、小便赤涩。

【注意事项】二人上马为滋阴补肾要穴。

（十九）三关

【穴位定位】前臂桡侧缘从腕横纹至肘横纹成一直线。

【操作】推三关：用拇指指面或食指和中指指面自腕部推向肘部。

【动作要领】①推法为直线推进，不斜行不往返。②术者拇指或食指、中指皮肤紧贴患儿皮肤。③频率120次/分。

【临床应用】三关可温里散寒，补益气血，治疗头冷痛、流鼻涕、流口水、畏寒肢冷、阴疽、心腹冷痛、疹出不畅、身体虚弱、面色无华、食欲不振、少气懒言、头昏、神疲气怯。

【注意事项】①推三关要求应用介质，保护患儿皮肤。②操作时要观察患儿表情。③操作方向为从腕横纹到肘关节。

（二十）天河水

【穴位定位】前臂内侧正中，从腕横纹至肘横纹成一条直线。

【操作】①清天河水：用拇指、食指及中指并拢，从腕横纹推向肘关节。②打马过天河：用食指及中指交替由腕横纹到肘关节向上拍打。

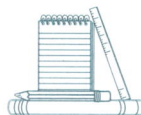

【动作要领】①推法为直线推进，不斜行不往返。拍打用食指及中指垂直作用于手臂，拍打作用时间短，频率高，节奏强。②推法要求术者拇指或食指、中指皮肤紧贴患儿皮肤。拍打不可拖动。

【临床应用】天河水可清热，凉血，利尿，治疗各种热证，实热、虚热都可用。

【注意事项】拍打时要求手指并拢。用力宜轻而准确。

（二十一）六腑

【穴位定位】前臂尺侧缘从腕横纹至肘横纹成一直线。

【操作】退六腑：患儿屈肘，术者握住小儿手腕，用食指、中指指腹从肘关节推向手腕。

【动作要领】①推法为直线推进，不斜行不往返。②推法要求术者食指、中指皮肤紧贴患儿皮肤。

【临床应用】六腑可通腑泄热，治疗痞满燥实坚为特征的积滞不通、咽喉肿痛、热痢疾、目赤、鼻流浊涕。

【注意事项】①退六腑要求应用介质，保护患儿皮肤。②操作时要观察患儿表情。③操作方向为从肘关节到腕横纹。

（二十二）腹部

【穴位定位】小儿腹部。

【操作】①摩腹术者双掌或单掌置于腹部，以肚脐为中心，摩法操作。②分推腹阴阳术者以双手拇指指腹从剑突下起，沿肋弓向两侧分推，一边分推一边向下移动，至肚脐平面，操作10～30遍。③揉腹术者单手全掌置于腹部来回揉动，带动腹部皮下组织，揉法操作5～10分钟。④按腹双掌或单掌置于腹部前正中线，从上到下按压腹部，操作5～10遍。⑤振腹术者掌根置于腹部或疼痛部位，上臂肌肉静力性振动操作。⑥拿腹术者一手拇指在腹部一侧，另一手食指、中指、无名指、小指在腹另一侧，双手同时向腹部中部推进，到腹中部时改为两拇指与其他四指相对用力，将腹壁与脂肪提拿操作。

【动作要领】①摩法要求手掌紧贴皮肤，以肚脐为中心，做圆形运动，操作力度与速度均匀，不带动皮下组织。②分推腹是从腹中央向两边分推，用双侧拇指指腹，两侧用力对称，部位对称，速度均匀，轻快而不滞，频率120～200次/分。③揉法指下吸定，带动皮下组织，沉肩，垂肘，腕部放松，压力均匀，动作柔和而有节奏。④按法着力面积大，按压方向垂直向下，不倾斜，用力由轻到重，刺激到达组织深部，适当停留。⑤振法为前臂强直性收缩，静止性振动，要求术者蓄力于掌或指，形神合一，频率300～500次/分。⑥拿法要求沉肩垂肘，拇指与其他四指相对用力，同时拿起或交替拿起，快拿快放，有节奏感，刺激量大。

【临床应用】腹部具有理气消食、健脾和胃的作用，治疗消化不良、呕吐、腹痛、腹泻、便秘、疳积、肥胖。

【注意事项】①腹部操作时间在饭后半小时进行，不可空腹或饱腹时进行。②腹部可作为独穴治疗，操作时间为10分钟到半小时。③拿法刺激较重，用力要柔和。

（二十三）肚角

【穴位定位】下腹部，脐下2寸与3寸之间。

【操作】拿肚角：拇指与其他四指相对用力，同时拿起并向上提。

【动作要领】①拿法要求沉肩垂肘，拇指与其他四指相对用力，同时拿起并向上提，快拿快放，有节奏感，刺激量大。②拿法操作1～3次即可。

【临床应用】肚角可消食导滞，理气止痛。治疗各种原因引起的腹痛。

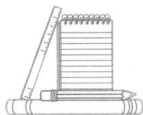

【注意事项】操作 1 ～ 3 次为宜。

（二十四）龟尾与七节骨

【穴位定位】龟尾为尾椎骨末端；七节骨指第二腰椎至龟尾成一直线。

【操作】①揉龟尾：用拇指或中指揉法操作。②推七节骨：用拇指、食指或中指指腹自下而上，或自上而下推法操作。

【动作要领】①揉法指下吸定，带动皮下组织，沉肩，垂肘，腕部放松，压力均匀，动作柔和而有节奏。②推法为直线推进，不斜行不往返。推法要求术者食指、中指皮肤紧贴患儿皮肤。

【临床应用】揉龟尾既能止泻又能通便，可调理大肠功能；推上七节骨能温阳止泻，治疗腹泻脱肛；推下七节骨能泄热通便，治疗肠热便秘、痢疾。

【注意事项】推上七节骨与推下七节骨治疗作用相反。

（二十五）天柱骨

【穴位定位】颈后正中后发际至大椎成一直线。

【操作】①推天柱骨：用拇指或食指、中指自上而下直推。②揉天柱骨：用拇指指腹自上而下揉法操作。

【动作要领】①推法为直线推进，不斜行不往返。推法要求术者拇指或食指、中指皮肤紧贴患儿皮肤。②揉法指下吸定，带动皮下组织，沉肩，垂肘，腕部放松，压力均匀，动作柔和而有节奏，自上而下操作。

【临床应用】天柱骨可降逆止呕，祛风散寒，强筋健骨，治疗恶心呕吐，外感发热，颈项强痛。

【注意事项】①应用介质，防皮肤损害。②操作方向由上而下。

（二十六）桥弓

【穴位定位】自翳风至缺盆，沿胸锁乳突肌成一线。

【操作】①揉桥弓：用食指、中指、无名指指端揉法操作。②拿桥弓：用拇指和食指、中指相对用力拿捏桥弓。

【动作要领】①揉法指下吸定，带动皮下组织，沉肩，垂肘，腕部放松，压力均匀，动作柔和而有节奏，沿胸锁乳突肌呈一线操作。②拿法要求沉肩垂肘，拇指与其他两指相对用力，同时拿起并向上提，快拿快放，有节奏感，刺激量大。

【临床应用】治疗小儿肌性斜颈。

【注意事项】作用部位为小儿患侧胸锁乳突肌。

（二十七）天门

【穴位定位】前正中线，两眉中间至前发际成一直线。

【操作】开天门：用两拇指置于前正中线，两眉中间至前发际成一直线自下而上直推。

【动作要领】①推法为直线推进，不斜行不往返。推法要求术者拇指或食指、中指皮肤紧贴患儿皮肤。②两拇指交替进行，方向自下而上，有节奏感。

【临床应用】天门可疏风解表，治疗风寒感冒、头痛、发热、惊啼不安、烦躁不宁。

【注意事项】开天门常用于表证。

（二十八）坎宫

【穴位定位】眉毛自眉头至眉梢一线。

【操作】分推坎宫：用两拇指自眉头至眉梢一线，由正中线方向向外侧分推。

【动作要领】①分推坎宫是眉头至眉梢一线，从正中线向两边分推，用双侧拇指指腹，两侧

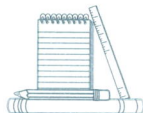

用力对称，部位对称，速度均匀，轻快而不滞。②频率120～200次/分。

【临床应用】坎宫可疏风解表，醒脑明目，止头痛，治疗外感发热、头痛、目赤肿痛。

【注意事项】分推坎宫为解表方法。

（二十九）山根

【穴位定位】两目内眦连线中点，鼻根低凹处。

【操作】掐山根：用拇指指甲掐。

【动作要领】①掐法以指甲垂直切入皮肤。②掐法轻柔为度，快进快出。

【临床应用】掐山根可治疗昏迷、惊风、抽搐。

【注意事项】①掐法刺激量大，不可掐破皮肤。②掐法以3～5次为宜。③掐山根用于急救。

（三十）囟门

【穴位定位】前发际正中直上，额前顶骨和颞骨所围成的菱形凹陷处。

【操作】①摩囟门：用掌面或食指、中指、无名指指端轻轻摩动囟门。②揉囟门：用一指或三指轻轻揉囟门。③推囟门：用拇指自前往后轻轻推动囟门。

【动作要领】①摩法要求手掌紧贴皮肤，做圆形运动，操作力度与速度均匀，不带动皮下组织。②推法为直线推进，不斜行不往返。推法要求术者拇指或食指、中指皮肤紧贴患儿皮肤，手法用力小，轻柔操作。

【临床应用】囟门能镇惊安神，治疗头痛、惊风、鼻塞。

【注意事项】囟门手法操作宜轻柔，用力小，不可用力按压。

二、小儿推拿手法

（一）单式手法

小儿推拿手法种类繁多，本节主要介绍推、揉、摩、按、掐、捏、运、捣8种常用手法。

1. 推法　用指、掌或肘在体表做单方向推动的手法称为推法。根据推动的方向及轨迹又分为直推法、旋推法、分推法、合推法四种。

【操作】①直推法：以拇指桡侧缘或螺纹面，或食、中二指螺纹面在穴位上做单方向的直线推动（图4-67）。②旋推法：以拇指螺纹面在穴位上做顺时针方向的旋转推动（图4-68）。③分推法：以两手拇指桡侧缘或螺纹面，或食、中二指螺纹面自穴位中间向两旁做单方向的推动，也称"分法"（图4-69）。④合推法：以两手拇指桡侧缘或螺纹面，或食、中二指螺纹面自穴位两旁向中间做单方向的推动，也称"合法"（图4-70）。

【动作要领】①肩、肘、腕关节要放松，指间关节伸直。②直推法是单方向的直线推动；旋推法的运动轨迹是一个面；分推法则是做直线或弧线推动。③用力宜柔和均匀，不带动皮下组织。④推动时要有节律，频率为每分钟250～300次。⑤操作时，需应用介质。

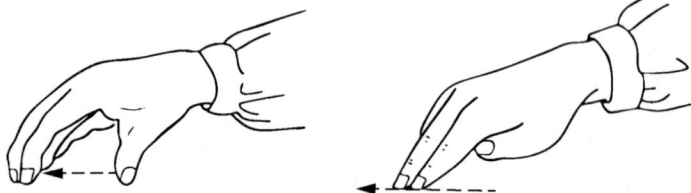
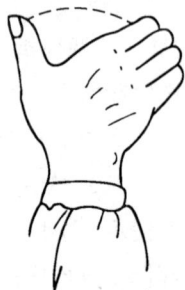

图4-67　直推法　　　　　　　　　　　　图4-68　旋推法

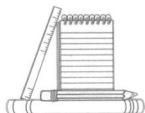

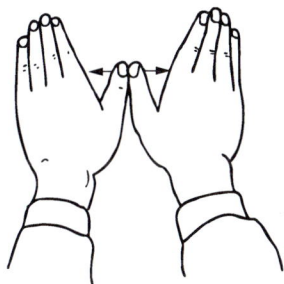
图 4-69　分推法

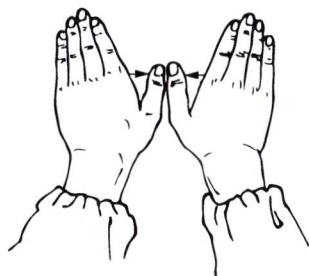
图 4-70　合推法

【临床应用】推法具有清热散结、疏经通络、理气止痛等作用，配伍其他操作法用于治疗儿科各种常见病和多发病。

【注意事项】①操作时，运用的介质干湿应适宜。②操作时，手法轻柔，始终如一，轻而不浮。③在某些穴位上的推动方向与补泻有关，应根据不同穴位及操作部位而定。

2.揉法　以手指螺纹面，或手掌掌根、大鱼际，吸定于一定穴位或部位上，做轻柔和缓的回旋揉动，称揉法。根据施术部位的不同可分为掌揉法和指揉法，掌揉法可分为掌根揉法和大鱼际揉法，指揉法可分为单指揉法和双指揉法。

【操作】①掌根揉法：以手掌掌根在穴位上做轻柔和缓的回旋揉动。②大鱼际揉法：以手掌大鱼际在穴位上做轻柔和缓的回旋揉动。③单指揉法：食指抵住中指第一指间关节，以中指螺纹面在穴位上做轻柔和缓的回旋揉动。④双指揉法：以食指及中指螺纹面在穴位上做轻柔和缓的回旋揉动。

【动作要领】①肩、肘、腕关节要放松，手指螺纹面或手掌掌根、大鱼际吸定于操作的穴位或部位上，不来回摩擦、跳动。②前臂的主动摆动连同腕、掌、指的回旋揉动，带动吸定部位的皮肤及皮下组织。③推动时要有节律，频率为每分钟 120～160 次。

【临床应用】揉法具有宽胸和胃、理气健脾、活血化瘀、通络止痛的作用，用于治疗胸胁疼痛、脘腹胀满、便秘、腹泻、急慢性软组织损伤等疾病。

【注意事项】①操作前，将指甲剪平。②操作时，手法要轻柔缓和，灵活协调。

3.摩法　以掌面或食、中、无名指指面附着于一定穴位或部位上，以腕关节连同前臂做顺时针或逆时针方向环形抚摸，称摩法。以掌面施术的称掌摩法，以指面施术的称指摩法。

【操作】以掌面或食、中、无名指指面在穴位上做顺时针或逆时针方向环形抚摸（图 4-71）。

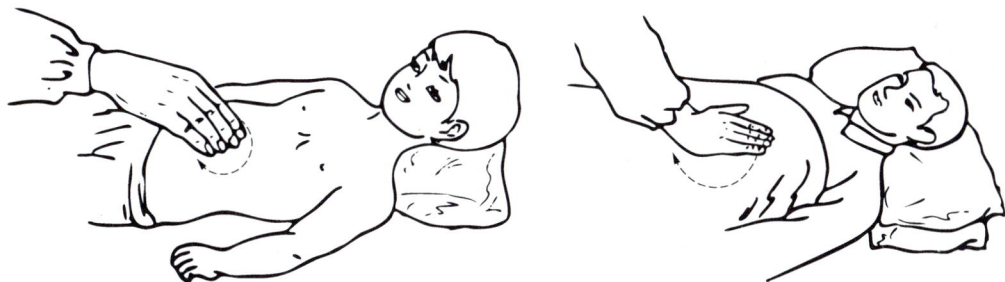
图 4-71　摩法

【动作要领】①肩、肘、腕关节要放松，掌面或食、中、无名指指面自然附着于穴位上，不能用力下压。②前臂及腕关节带动掌面或指面做顺时针或逆时针方向的环形抚摸。③动作要协调灵活，频率为每分钟 100 次左右。

【临床应用】摩法具有健脾和胃、消积导滞、活血通络止痛的作用，用于治疗胸胁疼痛、脘

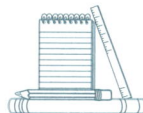

腹胀满、食积、便秘、腹泻、胃肠功能紊乱、软组织损伤等疾病。

【注意事项】①操作前，运用一定的介质可增强疗效。②操作时，手法要轻柔缓和。③在某些穴位上的顺时针或逆时针摩动与补泻有关，应根据不同穴位及操作部位而定。

4. 按法　以拇指、中指指端或指面或掌面在一定穴位或部位上逐渐用力向下按压，称按法。以手指施术的称为指按法，以掌面施术的称为掌按法。按法的刺激量较强，临床应用时常和揉法配合应用，称按揉法。

【操作】以拇指、中指指端或指面或掌面在一定穴位或部位上逐渐用力向下按压。

【动作要领】①拇指、中指指端或指面或掌面自然着力于穴位上，用力方向尽量垂直于体表。②向下按压时逐渐用力，同时保持一定的时间。

【临床应用】按法具有疏风散寒、活血化瘀、通络止痛的作用，用于治疗头痛、胸胁脘腹疼痛及软组织损伤、功能性脊柱侧弯及后凸畸形等。

【注意事项】操作时，用力要平稳、持久，刺激量根据患儿具体情况加减。

5. 掐法　以拇指指甲或拇、食指指甲掐按一定的穴位或部位，称掐法。

【操作】以拇指指甲或拇、食指指甲在一定穴位或部位上逐渐用力掐按（图4-72）。

【动作要领】①肩、肘、腕关节放松，逐渐垂直向下用力。②操作时力量适可而止。

【临床应用】掐法有醒神开窍、息风止痉的作用，用于治疗惊风抽搐等。

【注意事项】操作时，注意不要掐破皮肤，掐后可轻揉施术的穴位或部位，以缓解不适感。

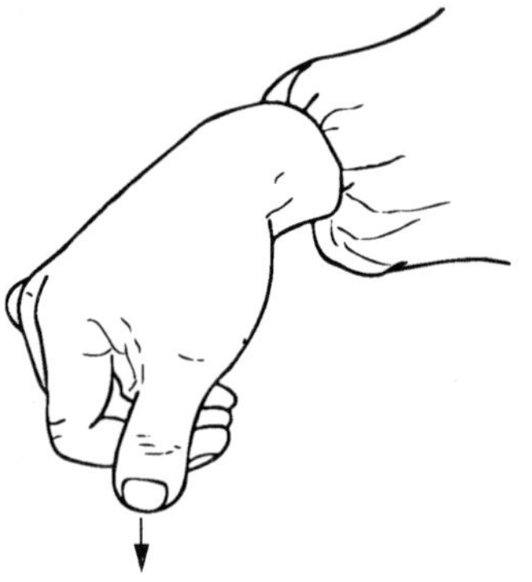

图4-72　掐法

6. 捏法　用拇指桡侧缘抵住皮肤，食、中指前按，三指同时用力提拿皮肤，双手交替捻动向前推动；或食指屈曲，用食指中节桡侧缘抵住皮肤，拇指前按，两指同时用力提拿皮肤，双手交替捻动向前，称为捏法（图4-73）。

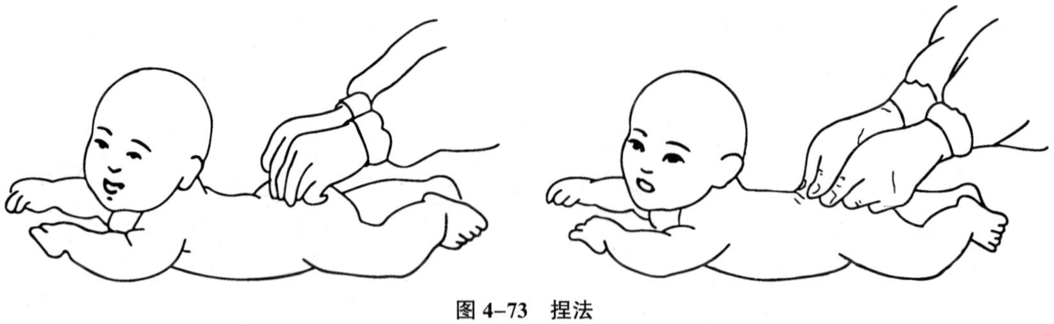

图4-73　捏法

【操作】①用拇指桡侧缘抵住皮肤，食、中指前按，三指同时用力提拿皮肤，双手交替捻动向前推动。②食指屈曲，食指中节桡侧缘抵住皮肤，拇指前按，两指同时用力提拿皮肤，双手交替捻动向前。

【动作要领】①捏起患儿皮肤的多少要适当。②操作时力量要适度。③动作要协调灵活，沿直线向前捻动，不可歪斜。

【临床应用】捏法具有调阴阳、和脏腑、理气血、通经络、培元气的作用，临床上多用于保健及防治多种疾病。

【注意事项】①操作前，可轻摩施术部位以缓解患儿不适感。②临床操作时，多自下而上，先捏脊柱三遍，第四遍"捏三提一"。③操作时，速度要快，不可拧转皮肤，避免患儿哭闹，影响疗效。

7. 运法　以拇指或中指螺纹面由此穴向彼穴或在穴周做弧形或环形推动，称运法。

【操作】拇指或中指螺纹面由此穴向彼穴或在穴周做弧形或环形推动（图4-74）。

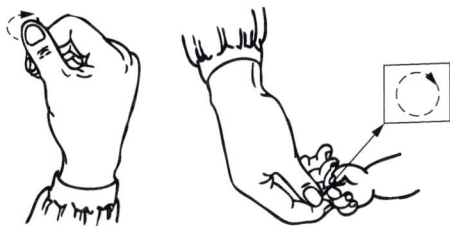

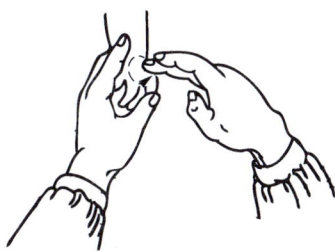

图 4-74　运法

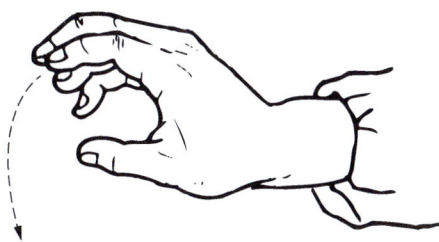

图 4-75　捣法

【动作要领】①推动的方向为弧形或环形，不带动皮下组织。②操作时宜轻不宜重，宜缓不宜急，频率为每分钟80～120次。

【临床应用】运法具有疏经通络、理气止痛等作用，配伍其他操作法用于治疗儿科各种常见病和多发病。

【注意事项】①在某些穴位上的操作方向与补泻有关，应根据不同穴位及操作部位而定。②操作时可运用一定的介质。

8. 捣法　以腕、指间关节用力，用中指指端或食、中指端有节奏地叩击穴位的手法称为捣法。

【操作】以腕、指间关节用力，用中指指端或食、中指端有节奏地叩击穴位（图4-75）。

【动作要领】①肩、肘、腕关节自然放松，腕关节主动屈伸。②定位要准确，富有弹性和节律性。

【临床应用】具有安神定志的作用，常用于治疗急慢惊风等疾病。

【注意事项】操作前，指甲要剪平。

（二）复式手法

复式手法，是指具有特定的名称、特有的治疗作用，以两种或两种以上的操作法按照一定程序进行操作的手法，也叫"大手法""大手术"等，是小儿推拿中特有的一种操作手法。

复式手法繁多，本节主要介绍较常用的7种复式操作法。

1. 黄蜂入洞

【位置】两鼻孔。

【操作】用左手扶住患儿后头部，先用右手食、中二指揉两侧迎香穴，再用食、中二指指端轻入患儿鼻孔下缘揉之，称黄蜂入洞（图4-76）。

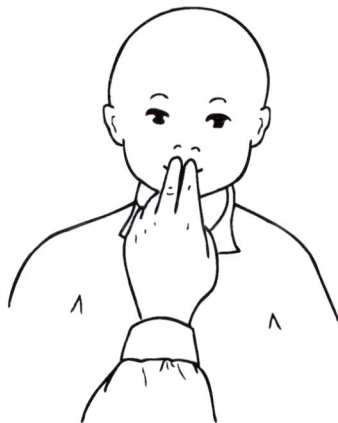

图 4-76　黄蜂入洞

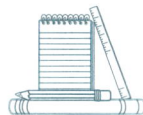

【临床应用】此法具有开窍、通鼻、发汗解表的作用，多用于外感风寒所致的发热无汗及鼻塞、呼吸不畅等症。

【注意事项】一般操作 50 ～ 100 次。

2. 开璇玑

【位置】胸腹部。

【操作】患儿仰卧位，术者先用两手拇指自璇玑穴沿胸肋间隙自上而下向左右两旁分推至季肋，再用食、中二指自鸠尾穴向下直推至脐部，再摩揉腹部，接下来用食、中二指从脐部推至小腹，最后两手拇指交替直推七节骨。上述操作各 50 ～ 100 次。

【临床应用】此法具有宣通脏腑、理气化痰、消食导滞的作用，多用于痰邪壅盛、食积不化引起的胸闷气促、咳痰不爽、食积腹痛、积滞胀满、呕吐、泄泻、发热不退等实热证。

【注意事项】直推七节骨可根据病证虚实的不同选用不同的直推方向。推上七节骨具有温阳止泻的作用，常用于脾虚泄泻；推下七节骨具有泄热通便的作用，常用于实证便秘。

3. 按弦走搓摩

【位置】胁肋部。

【操作】令人将小儿抱于怀中，两手交叉搭在两肩上，术者在小儿身后，用两手掌从患儿两腋下胁肋处，自上而下搓摩移动至肚角处。

【临床应用】此法具有理气化痰、健脾消积的作用，多用于积痰积气引起的胸闷痞满、咳嗽气急、痰喘不利等病证。

【注意事项】操作 50 ～ 100 次。

4. 揉脐及龟尾并擦七节骨

【位置】腹部、腰骶部。

【操作】患儿仰卧，术者用一手掌或食、中、无名三指揉脐或揉脐及天枢，另一手用拇指或中指端揉龟尾。患儿仰卧，术者用拇指或食、中二指直推上七节骨或下七节骨（图 4-77）。

【临床应用】此法具有通调任督二脉经气、调理肠腑、止泻导滞的作用，多用于泄泻、便秘、痢疾等病证。

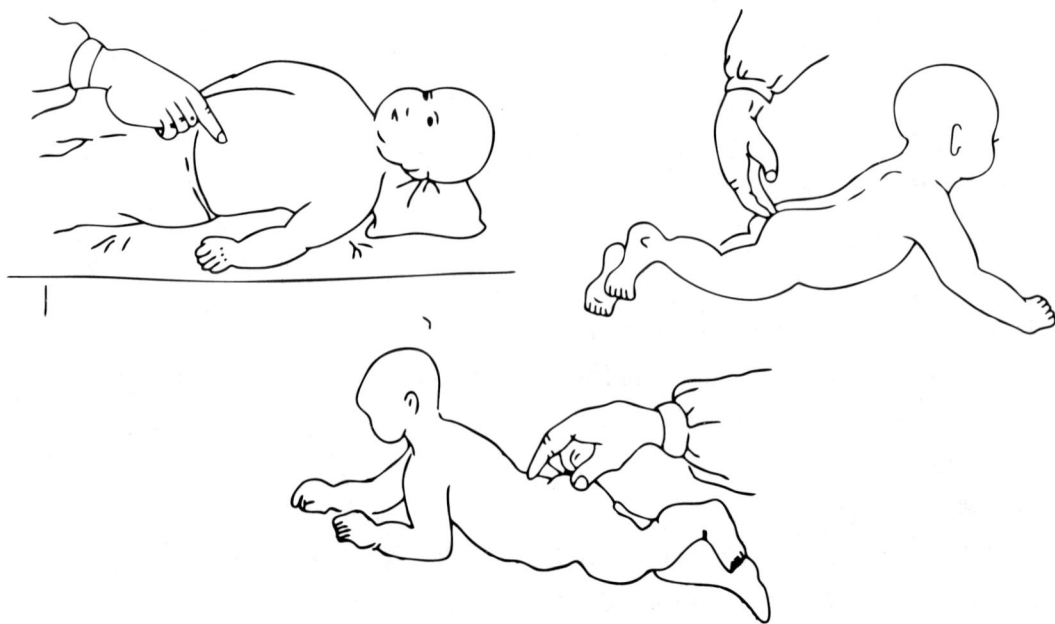

图 4-77　揉脐及龟尾并擦七节骨

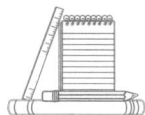

【注意事项】各操作 100～300 次。揉脐及龟尾并推上七节骨为补法，具有温阳止泻的作用；揉脐及龟尾并推下七节骨为泻法，具有泄热通便的作用。

5. 打马过天河

【位置】前臂内侧。

【操作】用一手握住患儿四指，将掌心向上，用另一手拇指或中指先运内劳宫穴；再用食、中指二指指面蘸凉水，由总筋穴起沿天河水弹打至曲池穴，边弹打边吹气（图 4-78）。

【临床应用】本法性凉大寒，具有行气活血、清解里热的作用，主治高热神昏，可用于一切实热证。

【注意事项】运 50～100 次，弹打 10～20 遍。

6. 水底捞明月

【位置】双手掌心。

【操作】术者一手握住患儿四指，掌心向上，另一手滴凉水于内劳宫穴处，再用拇指螺纹面或中指指端蘸水由小指根开始，推运至掌小横纹、小天心、内劳宫，边推边吹凉气，又称水底捞月、水里捞月、水中捞月、水中捞明月等（图 4-79）。

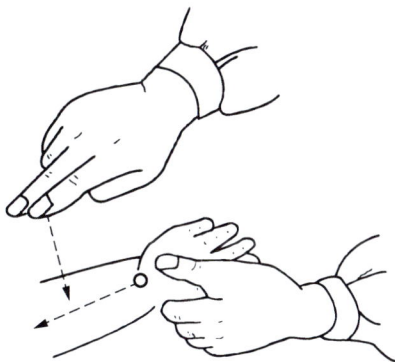

图 4-78　打马过天河　　　　　　　　图 4-79　水底捞明月

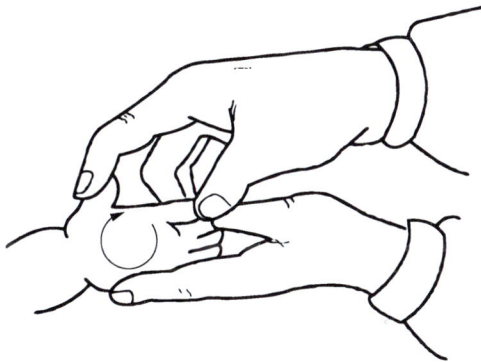

【临床应用】本法大寒大凉，具有清热凉血、宁心除烦的作用，主治高热神昏等邪入营血的实热病证。

【注意事项】操作 50～100 次。

7. 总收法

【位置】肩井穴、手指。

【操作】用一手中指或拇指按揉患儿肩井穴，另一手拇、食、中三指拿住患儿食指与无名指或中指，屈伸并摇动其同侧上肢（图 4-80）。

【临床应用】此法具有调阴阳、通经络，通一身气血的作用，常作为推拿治疗结束法使用，含关门之意，故称总收法。久病体虚者更适用此法。

【注意事项】按揉 5～10 次，屈伸、摇各 20 次。

三、小儿常见病证推拿治疗

（一）小儿肌性斜颈

小儿肌性斜颈是由于一侧胸锁乳突肌挛缩变性引起以小儿头向患侧歪斜，颜面旋向健侧为主要特征的一种儿科常见疾病。多由先天胎位因素（脐带绕颈或头部总向一侧偏斜等），或分娩时胎位不正、产伤，或一侧胸锁乳突肌感染性肌炎、外伤等引起胸锁乳突肌缺血性或出血性挛缩所致。

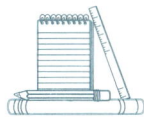

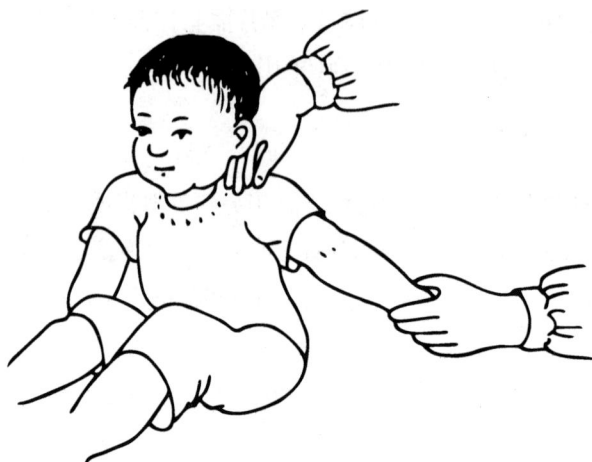

图 4-80　总收法

中医学认为，本病是由于先天胎位不正或后天损伤，导致气滞血瘀或气虚血瘀而发，属"项痹"范畴。

【诊断】

1. 有先天性胎位不正或胸锁乳突肌后天损伤的病史。

2. 以头向患侧倾斜并向健侧旋转，颜面转向健侧为主要症状。部分患儿在胸锁乳突肌中下部可触及质地软硬、大小不等的结节状、条索状或骨疣样肿块。

3. 检查可发现头部畸形，颜面及双眼大小不对称，后期可出现脊柱畸形（以颈胸椎侧凸为多），颈项活动以健侧侧弯或患侧旋转受限为明显。

4. B超检查显示，患侧胸锁乳突肌增粗、增厚，或可探及肌性肿块，回声增高或减低，肌纹理增粗、紊乱。

【治疗】

1. **推拿治疗适应证**　6岁以前或脊柱畸形不明显的肌性斜颈患儿，年龄越小，治疗效果越好。

2. **基本治法**　舒筋活血，软坚散结。

3. **基本操作**

（1）患儿取仰卧位用食、中、无名指三指或食、中二指夹住患侧肿块部位或整个胸锁乳突肌，施以柔和有力的双指揉或三指揉法3分钟；然后用拇指沿胸锁乳突肌（桥弓穴）轻柔弹拨，重点弹拨胸锁乳突肌的起、止点及（或）肿块。按揉法与弹拨法交替进行，共5～8分钟。

（2）患儿取仰卧位或家长抱坐位用拇指与食、中两指相对用力拿捏患侧胸锁乳突肌，重点拿捏肿块及挛缩部位2分钟，手法由轻及重，以患儿能耐受为度；用轻柔的拿法、揉法作用于斜方肌等颈项部相关肌群及健侧肌群2分钟。

（3）患儿取仰卧位用拇指指腹再次按揉胸锁乳突肌自上而下3～5遍；用缠法或振法作用于患侧胸锁乳突肌起、止点及肿块部位约1分钟；按揉风池、耳后高骨、翳风、天柱、肩井、缺盆，每穴半分钟。

（4）患儿取仰卧位双手掌面扶住患儿头两颞侧，同时用力沿颈椎纵轴方向拔伸，持续1～2分钟，顺势做颈项部左右侧屈及旋转的被动运动（以健侧侧屈和患侧旋转为主）左右各5～10次；一手置于患侧肩部，另一手扶患侧头部，两手用力做相反方向的扳动，尽量拉伸患侧胸锁乳突肌，每次持续1～2分钟，连续做3～5次。

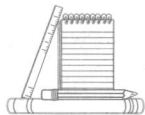

4.分型施治　对肿块型以软坚散结为主，非肿块型以矫正畸形为要。

（1）肿块型在以上操作的基础上，延长肿块部位的按、揉、拿、捏时间，并在肿块部位施以较重的缠法和振法。

（2）非肿块型延长拿或捏患侧胸锁乳突肌（桥弓穴）的时间；着重按揉患侧胸锁乳突肌的起止点，并加强被动牵伸患侧胸锁乳突肌；捏脊3～5遍；自上而下依次按揉颈胸段华佗夹脊穴及足太阳膀胱经第一侧线上的背俞穴3～5遍；年长儿可适当配合颈项拔伸及矫形固定。

【注意事项】

1.早期诊断，早期治疗。

2.注意孕期检查，及时矫正胎位，可大幅度降低发病率。

3.注意不宜过早直抱小儿，以防发生姿势性肌性斜颈。

4.姿势矫正，要求家长在怀抱、喂奶、嬉戏或睡眠等日常生活中，采用垫枕、玩具吸引等方法矫正斜颈畸形。

【按语】

推拿治疗小儿肌性斜颈有较好的疗效，其治疗目的是最大限度地恢复胸锁乳突肌的功能，故在治疗过程中，该肌起止点的治疗及被动运动极为重要。治疗期间若能配合中药热敷（桂枝、伸筋草、透骨草、五加皮、海桐皮、路路通、当归、川芎等活血化瘀的中药煎水外敷患侧胸锁乳突肌，每次15～20分钟，每日1～2次）和家庭按摩（家长可在患儿颈项部用食、中、无名指螺纹面施以轻柔的揉法和摩法，以肿块处为主，同时结合头颈部的被动屈伸和旋转运动）则疗效更好。根据病情需要，可适当选择应用颈托矫形、超激光照射等辅助疗法配合治疗。

（二）小儿脑瘫

小儿脑瘫是指出生前至出生后1个月内受各种因素影响所致的非进行性脑损伤综合征，主要表现为中枢性运动障碍和姿势异常，部分伴有神经反射异常，严重病例可有智力低下，癫痫，听、视及语言能力障碍和行为异常。其主要病理变化是中枢神经的发育异常和脑实质的破坏性病变。早产、新生儿窒息、新生儿脑血管障碍、其他缺氧缺血性脑病、核黄疸及迁延性黄疸等均可导致小儿脑瘫。

中医学认为，该病属于"五迟""五软""五硬""痿证""内风"等范畴，多与"风""痰""瘀""火""经络闭阻"等因素有关。

【诊断】

1.以出生后非进行性运动发育异常为特征，主要表现为运动发育落后和瘫痪肢体主动运动减少，肌张力异常，姿势异常，反射异常。作为脑损伤引起的共同表现，一半以上患儿可能合并智力低下、听力和语言发育障碍或其他伴随症状如过度激惹、视力障碍、小头畸形、癫痫等。

2.根据运动障碍的性质，临床上可将脑瘫分为痉挛型、手足徐动型、强直型、共济失调型、震颤型、肌张力低下型、混合型等。其中痉挛型的发病率最高，占该病总发病率的62.2%。

3.临床可根据需要，进行脑电图、脑血流图、脑部CT等有关检查。

【治疗】

1.推拿治疗适应证　排除出生1个月后的脑外伤、进行性肌营养不良、各种急性脑炎、急性炎症性脱髓鞘性多神经根炎等其他脑部病变。

2.基本治法　开窍益智，强筋健骨。

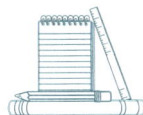

3. 基本处方

（1）患儿取俯卧位由下而上摩脊柱 3～5 遍；由上而下依次按揉脊柱及足太阳膀胱经背部第一侧线和第二侧线 3～5 遍；由下而上捏脊柱 3～5 遍；擦肾俞、命门和八髎穴，以热为度；振命门 1～2 分钟。

（2）患儿取仰卧位用一指禅推法从印堂推至百会 3～5 遍；大开天门 50 次，推坎宫 50 次，揉太阳 100 次；点按攒竹、太阳、阳白、神庭、头维、玉枕、风池、天柱、风府、哑门、肩井、缺盆等头面颈项部穴位，每穴约半分钟；按揉瘫痪上肢或下肢 10 分钟，上肢以肩井、肩髃、曲池、手三里、合谷等穴为主，下肢以环跳、阳陵泉、丰隆、昆仑、涌泉等穴为主。

4. 分型施治　脑瘫的临床分型比较复杂，如根据中医辨证可分为肝肾阴虚型、气虚血瘀型、脾虚痰阻型、肾精不足型及虚风内动型；根据西医形态学观点，按瘫痪性质可分为上运动神经元性、下运动神经元性、神经肌肉传递障碍性和肌源性四大类；按瘫痪程度可分为完全性和不完全性；按瘫痪的部位可分为单瘫、偏瘫、双瘫、截瘫、三肢瘫、四肢瘫和交叉性偏瘫；按运动障碍的性质可分为痉挛型、强直型、共济失调型、震颤型、手足徐动型、肌张力低下型、混合型等。推拿调治常按运动障碍的性质在基本处方基础上随症加减。

（1）痉挛型和强直型患儿肌张力较高，在四肢操作时手法力求轻柔，另外可根据脊神经解剖学原理，确定痉挛型瘫痪单瘫、双瘫、三肢瘫、四肢瘫或偏瘫、截瘫的脊神经后根体表投影点，用按揉法重点进行刺激 5～8 分钟。若伴有手足畸形者，应先调节有关肌群的张力，再用矫正性手法或辅助器械矫正。

（2）共济失调型和震颤型增加头面部操作，如按揉百会 100 次，一指禅推头面部督脉及两侧膀胱经循行路线，从前向后 3～5 遍；扫散法作用于脑运动区和语言区 2 分钟；振百会 1 分钟；拿风池、肩井各 10 次；揉天柱骨自上而下 5～10 遍。

（3）手足徐动型和肌张力低下型增加腹部操作，如顺时针方向摩腹 5～8 分钟，揉中脘 100 次，揉脐及丹田 100 次，振腹 1 分钟；延长瘫痪肢体的按揉时间至 15 分钟，并搓抖肢体结束治疗。

【注意事项】

1. 合理安排患儿的饮食起居，鼓励患儿积极进行主动运动，培养生活自理能力。

2. 加强智力培训，鼓励患儿树立战胜疾病的信心，并较好地配合医生治疗，切忌歧视、责骂或处罚。伴语言障碍者，需进行语言训练。

3. 加强护理，防止意外伤害。

【按语】

小儿脑瘫为脑部损伤引起的一种较为棘手的全身性疾病，目前治疗方法主要有药物、物理和手术疗法等三大类。因患儿年龄较小，且多伴有智力障碍等因素，口服药物常难以坚持，注射剂则价格高、疗程长，疗效难以保证。手术疗法不仅要掌握严格的适应证，且存在麻醉意外、术中心跳停搏、支气管痉挛等 10 余种手术并发症。推拿作为一种物理疗法，对本病有较好的疗效，但要立足于早期治疗和长期治疗。一般来说，年龄越小，疗效越好，故早诊早治非常重要，患儿的高腭弓和皮层拇指体征在早期诊断方面具有一定的指导意义。

（三）小儿功能性脊柱侧弯证

小儿功能性脊柱侧弯证是由于姿势不良或骨盆及下肢的原因使小儿直立时出现以脊柱朝一侧倾斜，并感觉肩背、腰臀部不适，甚或疼痛为主要症状的一种儿科常见病证。由于脊柱两侧的肌肉紧张度不一致，肌张力高的一侧牵拉另一侧，使脊柱向肌张力高的一侧侧弯，这种侧弯

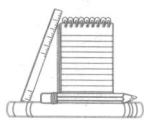

未引起脊柱骨质的变化，可通过一定的手法矫正，属可逆性侧弯证。

中医学认为，外感风寒湿诸邪、慢性劳损等引起气滞血瘀，或气血虚弱致脉络不通即气虚血瘀等均可致该病的发生，属"痹证"范畴。

【诊断】

1. 有习惯性的姿势不良病史。

2. 以脊柱向一侧侧弯，两肩不在同一水平线上，即凸侧肩峰较高为主要临床表现。可伴不同程度的肩背、腰臀部不适或疼痛。

3. 检查可见脊柱向一侧弯曲，尤以胸椎明显，竖脊肌肌张力较高，压痛不明显。病程较长者可伴有心、肺等内脏器官症状，如心前区疼痛、呼吸困难、心率加快等。X线片检查示脊柱侧弯，以胸、腰段多见。

【治疗】

1. 推拿治疗适应证 排除骨质病变引起的脊柱侧弯。

2. 基本治法 舒筋活血，矫正畸形。

3. 基本操作

（1）患儿取俯卧位用一指禅推法或拇指按揉法沿竖脊肌自上而下按揉，每侧3～5遍；掌根按揉背旁其他肌群，以肌张力较高处为重点，约5分钟。

（2）患儿取俯卧位以脊柱短杠杆微调手法调节侧弯部位。

（3）患儿取仰卧位按揉足三里、阳陵泉、悬钟、三阴交，每穴约半分钟；操作者一手扶下肢膝部，一手握踝部，双手同时用力做屈膝屈髋运动，每侧3～5次；牵抖双下肢2分钟。

4. 分型施治

（1）结节型在一侧肩胛骨内上缘或腰三横突等部位可触及明显压痛点及条索状、结节样反应物。此型应在基本操作的基础上，重点按揉或弹拨压痛点或具有条索状、结节样反应物的部位，并配合腰段脊柱的被动运动。

（2）非结节型延长按揉脊柱及脊旁肌群的时间，手法力求柔和而深透，并加捏脊3～5遍，直擦脊柱部、横擦腰骶部，以热为度。

【注意事项】

1. 早期诊断，早期治疗。

2. 姿势矫正。可通过家长定时提醒的方式矫正不良姿势，尤应时刻注意患儿的坐、立、行、卧姿势。

3. 睡卧硬板床。

4. 适度进行腰背肌、腹肌功能锻炼。

【按语】

长时间单肩背负重物，小儿斜颈长期得不到有效治疗，双下肢的不等长或骨盆不正等均能导致小儿功能性脊柱侧弯证。推拿治疗的目的是最大限度地调节脊柱两侧的肌张力，以肌力的牵拉和小关节的微调作用来纠正畸形。因此在治疗过程中，病因治疗是极为重要的一环节。矫正时手法力求柔和有力。

（四）厌食

厌食是指小儿长期不欲进食，食欲下降，食量减少，甚至拒食的一种儿科常见病证。多由喂养不当、饮食不节、多病、久病及先天不足而致脾失健运，胃失受纳引起。本病以1～6岁小儿多见，夏季暑湿当令时节，脾为湿困，常会加重病情。患儿一般精神状态正常，但若长期

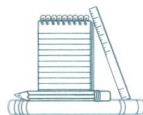

不愈，可致水谷精微摄取不足无以生化气血，使体重减轻，抗病能力下降，易罹患他病，甚至影响生长发育而转为疳证。

西医学认为，厌食症是一种全身性慢性疾病，可以由多种全身性和消化道疾病，甚至心理、家庭等因素引起患儿消化液分泌减少、酶活性下降和胃肠平滑肌舒缩功能紊乱，导致小儿对食物产生厌倦，消化吸收功能降低，进而影响其他系统，尤其是内分泌系统功能紊乱，患儿体内常缺乏多种微量元素，尤其是锌，若不及时补充，易诱发厌食。

【诊断】

1. 食欲低下为主症，纳呆，食欲显著少于同龄正常儿童，甚至不食，严重者伴有营养不良消瘦、乏力、生长发育障碍、精神行为异常等。

2. 多见于1～6岁小儿，起病多较缓慢，病程较长，一般连续2个月以上。

3. 微量元素缺乏特别是锌缺乏症与厌食关系密切。

【治疗】

1. **推拿治疗适应证**　排除消化系统疾患和全身性疾病对消化道的不良影响。

2. **基本治法**　健脾和胃。脾失健运者重在运脾开胃，脾胃气虚者宜健脾益气，脾胃阴虚者则佐以滋养胃阴。

3. **基本处方**

（1）患儿取仰卧位揉板门100次，补脾经300次，清胃经300次；摩腹3分钟，揉脐及天枢100次；按揉足三里100次。

（2）患儿取俯卧位捏脊3～5遍；按揉脾俞、胃俞，每穴约半分钟。

4. **辨证施治**

（1）脾失健运在基本操作基础上加具有运脾开胃作用的手法。如运内八卦100次，掐四横纹各5次；摩中脘2分钟，逆时针方向摩腹3分钟，分腹阴阳100次。

（2）脾胃气虚在基本操作基础上加具有健脾益气作用的手法。如补大肠100次，推三关100次，揉外劳宫50次；揉中脘100次，顺时针方向摩腹3分钟，揉气海及关元100次；揉龟尾100次，推上七节骨100次。

（3）脾胃阴虚在基本操作基础上加具有滋养胃阴作用的手法。如清肝经100次，揉外劳宫100次，揉二人上马100次；揉中脘100次，顺时针方向摩腹3分钟，揉丹田100次；按揉血海、三阴交，每穴约半分钟。

【注意事项】

1. 注意饮食调节。合理膳食，纠正不良饮食习惯，少食肥甘黏腻之品，不随意吃零食。

2. 注意心理调适。尽量让患儿接受一些健康教育，让其认识到合理饮食的重要性，并保持良好的情绪，以增强食欲，但不可强迫患儿进食。

3. 注意调节生活起居。让患儿保证充足的睡眠，培养有规律的生活起居习惯。

4. 注意排除严重佝偻病、贫血，以及心、脑、呼吸、肝、肾等其他系统疾病。

【按语】

小儿"脾常不足"，饮食不能自调，食物不知饥饱。如果家长缺乏育婴保健知识，片面强调高营养的滋补食物，超越了脾胃正常的运化能力，以及过于溺爱，乱投杂食，或恣意投其所好，养成偏食，或进食不定时，生活无规律，皆可导致脾失健运，胃不思纳，进而导致厌食。年龄稍大一些的女性患儿，因有意识地节食而导致神经性厌食者，近年来也有逐渐增多的趋势，故该病重在预防。由其他躯体性或精神性疾病引起的厌食，应及时治疗原发病。

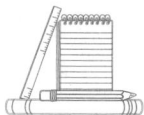

（五）呕吐

呕吐是指因胃气上逆，以致出现以胃及肠内容物通过贲门、食管从口腔喷出为主要症状的一种儿科临床常见疾病。婴幼儿呕吐古称"溢乳""回乳""干呕"。有声有物谓之呕，有物无声谓之吐，有声无物谓之哕。呕与吐常同时出现，故多称呕吐。多由乳食不节、不洁，或感受风、寒、暑、湿等外邪，或跌打惊恐，情志不和，肝气横逆犯胃，或脾胃素虚，胃失和降，胃气上逆而发。

西医学认为，由于婴儿的胃呈水平位，胃肌发育不全，贲门肌较弱，幽门肌紧张度高等解剖生理特点，易发呕吐。呕吐可见于多种疾病的发生发展过程中，如消化功能紊乱综合征、急慢性胃炎、胃及十二指肠溃疡、胆囊炎、胰腺炎、急性阑尾炎、肠梗阻等消化系统疾病；上呼吸道感染、肺炎、中耳炎、败血症等感染性疾病；病毒性肝炎、细菌性痢疾、流行性脑膜炎等急性传染性疾病，以及中枢神经系统疾病、颅内肿瘤、各种代谢紊乱、药物或毒物刺激等影响胃肠功能者。本节主要讨论消化功能紊乱综合征所致的呕吐。

【诊断】

1. 与外感风、寒、暑、湿等外邪或内伤乳食有关。一般有感受外邪或饮食失调的病史。

2. 以呕吐为主要症状。寒吐以呕吐物清、稀、淡、白、薄为特征；热吐以呕吐物浊、稠、深、黄、厚为辨证要点；伤食者以脘腹胀满、食入即吐、呕吐酸腐、吐后稍安为特点；脾胃虚寒者伴疲乏无力、四肢不温、食少便溏等脾虚证候；肝气犯胃者呕吐酸苦，或嗳气频频，胸胁胀痛，常因情志刺激诸症加重。

3. 体格检查和必要的实验室检查可以确定病变部位和病变性质。可根据病情选择血电解质、血糖、尿酮体等检查，合并感染者，血常规多见异常。怀疑颅内感染则需做脑脊液常规检查，腹部X线片有助于排除消化道梗阻等情况。

【治疗】

1. 推拿治疗适应证　非消化道器质性梗阻、颅内感染或占位性病变、中毒所引起的呕吐。

2. 基本治法　和胃降逆止呕。食积者辅以消食导滞，脾胃虚寒者佐以温中散寒，胃热呕吐者宜清热泻火，肝气犯胃者宜疏肝理气。

3. 基本处方

（1）患儿取抱坐位或仰卧位补脾经200次，清胃经100次，横纹推向板门100次，揉右端正50次。

（2）患儿取仰卧位揉中脘50次；用食、中两指指腹自喉下直推到中脘，即推下中脘100次；按揉足三里1分钟。

（3）患儿取俯卧位用食、中两指指腹自上而下直推天柱骨100次，按揉脾俞、胃俞各半分钟。

4. 辨证施治

（1）乳食积滞在基本处方基础上加具有消食导滞作用的操作法。如揉板门100次，清大肠100次，顺运内八卦100次；逆时针方向摩腹3分钟，分腹阴阳100次；揉龟尾100次，推下七节骨100次。

（2）外邪犯胃在基本处方基础上加具有疏风散寒、化湿和中作用的操作法。如开天门50次，推坎宫50次，揉太阳100次；推三关300次，揉外劳宫100次；顺时针方向摩腹2分钟。

（3）脾胃虚寒在基本处方基础上加具有温中散寒作用的操作法。如揉板门100次，推三关200次，揉外劳宫100次；揉脐及丹田50次，顺时针方向摩腹3分钟，振腹1分钟；捏脊3～5

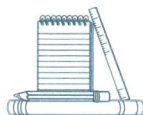

遍，按揉脾俞、胃俞、足三里，每穴约半分钟。

（4）胃中积热在基本处方基础上加具有清热泻火作用的操作法。如清天河水 200 次，退六腑 100 次，水底捞明月 50 次；清大肠 100 次，清小肠 100 次；揉脐及天枢 100 次；揉龟尾 100 次，推下七节骨 100 次。

（5）肝气犯胃在基本处方基础上加具有疏肝理气作用的操作法。清肝经 300 次，清心经 100 次，补肾水 100 次；按弦走搓摩 50 次；揉龟尾 100 次，推下七节骨 100 次。

【注意事项】

1. 治疗前应排除消化道器质性梗阻、颅内感染或占位性病变、中毒等原因引起的呕吐。

2. 饮食有节和有洁；冷热适度，添加辅食由单一到多种，由少量到多量，由细到粗。

3. 避免感受外邪，防止寒邪直中脾胃。

【按语】

推拿治疗呕吐有较好的疗效，但对呕吐严重且伴脱水、酸中毒者，宜采取综合治疗；若伴呼吸暂停的窒息状态，应加强护理，防止呕吐物吸入导致继发吸入性肺炎等呼吸道病变。另外，婴儿哺乳后，乳汁自口角溢出者，称为"溢乳"或"漾乳"，属"乳食太饱，儿身不正，如瓶注水，倾则而出"，为喂养不得法，不属病态，纠正喂养方法，呕吐自止，无须治疗。

（六）泄泻

泄泻是以大便次数增多、粪质稀薄甚或如水样为主要症状的一种儿科临床常见病。好发于 2 岁半以内的婴幼儿，故又称"婴幼儿泄泻"。本病四季皆可发生，尤以夏、秋两季为多。小儿脾常不足，易因乳食不节或不洁，或感受风寒、暑湿等外邪损伤脾胃，或因先天禀赋不足、后天失养、久病不愈等致脾胃虚弱或脾肾阳虚。脾胃运化失职，不能腐熟水谷，水反为湿，谷反为滞，水谷不分，合污并下而成泄泻。

西医学称本病为"小儿腹泻"，并根据病因将其分为感染性腹泻和非感染性腹泻两大类。前者主要与病毒（如轮状病毒、柯萨奇病毒、埃可病毒、腺病毒、冠状病毒等）、细菌（如大肠杆菌、空肠弯曲菌、耶尔森菌、变形杆菌等）、寄生虫引起的肠道感染有关，全身感染少见。后者主要与年龄、体质、喂养方式、食物种类及食量、气候变化等有关，如食饵性腹泻、症状性腹泻、过敏性腹泻、糖原性腹泻等。

【诊断】

1. 常与外感风寒、暑湿等外邪或内伤乳食有关。一般有饮食不节或不洁史。

2. 以大便次数增多、粪质稀薄甚或如水样为主要症状。寒湿泻以大便清、稀、淡、白、薄为特征；湿热泻以泄下物浊、稠、深、黄、厚为特点；伤食泻以腹痛腹胀满、泻前哭闹、泻后痛减、大便量多酸臭、口臭纳呆为特征；脾虚泻者每于食后即泻，泄下物色淡不臭，常夹有奶块或食物残渣，兼见面色苍白、食欲不振等气虚表现；脾肾阳虚者泄泻无度，完谷不化，兼见精神萎靡、形寒肢冷等阳虚证候。

3. 大便检查可见便稀而夹有奶块或食物残渣。有时大便检查可见到脂肪滴或发现白细胞和红细胞。必要时可做大便培养、电镜检查及电解质测定。

【治疗】

1. 推拿治疗适应证　无明显脱水、酸中毒或严重电解质紊乱表现的患儿。

2. 基本治法　健脾利湿止泻。寒湿泻宜温中散寒、健脾化湿；湿热泻宜清热利湿、调气止泻；伤食泻宜消食导滞、健脾助运；脾虚泻宜温阳益气、健脾止泻；脾肾阳虚泻宜温补脾肾、固涩止泻。

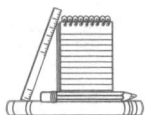

3. 基本处方

（1）患儿取坐位或仰卧位补脾经 300 次，板门推向横纹 100 次；补大肠 100 次，清小肠 100 次。

（2）患儿取仰卧位摩腹 2 分钟，揉脐及天枢 100 次。

（3）患儿取俯卧位揉龟尾 100 次，推上七节骨 100 次；擦腰骶部，以热为度。

4. 辨证施治

（1）寒湿泻　在基本处方基础上加具有温中散寒、健脾化湿作用的操作法。如推三关 100 次，揉外劳宫 50 次；摩中脘 2 分钟，顺时针方向摩腹 3 分钟，振腹 1 分钟；捏脊 3～5 遍；按揉脾俞、胃俞、大肠俞、膀胱俞，每穴约半分钟。

（2）湿热泻　将基本处方中的补大肠 100 次改为清大肠 100 次，再加具有清热利湿作用的操作法。如顺运内八卦 100 次，清天河水 100 次，退六腑 100 次。兼表证发热者加开天门 50 次，推坎宫 50 次，运太阳 50 次；拿风池 5～10 次，拿肩井 8～10 次。

（3）伤食泻　将基本处方中的补大肠 100 次改为清大肠 200 次，推上七节骨 100 次改为推下七节骨 100 次，再加具有消食导滞作用的操作法。如揉板门 100 次，清胃经 100 次；揉中脘 100 次，分推腹阴阳 100 次。

（4）脾虚泻　在基本处方基础上加具有温阳益气、健脾止泻作用的操作法。如推三关 100 次，揉外劳宫 50 次；揉脐、气海及关元 100 次，振腹 1 分钟；捏脊 3～5 遍，按揉肝、胆俞、脾俞、胃俞、血海、足三里，每穴约半分钟。

（5）脾肾阳虚泻　在基本处方基础上加具有温补脾肾、固涩止泻作用的操作法。如补肾水 500 次；推三关 100 次，揉外劳宫 100 次；揉脐及丹田 100 次，振腹 1 分钟；捏脊 3～5 遍，按揉脾俞、肾俞、大肠俞、膀胱俞，每穴约半分钟；按揉百会 100 次；擦命门、八髎，以热为度。

【注意事项】

1. 注意适应证。泄泻严重，疑有脱水或水电解质紊乱的泄泻患儿应及时补液。

2. 讲究卫生，不吃不洁食物，防止病从口入。

3. 饮食有节，添加辅食应由单一到多样，由少量到多量。泄泻期间，宜进清淡易消化食物，排便后用温水洗局部。

4. 有病早治，病后注意加强营养。

【按语】

新生儿出生后 3 天内的"胎便"，呈深绿色，较黏稠，无臭味。其后若母乳喂养者，大便为金黄色软性黄油状，或便质稀略带绿色，有酸味，每天 1～4 次。若牛乳鲜乳喂养者，便质较坚，淡黄色和土灰色，略腐臭，每天 1～2 次。诊断泄泻时，首先要排除诸如此类的生理性腹泻。由细菌、病毒等感染引起的泄泻，应针对病因配合中西药物治疗。泄泻日久，出现脱水、酸中毒者，应配合液体疗法。

（七）积滞

积滞是指小儿内伤乳食，停聚中焦，积而不化，气滞不行所形成的一种儿科常见病，以不思乳食、食而不化、脘腹胀满、嗳气酸腐、大便不调为特征。各种年龄均可发病，尤以婴幼儿多见。脾主升，主运化水谷精微物质，胃主降，主受纳腐熟水谷，若小儿乳食不节，伤及脾胃或先天禀赋不足，脾胃素虚均可引起脾胃升降失职，乳食停聚不化，积滞内停，形成屯食或泄泻。若积久不消，迁延失治，则可进一步损伤脾胃，导致气血生化乏源，影响小儿营养及生长发育，进而转化为疳证，故前人有"积为疳之母"之说。

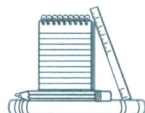

西医学认为，本病初期主要是因为家庭因素、环境因素、心理因素等使患儿产生不可抗拒的摄食欲望，促使患儿暴饮暴食，从而加重胃肠负担，影响消化功能。患儿自我控制能力较弱，容易引起暴饮暴食习惯，加上小儿消化系统功能发育尚未成熟，进而引起胃肠消化吸收不良，食物积滞不化。本病属消化不良综合征范畴。

【诊断】

1. 常有伤乳或伤食病史。多见于婴幼儿，一年四季均可发生，尤以夏秋暑湿当令之时，发病率较高。

2. 以不思乳食、食而不化、脘腹胀满、大便溏泄、便如败卵或便秘为特征。乳食内积者伴腹痛拒按，恶心呕吐，烦躁多啼，夜寐不安，低热，尤以肚腹热甚，大便臭秽，舌淡苔黄腻，脉弦或指纹紫滞。脾虚夹积者伴神倦乏力，面色萎黄，形体消瘦，不思饮食，食则饱胀，腹满喜按，大便溏薄，夹有乳片或不消化食物残渣，舌淡红，苔白腻，脉细滑或指纹淡红。

3. 大便化验检查，可见不消化食物残渣或脂肪滴。

【治疗】

1. 推拿治疗适应证　推拿治疗适用于单纯性积滞的患儿。

2. 基本治法　消积导滞。实证重在和中理气、消食导滞；脾虚夹积者宜健脾助运、消食化滞。

3. 基本处方

（1）患儿仰卧位清胃经100次，运内八卦100次，推四横纹100次；摩中脘2分钟，分推腹阴阳100次；按揉足三里100次。

（2）患儿俯卧位揉龟尾100次，推下七节骨100次。

4. 辨证施治

（1）乳食内积在基本处方基础上加具有和中理气、消食导滞作用的操作法。如补脾经100次，横纹推向板门300次，清大肠100次，按揉阳池100次，开璇玑50次，逆时针方向摩腹2分钟。

（2）脾虚夹积在基本处方基础上加具有健脾助运、消食化滞作用的操作法。如补脾经300次，揉板门100次，推三关100次，揉外劳宫100次；揉中脘100次，揉脐及丹田100次；捏脊3～5遍，按揉脾俞、胃俞、足三里，每穴约半分钟，加揉龟尾200次。

【注意事项】

1. 1岁以下婴儿，提倡母乳喂养，添加辅食应遵循由单一到多样、由少量到多量的原则。乳食宜定时定量，不宜过饥过饱。

2. 1岁以上小儿应注意饮食卫生，营养要全面，多食易消化的食物。食物宜新鲜清洁，不偏食、杂食，不过食生冷或肥甘黏腻之品。

3. 注意早诊早治。本病若不及时治疗或治疗不当，久之可引起营养不良，影响小儿生长发育。

【按语】

积滞早期推拿治疗效果明显，但对病情迁延日久或先天禀赋不足、脾胃素虚的患儿必须进行长时间的整体调理，包括严格的饮食调节、心理调整和必要的消化药物应用。故对于本病的治疗，家长和患儿的理解与合作尤为重要。

（八）惊风

惊风也称惊厥，是指以四肢抽搐（痉挛）、两眼上翻、意识不清为特征的一种儿科常见病

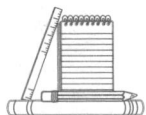

证，多见于 6 个月至 5 岁儿童。年龄越小，发病率越高。惊厥频繁发作或呈持续状态可使患儿遗留严重的后遗症，影响小儿的智力发育，甚至危及生命。外感风、暑、疫疠之邪，痰食积滞，化热化火，或暴受惊恐等致积滞痰热内壅，气机逆乱，清窍闭塞，均可发为惊风。

西医学认为，婴幼儿大脑皮层发育不完善，神经髓鞘未完全形成，分析鉴别及抑制功能和绝缘、保护作用差，各种毒素容易通过血脑屏障进入脑组织，造成婴幼儿期惊厥发生率高的现象。此外，惊厥也常见于产伤、脑发育缺陷和先天性代谢异常等儿科疾病。

【诊断】

1. 急惊风有接触疫疠之邪，或暴受惊恐病史；慢惊风有久泻、久痢或急惊失治误治病史。

2. 惊风的表现不一。急惊风发病急暴，常以牙关紧闭、两眼窜视、颈项强直、角弓反张、痰壅气促、神志不清为主要证候；慢惊风发病缓慢，以睡卧露睛、神志迷糊、囟门凹陷、手足抽搐无力或蠕动时作时止为主要特征。

3. 证候可归纳为四证八候，即痰、热、惊、风四证，搐、搦、掣、颤、反、引、窜、视八候。

4. 高热惊厥者，体温可高达 39℃，对其他原因引起的惊厥可根据需要，进行大便常规、脑脊液、脑地形图、脑电图、脑部 CT 等相关检查。

【治疗】

1. 推拿治疗适应证 非脑部器质性病变、非电解质平衡失调的惊风患儿。

2. 基本治法 开窍息风。急惊风宜凉泻（清热、豁痰、镇惊、息风）；慢惊风宜温补（补虚扶正）。

3. 基本处方

（1）急救（开窍、止抽搐） 患儿取仰卧位或家长抱坐位，掐天庭、山根、人中、十宣、老龙、端正、五指节、二扇门、二人上马、威灵、精宁、小天心，每穴 5～10 次（可选其中 2～3 个穴位操作至惊厥停止即可）。

（2）舒筋通络 患儿取仰卧位，摩囟门 2 分钟；拿肩井、曲池、合谷，每穴 5～10 次；按揉上肢，自上而下 3～5 遍；搓抖上肢；拿百虫、委中、承山、仆参，每穴 5～10 次；自上而下按揉下肢 3～5 遍；搓抖下肢。

4. 辨证施治

（1）高热惊风 在基本处方基础上加具有清热息风作用的操作法。如清心火 100 次，清肝木 100 次，清肺金 100 次，清大肠 100 次；清天河水 300 次，退六腑 100 次；揉小天心 100 次，推天柱骨 100 次；揉丰隆 100 次，推涌泉 100 次。

（2）痰热惊风 在基本处方基础上加具有清热豁痰作用的操作法。如补脾土 100 次，揉板门 100 次，清胃经 100 次，运内八卦 100 次；清肝木 100 次，清大肠 100 次；清天河水 300 次，退六腑 100 次；揉天突 100 次，开璇玑 50 次，分推腹阴阳 100 次，按弦走搓摩 50 次；揉丰隆 100 次。

（3）脾虚生风 在基本处方基础上加具有健脾益气作用的操作法。如补脾土 500 次，揉板门 100 次；清肝木 300 次，揉小天心 100 次；揉中脘 100 次，顺时针方向摩腹 3 分钟，振腹 1 分钟；捏脊 3～5 遍，按揉肝俞、脾俞、胃俞、大肠俞、足三里，每穴约半分钟。

（4）阳虚风动 在基本处方基础上加具有温补脾肾、回阳救逆作用的操作法。如补脾土 300 次，补肾水 300 次；推三关 100 次，揉外劳宫 100 次，揉小天心 100 次；揉脐及丹田 100 次，按揉气海 100 次，揉关元 100 次；振腹 2 分钟；按揉百会 100 次；捏脊 3～5 遍，按揉脾俞、肾俞，每穴约半分钟；横擦腰骶部，以热为度。

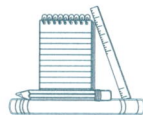

（5）阴虚动风在基本处方基础上加具有滋肾养肝、育阴潜阳作用的操作法。如补脾土200次，补肾水500次，清肝木100次；揉肾顶300次，揉二人上马100次；清天河水100次，掐总筋10次；分腕阴阳30次，揉神门100次，推涌泉100次。

【注意事项】

1.饮食清淡，注意营养。

2.环境安静，避免惊恐刺激。

3.痰多惊厥不止者，使其侧卧，用多层纱布包裹压舌板，置上下齿之间，以利呼吸和痰涎的引流。密切注意观察体温、呼吸、心率、血压、瞳孔、面色等。

4.必要时综合治疗。

【按语】

推拿治疗惊风以"急则治其标，缓则治其本"为原则，急惊风发作时应快速选择2～3个操作法，待惊厥停止后再辨证施治。平素应加强锻炼，提高机体抵抗能力。对于感染性高热、碱中毒、产伤、脑膜炎、低血钙、脑脓肿、癫痫、脑部细菌和寄生虫感染等引起的惊风，应积极治疗原发病。

（九）发热

发热是指体温异常升高超过正常范围高限。正常小儿腋下体温一般为36～37℃，故腋下温度超过37℃，可认为发热。37.1～37.9℃为低热，38～38.9℃为中度发热，39～41℃为高热，超过41℃为超高热。由于小儿"阳常有余，阴常不足"，故朱丹溪有"凡小儿有病皆热"，王肯堂有"小儿之病，为热居多"等论述。因此，发热为儿科最常见的症状之一，见于儿科多种急、慢性疾病的某一个发展阶段。

发热可分为外感发热和内伤发热两大类型。小儿形气未充、腠理疏薄、卫表不固，加上冷热不能自调，易为六淫之邪侵袭，其中尤以感受风寒、风热或暑热为多。邪气侵袭机体，邪正相争于肺卫，卫外之阳被郁而致发热。内伤发热多因乳食积滞、环境改变等致使脾胃实热，或先天不足、后天失养或热病耗阴致使阴虚内热。

西医学认为，发热可分为感染性发热和非感染性发热两大类。感染性发热常与细菌、病毒、支原体、寄生虫、螺旋体及立克次体等感染有关；非感染性发热常见于机械性挤压伤、肿瘤、某些血液病、结缔组织病及一些急性代谢障碍性疾病等。

【诊断】

1.外感发热常有感受外邪病史；内伤发热常伴饮食不节或不洁、热病耗阴等病史。

2.以体温异常升高为主要症状。外感风寒兼头痛、发热恶寒、无汗、鼻塞、流清涕、苔薄白、指纹鲜红或脉浮紧等风寒表证症状；外感风热兼恶寒畏风、发热少汗、口干、咽痛、鼻塞、流脓涕、苔薄黄、指纹红或紫或脉浮数等风热表证症状；暑热证兼长期发热不退、口渴多尿、少汗、倦怠嗜睡等症状；内伤发热兼腹痛拒按、面红唇赤、嗳腐吞酸、便秘或溏、苔黄腻、指纹深紫或脉弦滑数等实热证症状或午后低热、心烦易怒、潮热盗汗、形瘦、纳呆、舌红苔剥、指纹淡紫或脉细数等阴虚内热证症状。

3.合并细菌感染者血白细胞总数增高，中性粒细胞比例增高。临床检查除测量体温外，还需注意检查咽喉、口腔黏膜、中耳、鼻腔、心、肺等部位有无炎性病灶；有无脑膜刺激征等。必要时做血培养或脑脊液检查。

【治疗】

1.推拿治疗适应证　非严重感染、非严重组织损伤的发热患儿。

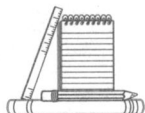

2. 基本治法 清退热邪。表证发热者发散外邪、清热解表；里证发热者辅以泻肺通腑、清解里热或滋阴清热。

3. 基本处方

（1）患儿取仰卧位开天门 50 次，推坎宫 50 次，揉太阳 100 次，清肺经 300 次，清天河水 100 次。

（2）患儿取俯卧位先用摩法轻摩患儿脊柱，自上而下 3～5 遍，再用食、中二指指腹直推脊柱穴 100 次。

4. 辨证施治

（1）风寒表证 在基本处方基础上加具有发汗解表作用的操作法。如拿风池 10 次，拿肩井 10 次，揉耳后高骨 100 次；自上而下直推天柱骨 100 次；推三关 100 次，揉外劳宫 50 次；掐二扇门 5 次，揉二扇门 100 次。

（2）风热表证 将基本处方中的揉太阳 100 次改为运太阳 50 次，再加上具有辛凉解表作用的操作法。如运耳后高骨 50 次；分推迎香 30 次，分腕阴阳 50 次，分背阴阳 100 次。夹痰者另加分推膻中 50 次，食、中二指同时揉双侧肺俞 50 次，揉丰隆 50 次；夹惊者加清肝经 100 次，掐小天心 5 次，揉小天心 100 次，掐五指节各 3 次，揉五指节各 30 次。

（3）暑热证 在基本处方基础上加具有健脾益气、清解暑热作用的操作法。如补脾经 300 次，揉板门 50 次，推五经 100 次；开璇玑 50 次，摩中脘 100 次，揉脐及天枢 100 次；捏脊 3～5 遍。

（4）脾胃实热证 在基本处方基础上加具有泻肺通腑、清解里热作用的操作法。如清胃经 300 次，清大肠 100 次，清小肠 100 次；打马过天河 20 遍，退六腑 100 次；按弦走搓摩 50 次；逆时针方向摩腹 3 分钟，推下小腹 100 次；揉龟尾 100 次，推下七节骨 100 次。

（5）阴虚内热证 在基本处方基础上减去清肺经 300 次，清天河水 100 次，加具有益气养阴清热作用的操作法。如补肺经 300 次，补脾经 100 次，补肾经 200 次，揉肾顶 100 次，揉二人上马 100 次，运内劳宫 30 次；按揉足三里 100 次，推涌泉 100 次，捏脊 3～5 遍，按揉肺俞、脾俞、肾俞，每穴约半分钟。烦躁不眠者加清肝经 100 次，清心经 100 次，按揉百会 100 次。

【注意事项】

1. 加强护理，慎衣着，适寒热，避风邪。

2. 注意调节饮食，不吃不洁食物，以顾护脾胃，促进患儿早日康复。

3. 积极治疗原发病，对感染性发热可配合药物治疗。

【按语】

喂奶或饭后、哭闹或运动后、衣被过厚或室温过高等原因可使患儿的体温暂时升高，通常可达 37.1℃左右，甚至偶达 38℃，尤其是新生儿或小婴儿更易受以上条件影响。故诊断发热，首先要排除以上因素。使用推拿退热的临床疗效，与患儿发热的程度无关，而与疾病的性质有关。若患儿经推拿治疗后，体温降至正常，同时导致发热的因素也被祛除，则显示出较好的疗效。若推拿治疗后，患儿的体温降至正常或比原来有所下降，但致热因素未被祛除，则患儿的体温可能再度上升。此时，一方面可再行推拿，另一方面可配合药物进行病因治疗，特别是伴有细菌感染者，可配合抗感染治疗；体液丧失过多者，适当配合液体疗法，以缩短疗程，提高疗效。

（十）咳嗽

咳嗽是一种爆发性的呼气动作，其目的是排出气管及支气管内的分泌物或异物，此处指以咳嗽为主要症状的一种儿科常见肺系病证。本病一年四季均可发生，其中以冬春二季发病率较

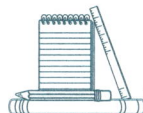

高。小儿肺常不足、腠理疏薄、卫表不固,六淫之邪侵袭肌表,肺失宣肃,气逆痰动发为外感咳嗽;或脏腑内伤,痰浊内生,阻碍肺司肃降之职,导致内伤咳嗽。《幼幼集成·咳嗽证治》指出凡有声无痰谓之咳,肺气伤也;无声有痰谓之嗽,脾湿动也;有声有痰谓之咳嗽,初伤于肺,继动脾湿。即所谓咳嗽不止于肺,而不离乎肺。

西医学认为,咳嗽作为一种临床症状常见于急慢性咽炎、扁桃体炎、支气管炎、肺炎等呼吸道疾病及胸膜炎等其他系统疾病。多由病毒与细菌混合感染引起,病毒主要为鼻病毒、合胞病毒、流感病毒及风疹病毒;较常见的细菌为肺炎球菌、溶血性链球菌、葡萄球菌、流感嗜血杆菌、沙门菌属和白喉杆菌等。

【诊断】

1. 好发于冬春季节,常因气候骤变诱发,外感咳嗽有感受外邪病史。

2. 以咳嗽为主要症状。外感咳嗽兼发热、头痛、鼻塞、流涕、苔薄、脉浮等表证症状;风寒咳嗽多有咳声频作、痰白清稀、恶寒无汗、苔薄白、脉浮紧或指纹浮紫等特征;风热咳嗽多有咳嗽不爽、痰少黏稠、口干多饮、苔薄、脉浮数或指纹浮紫等特征。

内伤咳嗽为久咳,干咳少痰或咳嗽痰多,兼见食欲不振、神疲乏力等全身症状;咳嗽痰多,色黄难咳,发热口渴,烦躁不宁,大便干结,小便短少,舌质红,苔黄腻,脉滑数或指纹紫滞为痰热蕴肺之象;咳声重浊,痰多壅盛,色白而稀,苔白腻,脉滑或指纹淡红为痰湿咳嗽之象;咳声嘶哑,干咳少痰,舌红苔少,脉细数为阴虚燥咳之象;咳嗽日久,咳声低微,神倦喜卧,舌淡苔薄,脉弱为肺脾气虚之象。

3. 合并细菌感染者血白细胞总数及中性粒细胞比例增高。需要测量患儿的体温,并进行心肺听诊检查、口腔及咽喉检查。必要时可做 X 线片及病原学检查。

【治疗】

1. 推拿治疗适应证 非结核、肿瘤及气道异物引起的咳嗽。

2. 基本治法 宣肺止咳。风寒咳嗽辅以祛风散寒、宣肺化痰止咳;风热咳嗽佐以疏风解表、清热止咳;内伤咳嗽则宜健脾益肺、化痰止咳。

3. 基本处方

(1) 患儿取仰卧位清肺经 100 次,顺运内八卦 100 次;按揉天突 50 次,双指揉乳根和乳旁 50 次,揉膻中 100 次。

(2) 患儿取俯卧位双指揉双侧风门 100 次,揉双侧肺俞 100 次;轻摩脊柱,从上而下 3～5 遍。

4. 辨证施治

(1) 风寒咳嗽 在基本处方基础上加具有祛风散寒作用的操作法。如开天门 50 次,推坎宫 50 次,揉太阳 100 次;拿风池 5 次,拿肩井 10 次,拿合谷 5 次;掐二扇门 5 次,揉二扇门 100 次;推三关 100 次,揉外劳宫 50 次。

(2) 风热咳嗽 将基本处方中的揉膻中 100 次改为分推膻中 50 次,再加上具有疏风解表、宣肺清热作用的操作法。如开天门 50 次,推坎宫 30 次,运太阳 50 次,运耳后高骨 50 次,分推迎香 50 次,清天河水 100 次,推五经 50 次;推脊柱 100 次,分推肺俞 100 次。

(3) 痰热咳嗽 将基本处方中的揉双侧肺俞 100 次改为分推肺俞 100 次,再加具有清热化痰作用的操作法。如清胃经 100 次,清大肠 200 次;清天河水 100 次,退六腑 300 次,揉掌小横纹 100 次;开璇玑 50 次,按弦走搓摩 50 次;揉龟尾 100 次,推下七节骨 100 次。

(4) 痰湿咳嗽 在基本处方基础上加具有燥湿化痰作用的操作法。如补脾经 300 次,揉板

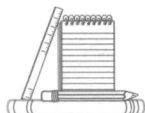

门100次，清胃经100次；摩中脘2分钟，按弦走搓摩50次，揉脐及天枢100次；按揉足三里、丰隆，每穴约半分钟。

（5）阴虚燥咳将基本处方中的清肺经100次改为补肺经300次，再加具有养阴清热作用的操作法。如补肾经100次，揉肾顶100次，揉二人上马100次，推小横纹100次；清天河水100次，运内劳宫30次；推涌泉100次；捏脊3～5遍，按揉肺俞、脾俞、肾俞，每穴约半分钟。

（6）脾肺气虚将基本处方中的清肺经100次改为补肺经200次，再加具有健脾益气作用的操作法。如补脾经300次，揉板门100次；推三关100次，揉外劳宫50次，捏脊3～5遍，按揉肺俞、脾俞、足三里，每穴约半分钟；伴干啰音者加推小横纹100次；伴湿啰音者揉掌小横纹100次，刮大椎以局部皮肤轻度充血为度。

【注意事项】

1. 注意推拿治疗适应证，即排除结核、肿瘤及气道异物等引起的咳嗽。

2. 注意根据气候变化添加衣被以防外感加重咳嗽。

（十一）遗尿

遗尿是指3岁以上的小儿经常出现睡中小便自遗、醒后方觉现象的一种儿科常见肾系疾病，俗称"尿床""遗溺"。尿液的生成、排泄与肺、脾、肾、三焦、膀胱关系密切，肾气不足、下元虚冷或病后体弱，肺脾气虚致三焦气化不利，肺、脾、肾三经之气不固，膀胱失约而成遗尿。少数患儿因肝经湿热，疏泄失常，火热内迫，热迫膀胱，膀胱不藏而遗尿。

西医学认为，本病可能与排尿控制功能发育落后有关。兴奋、惊恐、过度疲劳、对新环境不适导致的精神紧张、缺乏照顾及训练、膀胱容量小等原因也可导致遗尿的发生。其中约10%的患儿具有遗传倾向。

3岁以下儿童，由于脏腑娇嫩、经脉未实、脑髓未充，或正常的排尿习惯尚未养成而尿床者不属病理现象。个别儿童因贪睡，或懒卧不起而致尿床，只需定时唤醒排尿，无须治疗。学龄期儿童，由于睡前多饮，或疲劳酣睡，偶然发生睡中尿床者，也不属病态。

【诊断】

1. 发病年龄在3岁以上，有白天过度疲劳或饮水过多等病史。

2. 以睡眠中不自主排尿、醒后方觉为主要症状，睡眠状态下不自主排尿≥2次/周，并持续6个月以上。肾气不足型睡中经常遗尿，甚至一夜数次，尿清而长，伴神疲乏力，形寒肢冷，记忆力减退或智力较差，舌淡，苔白滑，脉沉细无力等；肺脾气虚型夜间遗尿，日间尿频而量多，伴自汗，面色萎黄，少气懒言，食欲不振，大便稀溏，舌淡，苔薄白，脉细等；肝经郁热型睡中遗尿，但尿量不多，气味腥臊，尿色较黄，伴性情急躁，夜间梦语齘齿，舌红，苔黄腻，脉弦等。

3. 尿常规及尿培养无异常发现；部分患儿腰骶部X线片可见隐形脊柱裂。

【治疗】

1. 推拿治疗适应证　非泌尿道器质性疾病及糖尿病、尿崩症等其他疾病所引起的遗尿。

2. 基本治法　固涩下元。肾气不足，下元虚寒者宜温补肾阳、固涩止遗；肺脾气虚宜健脾补肺、益气固涩；肝经郁热则应疏肝清热、缓急止遗。

3. 基本处方

（1）患儿取家长抱坐位或仰卧位补肾水300次；用全掌摩全腹3～5分钟，尤以下腹部为主；揉气海及丹田100次，揉三阴交100次。

（2）患儿取俯卧位捏脊3～5遍，按揉脾俞、肾俞、大肠俞，每穴约半分钟；横擦腰骶部，

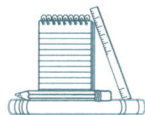

以热为度。

4.辨证施治

（1）下元虚寒基本处方中的摩腹调整为顺时针方向轻摩5分钟，加具有温肾固摄作用的操作法。如揉肾顶300次，推三关100次，揉外劳宫100次；按揉中脘、神阙、关元、中极，每穴约半分钟，振下肢1分钟；揉龟尾100次，推上七节骨100次。

（2）肺脾气虚基本处方中的摩腹调整为顺时针方向摩5分钟，加具有健脾益肺作用的操作法。如补肺金300次，补脾土300次，按揉板门100次；按揉百会100次；摩中脘2分钟，揉中极、关元、血海、足三里，每穴约半分钟；揉龟尾100次，推上七节骨100次。

（3）肝经郁热基本处方中的摩腹调整为逆时针方向重摩3分钟，加具有疏肝清热作用的操作法。如清肝木100次，清心火100次，清大肠100次，清小肠300次；清天河水100次，退六腑100次；用食、中二指自上而下推足膀胱100次，推上三阴交100次；掌摩脊柱，自上而下3～5遍。

【注意事项】

1.合理安排患儿的生活，并坚持排尿训练，培养定时排尿习惯。

2.晚餐后饮食少盐，不宜喝过多的水。

3.注意劳逸结合。白天不宜让患儿过度疲劳，睡前不使其过度兴奋。

4.注意心理疏导，避免精神性或心理性遗尿，鼓励孩子对治愈遗尿树立信心，切忌歧视、责骂、处罚患儿。

【按语】

推拿治疗小儿遗尿以单纯功能性的肺脾气虚型疗效较好，肝经郁热型要注意排除膀胱、尿道、包茎及附近器官的感染。若感染严重，应及时配合抗感染治疗。蛲虫病、脊髓炎、大脑发育不全等引起的遗尿，需积极治疗原发病，方能取得较好的疗效。本病预后较好，但若贻误诊治，常反复发作，在一定程度上影响患儿的生长发育和身心健康。推拿治疗过程中，若建立良好的医患关系，配合恰当的心理疏导，会取得更满意的疗效。

复习思考

1.什么是摆动类手法？包括哪些手法？

2.试述一指禅推法的动作要领。

3.何谓𢫦法，试述其动作要领。

4.揉法的定义是什么？根据着力部位不同，揉法分哪几种？

5.试述按法的动作要领及其注意事项。

6.试述拍法的定义和动作要领。

7.试述摇法的定义、动作要领及注意事项。

8.扳法动作要领有哪些？要注意什么？

9.足部按摩有几种常用手法？

10.足部反射区分布规律和特点分别是什么？

11.指出心经、肝经、脾经、肺经、肾经特定穴的位置。

12.揉脐及龟尾并擦七节骨的操作和作用是什么？

13.试述运法的定义、动作要领及临床应用。

14.试述复式操作手法打马过天河的位置、操作及临床应用。

15.试述复式操作手法水底捞明月的位置、操作及临床应用。

扫一扫，查阅复习思考题答案

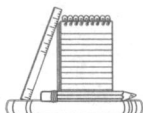

模块五　中医传统运动疗法技术

扫一扫，查阅
本模块 PPT、
视频等数字资源

项目一　放松功

【学习目标】

1. 掌握放松功的操作要领。

2. 熟悉放松功的应用。

3. 了解放松功的由来。

一、功法

放松功为静功功法之一，1957 年由上海气功疗养所推出。特点是有意识地注意身体各部位，结合默念"松"字，逐步把身体调整得自然、轻松、舒适。放松功要求精神的放松，甚至可以说精神放松是练好放松功的先导和基础，其次才是肌肉的放松。

放松功的具体操作方法如下。

（一）准备

安神宁志，轻闭两目几分钟。

（二）呼吸

一般采用自然呼吸法。以后从自然呼吸到腹式呼吸。要求思想集中，专注呼吸，逐渐集中注意力，排除杂念，安定心神。吸气时意守要放松的部位，呼气时意念离开意守的部位，同时默念"松"字，体验松感。

（三）姿势

本功以平坐、仰卧、自然站立三种姿势为主。

1. 三线放松　预备：松带宽衣，仰卧，脚相距 30 ～ 45cm，双腿舒适伸直，手臂轻松垂放两侧，从头到脚完全放松。然后背垫平稳，两脚摇动数次，以选定舒适位置为度。接着将手轻放床上，掌心向上，轻轻来回滚转几次，再将两腕轻松自然地摇晃 3 ～ 5 次，头向前后亦摇动几次。

放松：取靠坐或仰卧位。头部自然正直，轻闭双目，或两目微露一线之光，轻轻合上嘴，最好面部微带笑意。靠坐式时两手轻放大腿上，两足自然分开，不要耸肩挺胸。仰卧式时四肢自然伸直，两手分放身旁。摆好姿势，做叩齿、搅海咽津、摩腹三节保健功后，将身体分成两侧、前面、后面三条线，自上而下依次进行放松。

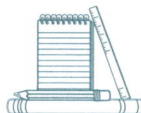

两侧线：头部两侧 – 颈部两侧 – 肩部 – 上臂 – 肘关节 – 前臂 – 腕关节 – 两手 – 十指。

前线：面部 – 颈部 – 胸部 – 腹部 – 两大腿 – 膝关节 – 两小腿 – 两足 – 十趾。

后线：枕部 – 项部 – 背部 – 腰部 – 两大腿后部 – 两腘窝 – 两小腿 – 双足 – 两足底。

每一条线上，都有九个放松部位，做时先注意一个部位，然后默念"松"，再注意下一个部位，再默念"松"。从第一条线开始，依次放松完三条线。

每放松完一条线，在止息点（在注意此处时略微停止一下呼吸）轻轻意守一下，时间 1 ～ 2 分钟。

第一条线的止息点是中指，第二条线的止息点是大脚趾，第三条线的止息点是前脚心。

当放松完三条线后，再把注意力集中在脐部（或指定的部位），轻轻意守该处，保持松弛状态，时间 3 ～ 4 分钟，一般每次练功做两三个循环，安静后收功。

在默念"松"的时候，如遇到某一部位或几个部位没有松的感觉，或松的体会不太明显时，不必急躁，可任其自然，按照次序，继续逐个部位地放松下去。默念"松"字不出声，快慢轻重要适当。要自己多加体会（下同）。

2. 分段放松　把全身分为若干段，自上而下进行分段放松。

常用的分段有两种。

（1）头部 – 双肩 – 双手 – 胸部 – 腹部 – 两腿 – 双足。

（2）头部 – 颈部 – 双上肢 – 胸腹背腰 – 两大腿 – 两小腿。

先注意一段，默念"松"两三次，再注意次一段，依序周而复始，放松两三个循环。

3. 局部放松　在三线放松的基础上，单独地将身体某一病变部位放松，或某一紧张点放松，默念"松"字 20 ～ 30 次。

4. 整体放松　将整个身体作为一个部位，默想放松。

整体放松分为三种。

（1）从头到足笼统地、似流水般地由上而下默想放松。

（2）将整个身体笼统地从内向外默想放松。

（3）依据三线放松的三条线，由上至下依次流水般地默想放松。

5. 倒行放松　把身体分为前后两条线进行倒行放松。

（1）足底 – 足跟 – 小腿后面 – 腘窝 – 大腿后面 – 臀部 – 腰部 – 背部 – 后颈 – 枕部至头顶。

（2）足底 – 足背 – 小腿 – 双膝 – 大腿 – 腹部 – 胸部 – 颈部 – 面部至头顶。

这样前后倒行放松，做两三个循环。

6. 拍打放松　气功师用手对着患者头部、颈部、两肩、双臂、胸腹、两髋、两大腿、两小腿等，从上到下拍打，同时教患者轻念"松"字，并放松拍打部位，拍打到哪里，放松到哪里。

如此从头到足反复拍打 3 次。待患者掌握后，可由患者自己拍打。

锻炼要领：练功者要避免紧张，着意于"松"，通过有步骤、有节奏地依次注意身体的各部位，结合默念"松"的方法，逐步把全身调整得自然、轻松、舒适，以解除思想、机体的一些紧张状态，使紧张与松弛趋于平衡，同时，逐步集中注意力，摒除杂念。

二、应用

放松功是初学气功的人一般应首先学习掌握的入门功法，是一种采用卧、坐、站等姿势来练习的静功，也是深入学习高级功法前应该掌握的基本功。通过有步骤、有节奏地放松身体各部位，结合默念"松"字诀，把全身调整到轻松、舒适、自然的状态。此功法有调和气血、协

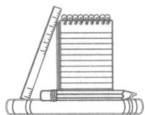

调内脏、疏通经络、增强体质和防治疾病的作用。

　　放松功对消除疲劳、恢复体力有较好的效果。对消除紧张、促进睡眠也很奏效。失眠患者可在晚间上床后练习放松功，常可随着心身的放松，很快入眠。本功适用于预防中风与中风后遗症、高血压、胃及十二指肠溃疡、冠心病、青光眼、哮喘、神经衰弱、内脏下垂、焦虑症以及精神紧张所引起的各种慢性疾病的治疗。

项目二　站桩功

> **【学习目标】**
> 　　1. 掌握马步桩和混元桩的操作要领。
> 　　2. 熟悉马步桩和混元桩的应用。

一、功法

　　站桩功是以站式为主，躯干、四肢保持特定的姿势，使全身或某些部位的松紧度呈持续的静力性的运动状态，从而保健强身、防治疾病的静功功法。常见的站桩功包括马步桩和混元桩（图 5-1）。

（一）马步桩

　　马步站桩又称地盆步、骑马蹲裆式，不仅是拳术中的重要步型，也是桩功训练的重要方式。马步桩要求蹲架子时，要内含十趾抓地之意下蹲。头上顶，尾闾下坠。口诀是："十趾抓地，头顶天；头顶青天，脚扎黄泉。"由此可见所蹲成架子内含之意。蹲成马步后，要求松腰松肩（沉肩）松胯，臀部不得突出撅起，呼吸自然，嘴微闭以鼻呼吸最佳，气贯丹田，禁忌气上提，腹空。调整呼吸，使呼吸匀长自然，周身放松，内气自然下贯，贯至足尖和手指尖，全身有热感和流动感（图 5-1）。

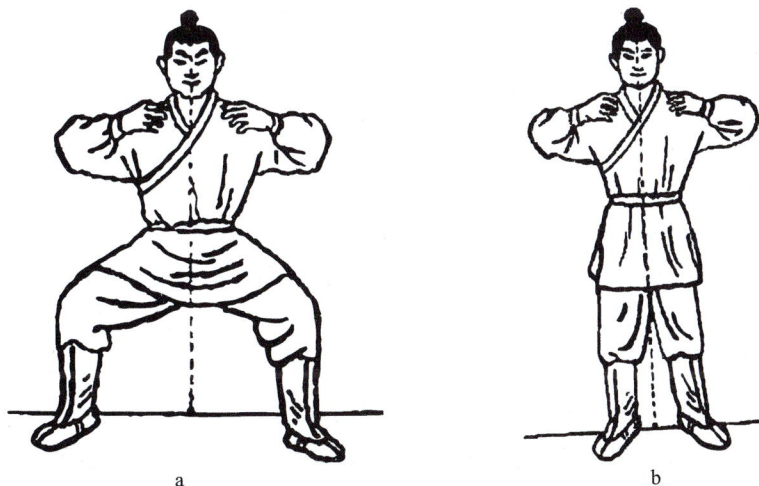

图 5-1　站桩
a. 马步桩；b. 混元桩

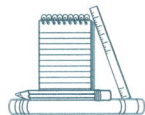

初站马步桩时，往往是腿足腰胯有酸痛感，一时不易坚持，练后休息一段时间后，又感到四肢酸痛，这是很自然的现象，根据自己本身的情况量力而行，经过一段时间的努力则会觉得有轻松之感，其酸痛的现象也就会逐渐消失，此时就是所说的"换力"，也就是长功夫了。练习的时间要逐渐增加，习练者自己要掌握和控制，久之每次可蹲三十分钟到一小时或更长一些，此时仍觉轻松自然，则腿足劲力坚强、稳重，也就是下盘功夫稳实之象征。

【站桩要领】

1. 两脚与肩同宽。

2. 两脚尖内扣 10° 左右。

3. 十趾抓地，但不要过分用力。

4. 屈膝下蹲，但膝不超过脚尖。

5. 收腹、提肛。

6. 圆裆、松腰、松胯。

7. 含胸拔背。

8. 虚领顶劲。

9. 舌舐上腭。

10. 目视前方。

11. 鼻尖与肚脐的连线垂直于地面。

12. 百会与会阴的连线垂直于地面。

13. 虚腋。

14. 沉肩坠肘。

15. 前臂与地面平行。

16. 两前臂互相平行。

17. 中指根部与前臂呈一直线。

18. 手掌呈瓦状。

19. 手指呈阶梯形，拇指与食指呈鸭嘴形。

20. 上虚下实，面带微笑，自然呼吸。

21. 马步站桩时要做到"三个不要"和"一个强调"：不要入静，不要意守，不要将别的功法的概念加入本功法。强调动作姿势的准确。

22. 要做到三个稳：起势稳，站桩稳，收功稳。

【注意事项】

1. 切忌两足外八字，不能平正，步法不规整。

2. 切忌站立时腰背弯曲，臀部突起，气不能下达，也不能向四肢贯气。

3. 切忌一站立即起身，两腿不能坚持，两腿受不了痛苦，极欠缺习练毅力。

4. 切忌耸肩、提气、斜眼、乱视，东张西望，精神不集中，习练不用心。

（二）混元桩

混元桩是内功中的一种养生桩法，入门采取站式，练习时要求心神安静专一，全身内外周身协调。练习的过程就是静养休息的过程，全身内外不得紧张，处处筋肉放松，做到心静神安，从而涵养精、气、神，以此保持全身的活力。练习混元桩的基本动作要求和马步桩类似，都要求沉肩、坠肘、松腰、落胯，十趾抓地，练习过程中也会出现酸麻胀痛的感觉，同样需要长期坚持才能有良好效果。不过，混元桩的具体动作和站桩要领还是有独特之处，需要注意

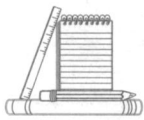

（图 5-1）。

【站桩要领】

1. 双脚平行站立，与肩同宽。

2. 双手左右平伸，周身放松。

3. 头顶向上顶，颈部放松。

4. 双眼平视前方。

5. 双手缓缓合抱向前，手掌自然分开，拇指向上指。

6. 臀部下坐。

7. 双臂和双肩完全放松，特别是双臂和双肩。双肘外展，肩部自然下沉放松。

8. 用腹式呼吸，缓慢深长，不要憋气。

9. 注意力集中。

【注意事项】

1. 呼吸要轻松自然，逐步加深。

2. 站桩要循序渐进，适可而止。

3. 避免感受外邪。

4. 每次站桩的时间不宜少于 30 分钟（初学者时间可以由短到长，循序渐进）；站姿可随着体力的增强而由高到低。

二、应用

通过站桩可增强体力、免疫力，锻炼意志，防治疾病，对现代社会的常见病如高血压、慢性溃疡、神经衰弱、月经不调等疾病都有一定疗效。无论何种站桩，要想取得效果，关键在于把握要领，不辞艰辛，长期坚持。

项目三　内养功

【学习目标】

1. 掌握内养功的操作要领。

2. 熟悉内养功的应用。

3. 了解内养功的由来。

一、功法

该功法起源于明末清初的河北省南宫县双庙村，最初由郝湘武所传授，1947 年由传人刘渡舟传予刘贵珍，中华人民共和国成立后公开发表，后经唐山气功疗养所推广流传全国。

（一）姿势

1. 坐式

（1）平坐式　其要领是虚领顶劲、含胸拔背、松腰松肩、下颌微收、鼻对脐。身体平稳地坐

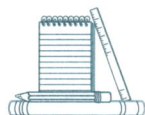

在宽平的凳子或椅子上，两脚着地，高低以膝关节弯曲呈直角为宜。姿势要平稳，不要挺胸或左右倾斜，要做到"坐如钟"，两手自然轻放在大腿上，两脚平行分开如肩宽，两眼、口轻闭（图 5-2）。

（2）盘坐式　①单盘：右小腿放在左小腿上，或把左小腿放在右小腿上盘坐着。②双盘：右小腿放在左小腿上，再把左小腿搬起来放在右小腿上，两脚心朝上放在两大腿上盘坐着。③自由交叉盘：两腿自然地盘坐着，交叉成八字形。盘坐时上身同平坐式，唯两手交叉相握（图 5-3）。

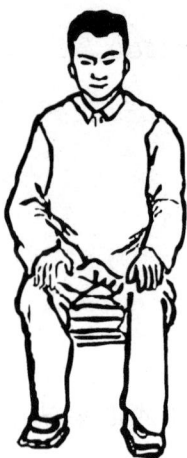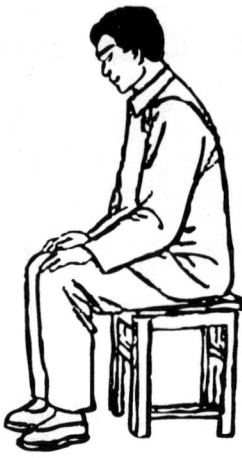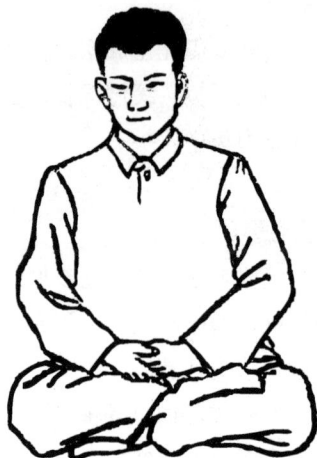

图 5-2　平坐式　　　　　　　　　　　　图 5-3　盘坐式

2. 卧式

（1）仰卧式　即仰卧在床上练功。两腿平伸，两手放在身体两侧，枕头高低可根据需要而定，两眼轻闭（图 5-4）。

（2）侧卧式　左侧卧或右侧卧均可。侧身睡在床上，枕头平稳摆好，两眼和口自然轻闭，上面的手伸出放在髋关节上，下面的手放在距头部约两寸远的枕头上，掌心朝上，上腿弯曲呈120°，下面的腿自然伸出，略微弯曲（图 5-5）。

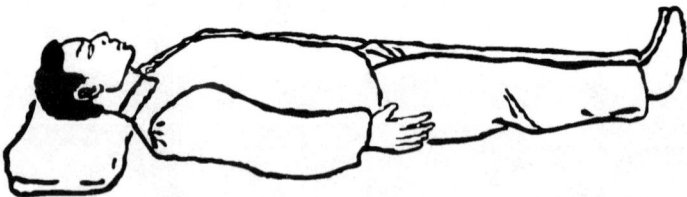

图 5-4　仰卧式

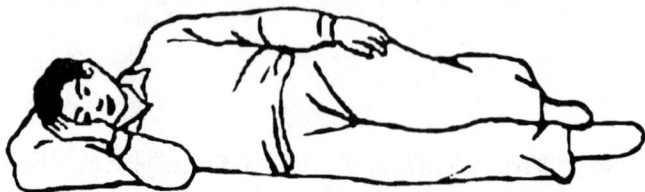

图 5-5　侧卧式

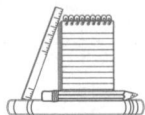

3. 站式

（1）自然式站立　①立正式：两脚自然站立如立正姿势，两脚跟靠拢，两脚尖相距一拳。

虚领顶劲，含胸拔背，下颌微收，鼻对脐。两手自然地置于两髋旁。两膝微曲，两眼、口轻闭，全身放松，身体重心放在两脚心，如树生根，做到"站如松"。②平行式站立：两脚左右分开如肩宽，平行站立，其余要求同立正式。

（2）三圆式站立　站立架势同平行站立式，要领同立正式。唯将两手伸展至胸前，高不过乳，低不过脐，上肢（肩、肘、腕、手）呈半圆形如抱球状，掌心朝内，手指相对，离胸前一尺左右，两膝微屈，臀微下坐，两目轻闭。

（3）下按式站立　一般架势同自然式站立，唯将两手从下往上伸展，屈肘、垂臂，掌心向下，五指分开，两手相距约 50cm，两手如按水中浮球。

（4）自由式　不论坐、行、站、卧，也不论任何时间和地点，均可练功。练功时只要全身放松，意守丹田，调整呼吸即可。但是这种自由式的练功法，一般应在学练气功有了一定的基础后再进行较妥。

（二）呼吸法

调整呼吸是内养功的主要功法，特点是练腹式呼吸。要求呼吸、停顿、舌动、默念 4 种动作相互结合。常用的呼吸法有 3 种。

1.轻合其口，以鼻呼吸，先行吸气，同时用意念领气下达小腹，吸气后不行呼气，停顿片刻，再把气徐徐呼出。其呼吸形式为：吸 – 停 – 呼，呼气时将舌放下，同时收腹。以默念"自己静"三个字为例，吸气时默念"自"字，停顿时默念"己"字，呼气时默念"静"字。舌动是指舌之起落而言，舌动配合吸气时舌抵上腭，停顿时舌不动，呼气时舌随之落下。

2.以鼻呼吸，或口鼻兼用，先行吸气，不停顿，随之徐徐呼气，呼毕再行停顿，即吸 – 呼 – 停，如此反复，默念字句及舌的配合同上法。

3.用鼻呼吸，先吸气少许即停顿，再行较多量的吸气。同时用意念将气引入小腹，然后将气徐徐呼出，其呼吸形式为吸 – 停 – 吸 – 呼。默念字句及舌的配合同上法，一般以 3 个字为宜。

（三）意守法

意守法，指练功时将意念集中于身体某一特定部位。意守为练功的重要手段，具有排除杂念、集中思想的作用。

1.意守丹田法　丹田为脐下 1.5 寸的气海穴。丹田虽为窍穴，但守时不可拘泥分寸，可想象为以气海穴为圆心的一个圆形，设在小腹表面。也可想象为一个球形，设在小腹之内。意守丹田，则元气充足，百病消除。

2.意守膻中穴　即意念集中于两乳之间，以膻中穴为中心的一个圆形或意守剑突下之心窝区域。

3.意守足趾法　两目微闭，意识随视线注意踇趾，也可闭目，默默回忆脚趾形象。

内养功的意守部位一般采用丹田，一般以 20 ～ 30 分钟为 1 个功次，每天坚持 2 ～ 3 次，以3 个月为 1 个疗程。

二、应用

该功法具有静心宁神、调理内脏、培补元气的作用，可调整消化系统和呼吸系统功能，适用于胃下垂、子宫脱垂、男子生殖系疾病（遗精、阳痿、早泄）、硅肺、糖尿病、肿瘤、胃及十二指肠球部溃疡、高血压、各类心脏病、神经衰弱、肺结核、支气管炎、肺气肿、原发性青光眼、慢性盆腔炎、急慢性阑尾炎、梅尼埃病、癫痫、脑震荡后遗症、风湿性关节炎等病证。

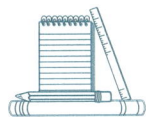

项目四　易筋经

【学习目标】

1. 掌握易筋经的操作要领。

2. 熟悉易筋经的应用。

3. 了解易筋经的由来。

一、功法

易筋经相传为达摩所创，是传统强身健体功法。"易"有改变、增强的意思。"筋"有两层含义，在器质方面是指肌肉、肌腱等软组织，在功能方面是指肌肉的运动与力量。"经"指方法。综上所述，易筋经就是通过发挥主观能动作用，进行自我调身、调息、调心的锻炼，改变和增强筋骨的功能，同时调整脏腑功能，起到身心并练、内外兼修、外练筋骨皮、内练精气神的医疗保健养生功。

预备式

两脚并拢站立，头正直端平，两目平视前方，口微开，舌抵上腭，下颌微内收，两臂自然下垂于身体两侧，定心息气，神情安详。

（一）韦驮献杵第一式

【动作】

1. 左足向左侧开半步，与肩等宽，两膝微曲，呈开立姿势；两手自然垂于体侧。

2. 两臂自体侧抬至前平举，掌心相对，指尖向前。

3. 两臂曲肘，自然回收，指尖向前上方约30°，两掌合于胸前，掌根与膻中穴同高，距胸约一拳后，两手指尖相叠，拇指轻触，掌心向内，虚腋，目视前下方（图5-6）。

【要领】

练功时要全神贯注，心平气和，全身肌肉放松，背部舒展，沉肩，虚腋，垂肘，松腕。

【口诀】

立身期正直，环拱手当胸，气定神皆敛，心澄貌亦恭。

（二）横担降魔杵（韦驮献杵第二式）

【动作】

1. 接上式。两手抬起，两掌伸平，指尖相对，翻转掌心向下，掌臂约与肩成水平。

2. 两掌向前伸展，掌心向下，指尖向前。

3. 两臂向左右分开至侧平举，掌心向下，指尖向外。

4. 五指自然并拢，坐腕立掌，目视前下方（图5-7）。

【要领】

两手平开，与肩相平，足跟上提，以前掌、趾着地，身体微前倾，保持身体姿势平衡。

【口诀】

足趾拄地，两手平开，心平气静，目瞪口呆。

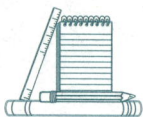

（三）掌托天门（韦驮献杵第三式）

【动作】

1.接上势，松腕，同时两臂向前平举内收至胸前平屈，掌心向下，掌与胸相距约一拳，目视前下方。

2.两掌同时内旋，翻掌至耳垂下，掌心向上，虎口相对，两肘外展，约与肩平。

3.动作重心移至前脚掌支撑，提踵，同时两掌上托至头顶，掌心向上，展肩伸肘，微收下颌，舌抵上腭，咬紧片刻，静立（图5-8）。

【要领】

两掌上托时，前脚掌支撑，力达四肢，下沉上托，脊柱竖直，同时身体重心稍前移。

【口诀】

掌托天门目上观，足尖着地立身端。力周腿胁浑如植，咬紧牙关不放宽。舌可生津将腭抵，鼻中调息觉心安。两拳缓缓收回处，用力还将挟重看。

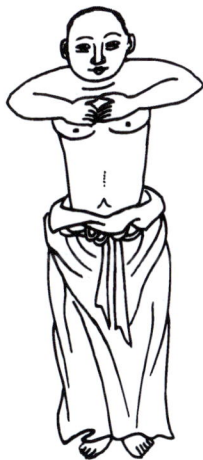

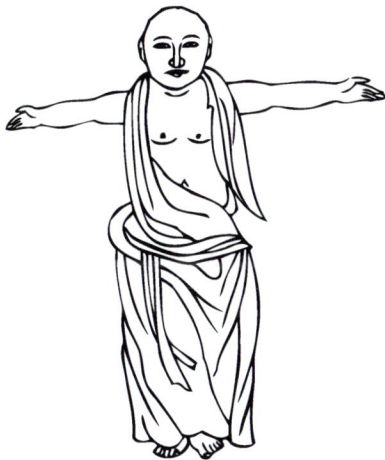

图5-6　韦驮献杵　　　　　图5-7　横担降魔杵　　　　　图5-8　掌托天门

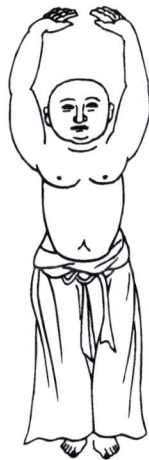

（四）摘星换斗

【动作】

1.接上式，两脚跟缓缓着地；同时，两手握拳，掌心向外，两臂下落至侧上举。随后，两拳缓缓伸开变掌，掌心斜向下，全身放松；目视前下方，身体左转，屈膝，同时右臂上举经体前下摆至左髋关节外侧，右掌自然张开，左臂经体侧下摆至体后，左手背紧贴命门穴，目视右掌。

2.直膝，身体转正；同时，右手经体前向额上摆至头顶右上方，松腕，肘微曲，掌心向下，手指向左，中指尖垂直于肩髃穴；左手背紧贴命门穴，意注命门；右臂上摆时眼随手走，定式后目视掌心，静立片刻，然后两臂向体侧自然伸展。

3.以上为左式动作，右式动作相同，左右方向相反（图5-9）。

【要领】

转体动作均用腰来带肩，以肩带臂，目视掌心，意注命门，自然呼吸。

【口诀】

只手擎天掌覆头，更从掌内注双眸。鼻端吸气频调息，用力收回左右眸。

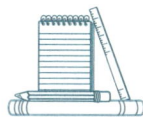

（五）倒拽九牛尾

【动作】

1.右倒拽九牛尾：接上式，双膝微屈，身体重心右移，左脚向左侧后方约45°撤步，右脚跟内转，右腿屈膝成右弓步；同时，左手内旋，向前向后画弧后伸，小指到拇指逐个紧握成拳，拳心向上；右手向前上方画弧，伸至与肩平时小指到拇指逐个紧握成拳，拳心向上，稍高于肩；目视右拳。

2.身体重心后移，左膝微屈；腰稍右转，以腰带肩，以肩带臂；右臂外旋，左臂内旋；曲肘内收，目视右拳。

3.身体重心前移，屈膝成弓步；腰稍左转，以腰带肩，以肩带臂；两臂放松前后伸展；目视右拳。重复2～3遍。

4.身体重心前移至右脚，左脚收回，右脚尖转正，成开立姿势，同时两臂自然垂于体侧，目视前下方（图5-10）。

5.左倒拽九牛尾与右倒拽九牛尾姿势相同，方向相反。

【要领】

以腰带肩，以肩带臂，力贯双膀；腹部放松，目视拳心，后退步时，注意掌握重心，保持平稳。

【口诀】

两腿后伸前屈，小腹运气空松，用力在于两膀，观拳须注双瞳。

（六）出爪亮翅

【动作】

1.接上式，身体重心移动至左脚，右脚收回，成开立姿势；同时右臂外旋，左臂内旋；摆至身侧平举，两掌心向前，环抱至体前，随之两臂内收，两手变柳叶掌立于云门穴前，掌心相对，指尖向上；目视前下方。

2.展肩扩胸，然后松肩，两臂缓缓前伸，并逐渐转掌心向前，成荷叶掌，指尖向上，瞪目。

3.松腕，屈肘，收臂，立柳叶掌于云门穴，目视前下方。重复3～7遍（图5-11）。

【要领】

出掌时身体正直，瞪眼怒目，同时两掌运劲前伸，开始时轻如推窗，后如排山倒海，收掌时如海水还潮，落汐归海。收掌时自然吸气，推掌时自然呼气。

【口诀】

挺身兼怒目，推手向当前，用力收回处，功须七次全。

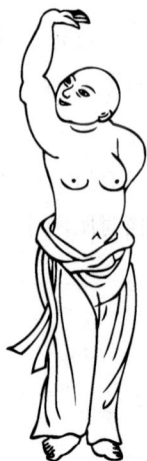

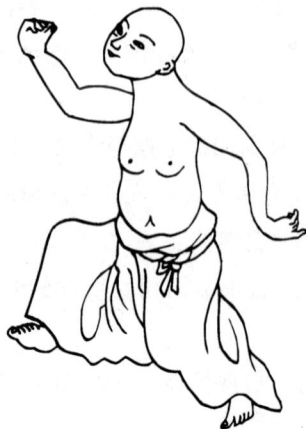

图5-9　摘星换斗　　　　图5-10　倒拽九牛尾　　　　图5-11　出爪亮翅

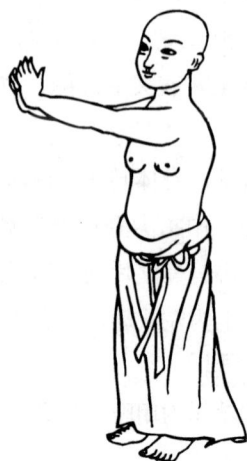

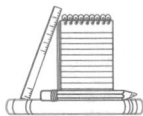

（七）九鬼拔马刀

【动作】

1.接上式，躯干右转，同时，右手外旋，掌心向上，左手内旋，掌心向下；随后右手由胸前内收经右腋下后伸，掌心向外；同时，左手由胸前伸至前上方，掌心向外。躯干稍左转；同时，右手经体侧向前上摆至前上方时屈肘，由后向左绕头半周，掌心掩耳；左手经体左侧下摆至左后，屈肘，手背贴于脊柱，掌心向后，指尖向上；头右转，右手中指按压耳郭，手掌扶按玉枕穴，目随右手动，定式后目视左后方。

2.身体右转，展臂扩胸，目视右上方，动作稍停。

3.屈膝，同时，上体左转，右臂内收，含胸；左手沿脊柱尽量上推，目视右脚跟，动作稍停（图5-12）。重复2～3遍。

4.直膝，身体转正，右手向上经头顶上方下至侧平举；左手两掌心向下，目视前下方。

5.左右式动作相同，方向相反。

【要领】

动作对拔拉伸，尽量用力，身体自然弯曲转动，协调一致。展臂扩胸时自然吸气，松肩合臂时自然呼气。两臂内合、上抬时自然呼气，起身展臂时自然吸气。

【口诀】

侧首弯肱，抱顶及颈。自头收回，弗嫌力猛。左右相轮，身直气静。

（八）三盘落地

【动作】

1.左足向左开步，比肩略宽，脚尖向前，目视前下方。

2.屈膝下蹲，同时，沉肩坠肘，两手逐渐用力按至与髋关节同高，两肘微屈，掌心向下，指尖向外；目视前下方。同时，口吐"嗨"音，音吐尽时，舌尖向前轻抵上下齿之间，终止吐音（图5-13）。

3.翻掌心向上，肘微屈，上托至侧平举，同时，缓缓起身直立，目视前方。

4.重复三遍，第一遍微蹲，第二遍半蹲，第三遍全蹲。

【要领】

下蹲时，松腰，裹臀，两手向上，如托重物。下蹲依次加大幅度。下蹲与起身时，上身始终保持正直。

【口诀】

上腭坚撑舌，张睛意注牙。足开蹲似踞，手按猛如拿。两掌翻齐起，千斤重有加。瞪目兼闭口，起立足无斜。

（九）青龙探爪

【动作】

1.接上式，左腿收回半步，与肩同宽。两手握拳，两臂屈肘内收至腰间，拳轮贴于两胁，拳心向上；目视前下方。然后右拳变掌，右臂伸直，经下向右侧外展，略低于肩，掌心向上，目随手动。

2.右臂屈肘，屈腕，右掌变龙爪，指尖向下，经下颌向身体左侧水平伸出，目随手动。躯干随之向左转约90°，目视右掌指所指方向（图5-14）。

3."右爪"变掌，随之身体左前屈，掌心向下按至左脚外侧，目视下方。躯干由左前屈转至右前屈，并带动右手经左膝或左脚画弧至右膝或右脚外侧，手臂外旋，掌心向前，握拳；目随手动视下方。

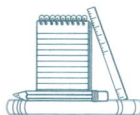

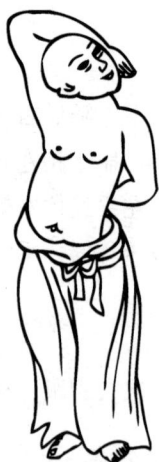

图 5-12 九鬼拔马刀　　　　　图 5-13 三盘落地　　　　　图 5-14 青龙探爪

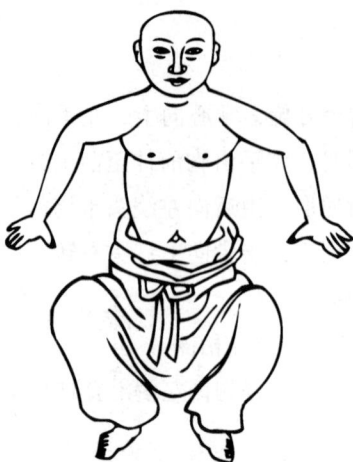

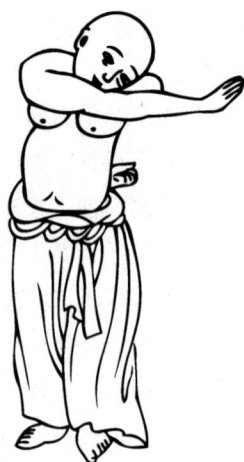

4. 上体抬起，直立，右拳随上体抬起收至胁下，拳心向上，目视前下方。

5. 左右式动作相同，方向相反。

【要领】

伸臂探爪，下按画弧，力注肩背，动作自然协调。目随"爪"走，意存爪心。

【口诀】

青龙探爪，左从右出。修士效之，掌平气实。力周肩背，围收过膝。两目平注，息调心谧。

（十）饿虎扑食

【动作】

1. 右饿虎扑食：接上式。右脚尖内扣约 45°，左脚收至右脚内侧成丁步；同时，身体左转约 90°；两手握固于腰间不变，目随体转视左前方。

2. 左脚向前迈一大步，成左弓步，同时，两拳提至肩部云门穴，并内旋变"虎爪"，向前扑按，如虎扑食，肘稍屈，目视前方。

3. 躯干由腰到胸逐节屈伸，重心随之前后适度移动；同时，两手随躯干屈伸向下、向后、向上、向前环绕一周，随后上体下俯，两爪下按，十指着地；后退屈膝，脚趾着地，前脚跟稍抬起；随后塌腰，挺胸，瞪目，动作稍停，目视前方（图 5-15）。

4. 起身，双手握拳收于腰间，身体重心后移，左脚尖内扣约 135°；身体重心左移；同时，身体向右转 180°，右脚收至左脚内侧成丁字步。

5. 左饿虎扑食与右饿虎扑食相同，方向相反。

【要领】

用躯干带动双手前扑环绕。抬头瞪目时，力达指尖，腰背部成反弓形。

【口诀】

两足分蹲身似倾，屈伸左右腿相更。昂头胸作探前势，偃背腰还似砥平。鼻息调元均出入，指尖著地赖支撑。降龙伏虎神仙事，学得真形也卫生。

（十一）打躬击鼓

【动作】

1. 接上式，起身，身体重心后移，随之身体转正；右脚尖内扣，脚尖向前，左脚回收，成开立姿势；同时两手随身体左转放松，外旋，掌心向外，外展至侧平举后，两臂屈肘，两掌掩耳，十指扶按枕部，指尖相对，以两手食指弹拨中指击打枕部 7 次（鸣天鼓）；目视前下方。

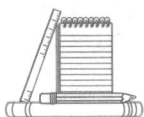

2.身体前俯，由头经颈椎、胸椎、腰椎、骶椎，由上向下逐节缓缓牵引前屈，两腿伸直，目视脚尖，停留片刻（图5-16）。

3.由骶椎到腰椎、胸椎、颈椎、头，由下向上依次缓缓逐节伸直后直立，两掌掩耳，十指扶按枕部，指尖相对；目视前下方。

4.重复上面动作2～3次，逐渐加大身体前屈幅度，并稍停。第一遍前屈小于90°，第二遍前屈约等于90°，第三遍前屈大于90°。

【要领】

体前屈时，直膝，两手外展。体前屈时，脊柱自颈部向前拔伸卷曲如钩，后展时，从尾椎向上逐节伸展。

【口诀】

两手齐持脑，垂腰至膝间。头唯探胯下，口更啮牙关。舌尖还抵腭，力在肘双弯。掩耳聪教塞，调元气自闲。

（十二）掉尾摇头

【动作】

1.接上式，起身直立后，两手猛然拔离双耳，手臂向前伸，十指交叉相握，掌心向内，屈肘，翻掌前伸，掌心向外。然后屈肘，转掌心向下内收于胸前，身体前屈塌腰，抬头，两手交叉缓缓下按，目视前方（图5-17）。

2.头向左后转，同时，臀向左前扭动，目视臀部。

3.两手交叉不动，放松还原至体前屈。

4.头向右后转，同时，臀向右前扭动，目视臀部。

5.两手交叉不动，放松还原至体前屈。

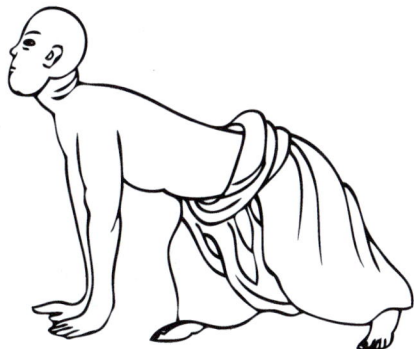

图5-15　饿虎扑食

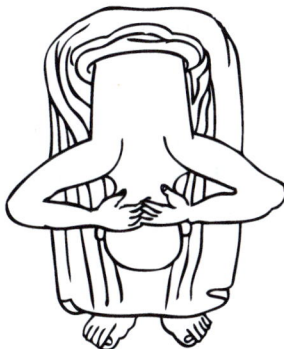

图5-16　打躬式

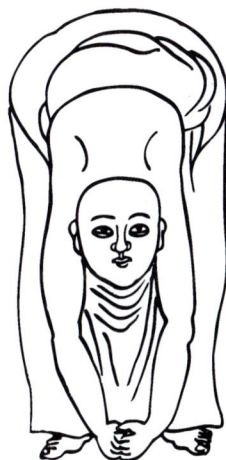

图5-17　掉尾式

【要领】

转头扭臀时，头与臀部做相向运动。根据自身情况调整身体前屈和臀部扭动的幅度和次数。配合动作，自然呼吸，精神专一。

【口诀】

膝直膀伸，推手至地。瞪目昂头，凝神一志。

收式

接上式，两手松开，两臂外旋，上体缓缓直立。同时，两臂伸直外展成侧平举，掌心向上，随后两臂上举，肘微曲，掌心向下；目视前下方。

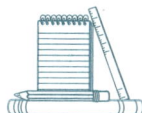

松肩，屈肘，两臂内收，两掌至头面胸前下引至腹部，掌心向下，目视前下方。重复上述动作 2～3 遍。

两臂放松还原，自然垂于体侧；左脚收回，并拢站立，目视前方。

收式的要领：第一、第二次双手下引至腹部以后，意念继续下引，经足底入地。最后一次则意念随双手下引至腹部稍停。下引时，双手匀速缓缓下行。

二、应用

易筋经十二式能明显改善体质，增强体力，主要用于强身保健，长期以来为推拿界医务人员所推崇，并以此作为基本功训练，同时适用于各种慢性病患者的治疗与康复，凡体质不很虚弱、无明显活动障碍者，都可采用。对头痛、神经衰弱、冠心病、慢性支气管炎、内脏下垂、脾胃虚弱、肩周炎、慢性腰背痛病证尤为适用。

项目五　五禽戏

【学习目标】

1. 掌握五禽戏的操作要领。

2. 熟悉五禽戏的应用。

3. 了解五禽戏的由来。

一、功法

东汉名医华佗在总结前人的理论和经验基础上，研究了虎、鹿、熊、猿、鸟的活动特点，并结合人体脏腑、经络和气血的功能而编成了一套健身功法，如《三国志·华佗传》中云："吾有一术，名五禽戏：一曰虎，二曰鹿，三曰熊，四曰猿，五曰鸟。亦以除疾，并利蹄足，以当导引。"本部分介绍经国家体育总局规范化的五禽戏。

预备式

1. 两脚并拢，自然伸直。两手自然垂于体侧。胸腹放松，头项正直，下颏微收，舌抵上腭。目视前方。

2. 左脚向左平开一步，稍宽于肩，两膝微屈，放松站立。调息数次，意守丹田。

3. 肘微屈，掌心向上，两臂在体前上提至与胸同高。随后两肘下垂外展，两掌向内翻转，掌心向下，并缓缓下按于腹前，上提下按要配合呼吸，两手上提吸气，两手下按时呼气。目视前方。

4. 上提下按时，意在两掌劳宫穴，动作要柔和、均匀，动作 3 重复做两遍，两手垂于体侧，目视前方。

【口诀】

调整呼吸神内敛，头身正直顺自然，胸腹放松膝微屈，诱导入静排杂念。

提吸按呼沉肩肘，柔和均匀意绵绵，心静神凝气机动，神不外驰守丹田。

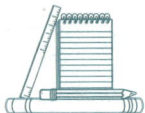

练习完预备式后就进入正式的五禽戏功法练习。

（一）虎戏

手形是虎爪，手掌张开，虎口撑圆，第1、第2指关节弯曲内扣，模拟老虎的利爪（图5-18）。虎戏由虎举和虎扑两个动作组成。

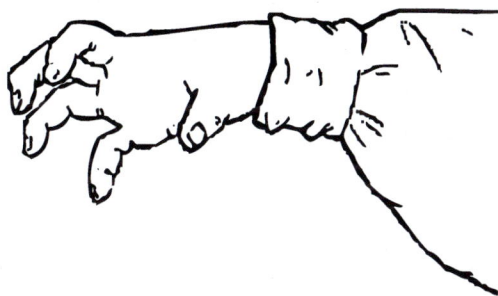

图 5-18　虎爪

1. 虎举

【动作】

（1）两手掌心向下，手指撑开，腕屈，由小指起依次屈指握拳，向上提起，高与胸平时，变拳为翻掌，掌心向上，举至头上方成虎爪状，肘伸直，胸腹充分展开，目视两掌（图5-19）。

（2）两掌外旋屈指握拳，拳心相对缓慢下拉至肩，变掌下按至腹前，十指撑开，目视两掌。

（3）重复数次后，两手自然垂于体侧，目视前方。

【口诀】

撑掌屈指拧双拳，提举拉按握力增；卧虎伸腰三焦畅，清升浊降精气生。

一张一弛文武道，深吸长呼肺量添，含胸收腹伸脊柱，肾水滋阴如清泉。

2. 虎扑

【动作】

（1）两手握空拳，拳心向上，上提至胸前，两拳变"虎爪"状，同时翻转掌心向下。

（2）两手向上、向前画弧，弯曲成虎爪状，上身随之前俯，挺胸塌腰，目视前方（图5-20）。

（3）两腿下蹲，收腹含胸。两手下按至两膝侧。目视前下方。两腿伸膝，送髋，挺腹，后仰。两掌握空拳，提至胸侧，目视前上方。

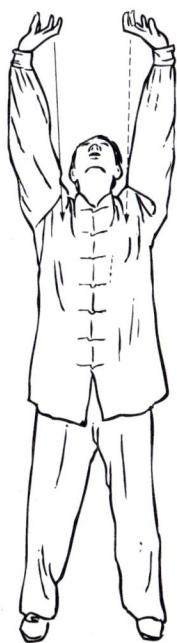

图 5-19　虎举

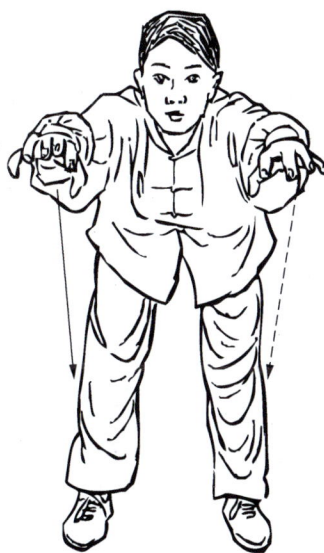

图 5-20　虎扑

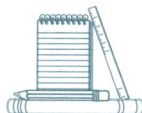

（4）左腿屈膝提起，两手上举。左脚向前迈一步，脚跟着地，右腿下蹲。上身前倾，两拳成虎爪状向前、下扑至膝前两侧。目视前下方。上身抬起，左脚收回，开步站立。两手下落于体侧。目视前方。

（5）两脚左右交替做虎扑，重复数次。做最后一遍后，两掌举至胸，两臂屈肘，两掌内合下按，自然垂于体侧。目视前方。

【口诀】

握拳上提身前俯，挺胸引腰紧收腹，伸膝送髋体后仰，两爪生威向前扑。

虎视眈眈神威猛，动如雷霆无挡阻，扑食犹如猫戏鼠，刚中有柔憨态掬。

（二）鹿戏

鹿戏的手形是鹿角，中指、无名指弯曲，其余三指伸直张开（图5-21）。鹿戏由鹿抵和鹿奔两个动作组成。

1. 鹿抵

【动作】

（1）两腿微屈，重心右移，左脚经右脚内侧向左前方迈步，脚跟着地。身体稍右转。握空拳右摆，高与肩平。目视右拳。

（2）重心前移，左腿外展屈膝前顶，足尖踏实。右腿伸直踏实。同时身体左转，两掌成鹿角状，两臂向上、向

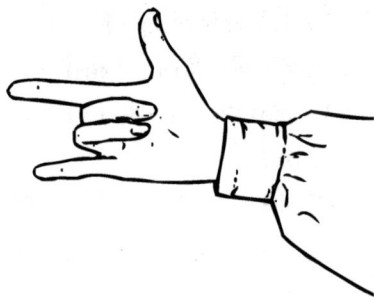

图 5-21　鹿角

左后方画弧，指尖朝后，左臂屈肘外展，肘抵左腰侧。右臂微屈举至头顶，向左后方伸抵，掌心向外，指尖朝外。目视右脚跟。身体右转，左脚收回，开步站立。两手向上、向右下画弧，握空拳落于体前。目视前方（图5-22）。

左右交替，重复数次，做最后一遍后，两手空拳下落于体侧后变掌自然下垂。目视前方。

【口诀】

迈步转腰看脚跟，两臂划圆摆头前，挺身眺望左右盼，脊柱侧屈往回旋。

嬉闹抵角对顶劲，健内助外意腰间，自由奔放强腰肾，恬淡虚无真气现。

2. 鹿奔

【动作】

（1）左脚向前跨一步，屈膝，重心在前，右腿伸直成左弓步。同时两手握空拳向上、向前画弧至体前，屈腕，与肩同高、同宽，目视前方。

（2）左膝伸直，脚掌着地。右腿屈膝。低头，弓背，收腹。两臂内旋，两掌前伸变拳成鹿角状（图5-23）。

（3）上身抬起。右腿伸直，左腿屈膝，成左弓步。两臂外旋，握空拳，高与肩平。目视前方。

（4）左脚收回，开步直立。两拳变掌，落于体侧。目视前方。

（5）以上为左式动作，右式动作与左式相同，左右相反。重复数次后两掌举至胸。屈肘，两掌内合下按，自然垂于体前。目视前方。

【口诀】

跨步向前手握拳，低头弓背肩臂旋；头髋前伸腹后顶，横竖两弓如绷弦。

命门后凸督脉通，尾闾运转阳气添，奔跑跳跃经脉畅，体态安舒气自闲。

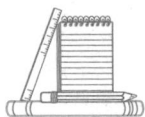

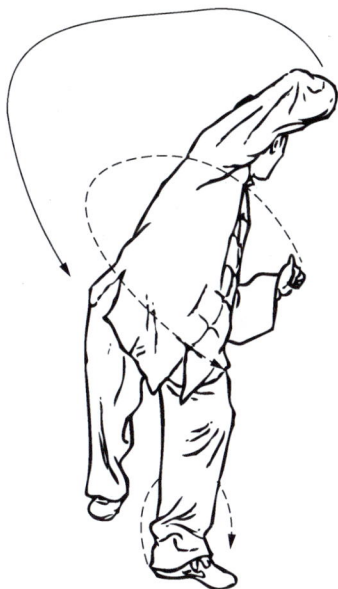

图 5-22 鹿抵

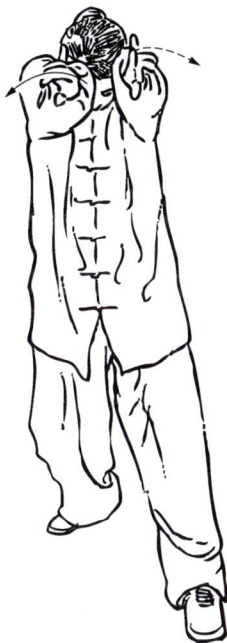

图 5-23 鹿奔

（三）熊戏

熊戏的手形是熊掌，手指弯曲，大拇指压在食指、中指的指节上，虎口撑圆（图 5-24）。熊戏由熊运和熊晃两个动作组成。

1. 熊运

【动作】

（1）两掌握空拳成熊掌状，垂于下腹部。目视两拳。

（2）以腰、腹为轴，上身前俯并做顺时针摇转，同时两拳以肚脐为中心，在腹部做顺时针画弧，目随之环视。然后上身逆时针摇转，两掌逆时针画弧（图 5-25）。

（3）重复数次后，两拳变掌下落，自然垂于体侧，目视前方。

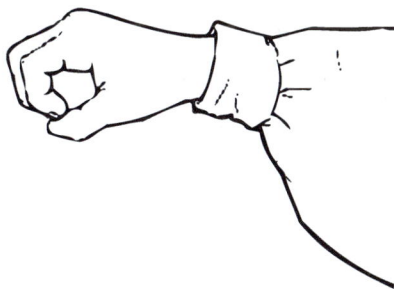

图 5-24 熊掌

【口诀】

两掌外导划立圆，腰腹内引摇晃颠，导气引体气血和，形正意宁神不乱。

运腰摩腹谷气消，中焦运化脏腑暖，户枢常动蠹不侵，脾胃健运病莫生。

2. 熊晃

【动作】

（1）左髋上提，牵拉左脚离地，微屈左膝，两手握空拳成熊掌状，目视左前方。

（2）左脚向左前方落地，右腿伸直。身体右转，左臂内旋前靠，左拳摆至左膝前上方。右拳摆至体后。目视左前方。

（3）身体左转。右腿屈膝，左脚伸直。拧腰晃肩，两臂向后弧线摆动。右拳握至左膝前上方。左拳摆至体后。目视左前方（图 5-26）。

（4）身体右转。左腿屈膝，右腿伸直。左臂内旋前靠，左拳摆至左膝前上方。右拳摆至体后。目视左前方。

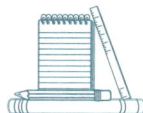

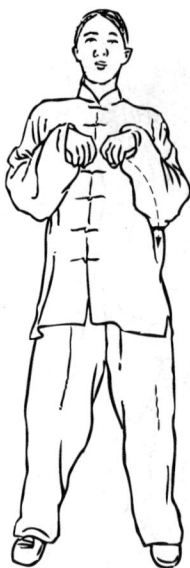
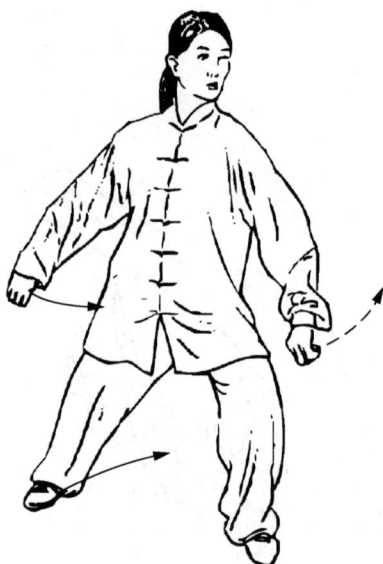

图 5-25　熊运　　　　　　　　　　图 5-26　熊晃

（5）以上为左式动作，右式动作与左式相同，左右相反。重复数次后左脚上步，开步站立。两手自然垂于体侧。目视前方。

【口诀】

提髋屈膝握空拳，落步震髋臂内旋，晃肩拧腰意两胁，前靠后坐调脾肝。

摇摆颠足步履稳，润肠化结脾胃安，熊经本是祖传法，笨中生灵贵自然。

（四）猿戏

猿戏有两个手形：猿钩（图 5-27），五指撮拢，曲腕；握固（图 5-28），大拇指压在无名指指根内侧，其余四指握拢 。猿戏由猿提和猿摘两个动作组成。

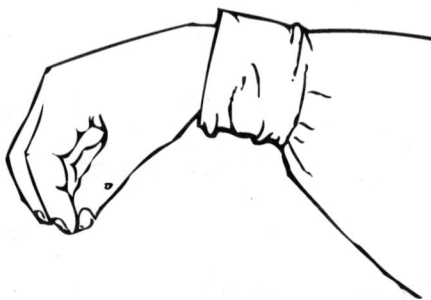
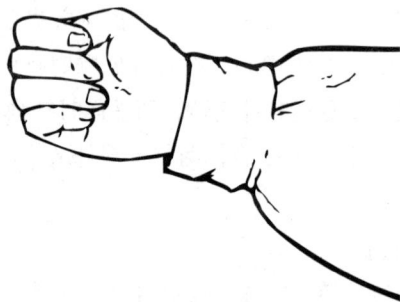

图 5-27　猿钩　　　　　　　　　　图 5-28　握固

1. 猿提

【动作】

（1）两臂内旋，微屈肘，两掌在腹前背屈，手指伸直分开，再屈腕撮拢捏紧成"猿钩"，速度稍快些。

（2）两手上提至胸，两肩上耸，缩颈，收腹提肛。同时，脚跟提起，头向左转。目随头动，视身体左侧。注意耸肩、缩胸、屈肘、提腕一定要充分（图 5-29）。

（3）头转正，两肩下沉，松腹落肛，脚跟着地。"猿钩"变掌，掌心向下，沿体前下按落于体侧。目视前方。

（4）以上为左式动作，右式动作与左式相同，唯头向右转。重复数次。

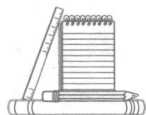

【口诀】

屈腕撮钩耸双肩，团胛缩颈目光闪；百会上引提脚踵，抓胸挠痒永不倦。

收腹裹臀摩肠胃，踮脚直立练平衡；灵猴自有健身术，减肥何须服药丸。

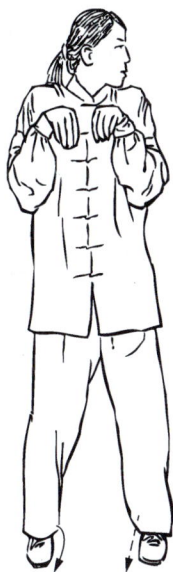

图 5-29　猿提

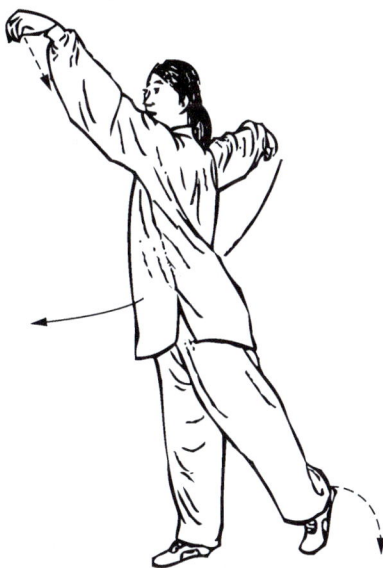

图 5-30　猿摘

2. 猿摘

【动作】

（1）左脚向左后方退步，脚尖点地，右腿屈膝。左臂屈肘，左掌成"猿钩"收至左腰侧。右掌向前方摆起，掌心向下。

（2）左脚踏实，屈膝下蹲，右脚收至左脚内侧，脚尖点地，成右丁步。右掌向下经腹前向左上方画弧至头左侧。目随右掌动，再转头注视右前上方。

（3）右掌内旋，掌心向下，沿体侧下按至左髋侧。目视右掌。右脚向右前方迈出一大步，左腿蹬伸。右腿伸直，左脚脚尖点地。右掌经体前向右上方画弧，举至右上侧变"猿钩"。左掌向前、向上伸举，屈腕撮钩，成采摘式。目视左掌（图 5-30）。

（4）左掌由"猿钩"变为"握固"。右手变掌，落于体前，虎口朝前。左腿下蹲，右脚收至左脚内侧，脚尖点地，成右丁步。左臂屈肘收至左耳旁，掌成托桃状。右掌经体前向左画弧至左肘下捧托。目视左掌。

（5）以上为左式动作，右式动作与左式相同，左右相反。重复数次后，左脚向左横开一步，两腿直立。两手自然垂于体侧。两掌举至胸。屈肘，两掌内合下按，自然垂于体侧。目视前方。

【口诀】

猿钩贴腰脚丁步，摆掌护面频盼顾，枝头蜜桃鲜欲滴，攀树摘果如探物。

猿心静时若处子，敏捷灵动赛脱兔，喜看硕果不忍食，献给寿星西王母。

（五）鸟戏

鸟戏取形于鹤，仿效鸟之轻捷。鸟戏的手形为鸟翅，五指伸直，拇指、食指、小指向上翘起，无名指、中指并拢向下（图 5-31）。锻炼鸟戏，可起到改善呼吸功能，疏通任、督二脉经气及提高人体平衡力等作用。鸟戏由

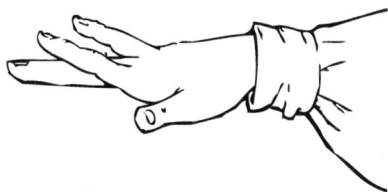

图 5-31　鸟翅

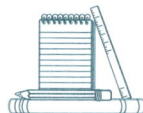

鸟伸和鸟飞两个动作组成。

1. 鸟伸

【动作】

（1）两腿微屈下蹲，两掌在腹前相叠，掌心向下，指尖向前。

（2）两掌举至头上方，指尖向前。身体微前倾，提肩，缩项，挺胸，塌腰。目视前下方（图 5-32）。

（3）两腿微屈下蹲。两掌相叠下按至腹前。目视两掌。

（4）右腿蹬直，左腿伸直向后抬起。两掌分开成"鸟翅"，摆向体侧后方。抬头，伸颈，挺胸，塌腰。目视前方。

（5）蹬腿左右交替，重复数次后，左脚下落，两脚开步站立，两手垂于体侧。目视前方。

【口诀】

两掌上举叠劳宫，提肩缩项挺前胸，抬头伸颈掌后摆，塌腰翘尾身反弓。

丹顶铁爪昂然立，一身正气顺而通，高洁优雅称仙禽，潇洒飘逸道家风。

2. 鸟飞

【动作】

（1）两腿微屈。两掌成鸟翅状，合于腹前，掌心相对。目视前下方。右腿伸直，左腿屈膝提起，小腿下垂。同时两掌向两侧展开，略高于肩，掌心向下，目视前方。

（2）左脚落至右脚旁，脚尖着地，两腿微屈。两掌合于腹前。目视前下方。右腿再伸直独立，左腿屈膝抬起，两掌经体侧向上画弧举至头顶，掌背相对，指尖向上（图 5-33）。

（3）左脚下落，踏实，两腿微屈，两掌经体侧向下画弧，合于腹前，目视前下方。

（4）以上为左式动作，右式动作与左式相同，左右相反。重复数次后，两掌举至胸。屈肘，两掌内合下按，自然垂于体侧。目视前方。

【口诀】

一腿独立一腿起，手成鸟翅往上举，屈腿合掌再奋力，展翅高飞志千里。

悠悠鹤步翩翩舞，抖翎亮翅比健美，伸筋拔骨体舒展，松鹤延年登寿域。

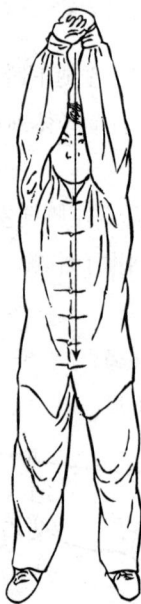

图 5-32 鸟伸

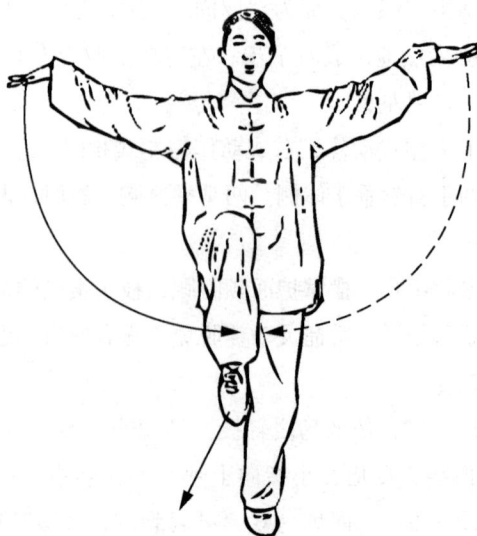

图 5-33 鸟飞

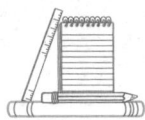

收式（引气归元）

引气归元，即让气息逐渐平和，意将练功时所得体内、外之气导引归入丹田，起到和气血、通经脉、理脏腑的功效。具体方法如下。

1.两掌经体侧上举至头顶上方，掌心向下，指尖相对，再沿体前缓慢下按至腹前，目视前方，重复2～3遍。

2.两手缓慢在体前画平弧，掌心相对，高与脐平并在腹前合拢，虎口交叉，叠掌。眼微闭静养，调匀呼吸，意守丹田。

3.数分钟后，两眼慢慢睁开，两手合掌，在胸前搓擦至热后贴面部，上、下擦摩，浴面3～5遍，随后向后沿头顶、耳后、胸前下落，自然垂于体侧。

4.左脚提起向右脚并拢，前脚掌先着地，随之全脚踏实，恢复成预备式。目视前方。

【口诀】

侧举上抱头顶悬，沉肩坠肘落腹前，虎口交叉阴阳合，闭目静养守涌泉。

手心搓热和气血，上摩下擦干浴面，周身放松精神爽，引气归元入丹田。

二、应用

五禽戏中虎戏主肝，鹿戏主肾，熊戏主脾，猿戏主心，鸟戏主肺，适用于各类人群的保健，经常锻炼对神经衰弱、消化不良、冠心病、高脂血症、中风后遗症、肌肉萎缩及中老年人常见的病证如失眠、多梦、头晕、头痛等，有明显的康复和保健作用。

项目六 八段锦

【学习目标】

1.掌握八段锦的操作要领。

2.熟悉八段锦的应用。

一、功法

八段锦功法是一套独立而完整的健身功法，起源于北宋，有八百多年的历史。南宋洪迈所著《夷坚志》载："政和七年，李似矩为起居郎……尝以夜半时起坐，嘘吸按摩，行所谓八段锦者。"说明八段锦在北宋已流传于世，后代有坐势和立势之分，北八段锦与南八段锦、文八段锦与武八段锦、少林八段锦与太极八段锦之别。此功法分为八段，每段一个动作，故名为"八段锦"。古人把这套动作比喻为"锦"，"锦"字，由"金""帛"组成，以表示其精美华贵。除此之外，"锦"字还可理解为单个导引术式的汇集，如丝锦那样连绵不断，是一套完整的健身方法。现代八段锦的内容有所变化，本节主要介绍立式八段锦。其动作舒展优美，祛病健身，效果极好，编排精致，动作完美。练习无须器械，不受场地局限，简单易学，节省时间，作用显著。本功法适合于男女老少，可使瘦者健壮，胖者减肥。

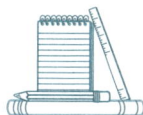

预备式

两足并步站立，两臂垂于体侧，目视前方，左足向左跨半步，与肩同宽，两臂内旋缓缓向两侧抬起，与髋同高，掌心向后，两膝关节微屈，两臂微外旋向前合抱于腹前，掌心向内，两掌指间距离约10cm。

要领：头向上顶，下颌微收，舌抵上腭，气沉丹田，沉肩垂肘，含胸拔背，全身肌肉尽量放松。

（一）双手托天理三焦

【动作】

1. 接上式，两臂外旋微下落，两手五指分开在小腹前交叉，掌心向上，目视前方，然后两膝伸直，同时曲肘，两掌缓缓沿任脉上托，当两臂抬至肩、肘、腕相平时，翻掌上托于头顶，双臂伸直，仰头目视手背，同时两足跟上提，稍停片刻（图5-34）。

2. 松开交叉的双手，自体侧向下画弧慢慢落于小腹前，仍十指交叉，掌心向上，同时两足跟缓慢落地。本式一上一下为一次，共做6次，做第6次最后一式时，膝关节微屈，两掌下落捧于腹前，掌心向上，目视前方。

【要领】

两掌上托，掌跟用力上顶，舒胸展体，略有停顿，抬头看手，腰背充分伸展。足跟上提时，两膝用力伸直内夹。两掌下落时要松腰沉髋，沉肩垂肘，松腕舒指，保持上体中正。

【口诀】

十指交叉小腹前，翻掌向上意托天，左右分掌拨云式，双手捧抱式还原。

式随气走要缓慢，一呼一吸一周旋，呼气尽时停片刻，随气而成要自然。

（二）左右开弓似射雕

【动作】

1. 接上式，重心右移，左足向左横跨一步，膝关节缓慢伸直，两掌向上交叉于胸前，左掌在外，目视前方。

2. 两臂缓慢上抬与肩相平，左手握空拳，食指与拇指上翘呈"八"字，并向左推出至手臂完全伸直，右掌屈指变空拳向右拉至肩前，如拉弓状，同时两腿屈膝半蹲成马步，动作略停，目视左前方（图5-35）。

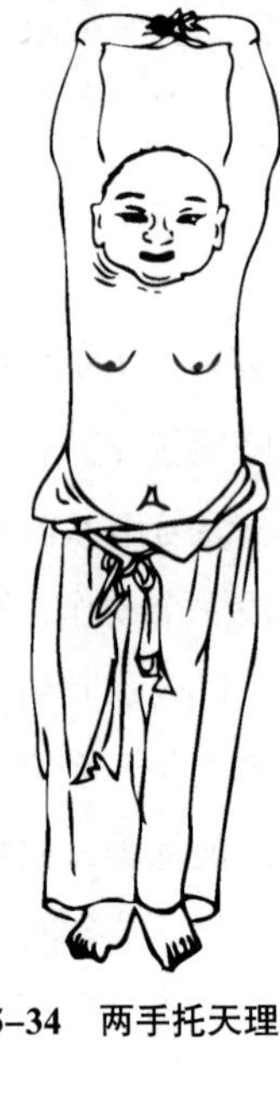

图 5-34　两手托天理三焦 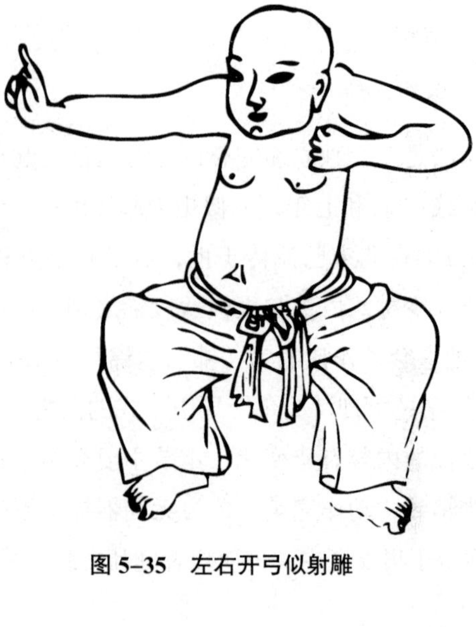　　　　图 5-35　左右开弓似射雕

3.随后重心右移，两手由拳变掌，右手向右画弧，两臂与肩平，两掌心向下缓慢放下，同时左脚收回成并步站立，两掌捧于腹前，掌心向上，目视前方。右式动作与左式相同，只是左右相反。本式一左一右为一次，共做5次，做完第5次最后一式时，右足回收成开步站立，膝关节微屈，两掌下落捧于腹前，掌心向上，目视前方。

【要领】

两掌交叉于胸前时沉肩坠肘，掌不过肩。开弓时力由夹脊发，扩胸展肩，坐腕竖指，充分转头，侧拉之手五指要并拢屈紧，臂与胸平，八字掌侧撑，立腕，竖指，掌心空。略停，保持伸拉，有开硬弓射箭之势。

【口诀】

马步下蹲要稳健，双手交叉左胸前，左推右拉似射箭，左手食指指朝天。

势随腰转换右式，双手交叉右胸前，右推左拉眼观指，双手收回式还原。

（三）调理脾胃须单举

【动作】

1.接上式，两掌叠掌于小腹前，掌心向上，左掌在上，两膝随之缓慢伸直，左掌沿足阳明胃经上托，经面前上穿，并内旋上举至头的左上方，掌心向上。右掌随之内旋下按至右髋旁，掌心向下，指尖向前，目正视停留片刻。

2.两膝微屈，同时左臂屈肘外旋，左掌经面前缓缓下落于腹前，掌心向上，右臂随之外旋，右掌徐徐抬起捧于腹前，掌心向上。右式动作与左式相同，但左右相反，两掌上下在腹前相遇（图5-36）。该式一左一右为一次，共做5次，做第5次最后一式时，变两膝关节微屈，右掌下按于右髋旁，掌心向下，指尖向前，目视前方。

【要领】

两臂用力均匀，单臂上举和下按时，保持立身中正，要舒胸展体，拔长腰脊，两肩松沉，上撑下按，力达掌根。

【口诀】

双手重叠掌朝天，右上左下臂捧圆，右掌旋臂托天去，左掌翻转至髀关。

双掌均沿胃经走，换臂托按一循环，呼尽吸足勿用力，收式双掌回丹田。

（四）五劳七伤往后瞧

【动作】

1.接上式，两膝徐徐伸直，同时两臂伸直，掌心向后，指尖向下，目正视。

2.两臂充分外旋，掌心向外，同时头缓慢向左后转，目视左后方。

3.两膝微屈，同时两臂内旋两掌按于髋旁，掌心向下，指尖向下，目视前方。

4.右式动作同左式，方向相反（图5-37）。该式一左一右为一次，共做5次，做完第5次最后一式时，变两膝关节微屈，两掌捧于腹前，掌心向上，目视前方。

【要领】

头向上顶，肩向下沉，两掌伏按时立项竖脊，两臂充分外旋，展肩挺胸，转头不转体。

【口诀】

双掌捧抱似托盘，翻掌封按臂内旋，头应随手向左转，引气向下至涌泉。

呼气尽时平松静，双臂收回掌朝天，继续运转成右式，收式提气回丹田。

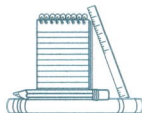

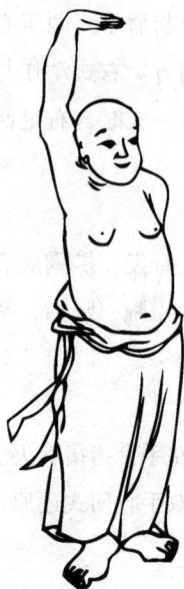

图 5-36　调理脾胃须单举　　　　　图 5-37　五劳七伤往后瞧

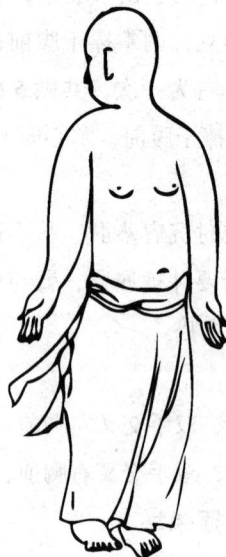

（五）摇头摆尾去心火

【动作】

1. 接上式，重心左移，右足向右开步，两膝缓慢伸直，同时两掌上托至头上方，肘关节微屈，掌心向上，指尖相对，目视前方。

2. 两腿屈膝半蹲呈马步，同时两臂从两侧缓慢落下，两掌置于膝关节上方，双肘外撑。

3. 重心微上抬并右移，上身向右侧倾，俯身目视右足面，重心左移，同时上身由右向前、向左旋转，目视右足跟。随后重心右移呈马步，上身直立，目视前方（图 5-38）。

4. 右式动作同左式，方向相反。该式一左一右为一次，共做 5 次，做完第 5 次后，重心左移，右脚收回成开步站立，同时两臂经两侧上举，两掌心相对。两膝关节微屈，两掌随之下按于腹前，掌心向下，指尖相对，目视前方。

【要领】

马步下蹲要收髋敛臀，上体中正。侧倾俯身时，颈部与尾闾对拉拔长。摇头时，颈部尽量放松，动作要柔和缓慢，摆动尾闾力求圆活连贯。尾闾指腰髓以下的骶椎、尾骨部位。

【口诀】

马步扑步可自选，双掌扶于膝上边，头随呼气宜向左，双目却看右足尖。

吸气还原接右式，摇头斜看左足尖，如此往返随气练，气不可浮意要专。

（六）两手攀足固肾腰

【动作】

1. 接上式，两膝缓慢伸直，同时两手指尖向前，两臂向前并徐徐向上举起，肘关节伸直，掌心向前，目视前方。

2. 两臂屈肘，两掌下按于胸前，掌心向下，指尖相对。随后两臂外旋，翻转掌心向上，两手掌指沿腋下后叉，两掌心紧贴脊柱两侧并沿足太阳膀胱经摩运至臀部，随之上身前俯，两手沿大腿后侧、小腿外侧摩运至足背，抬头目视前下方，动作略停（图 5-39）。

3. 两掌沿地面前伸，随之用手臂带动上身立起，两臂肘关节伸直上举，掌心向前，目视前方。该式一上一下为一次，共做 5 次，做完第 5 次后，两膝关节微屈，两掌随之下按于腹前，掌心向下，指尖向前，目视前方。

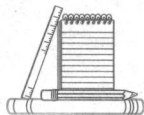

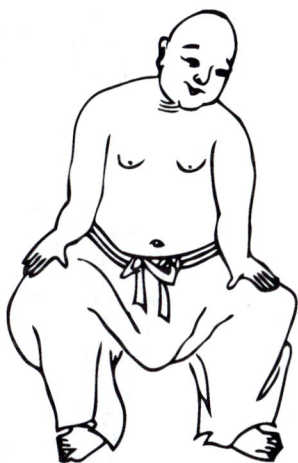

图 5-38　摇头摆尾去心火

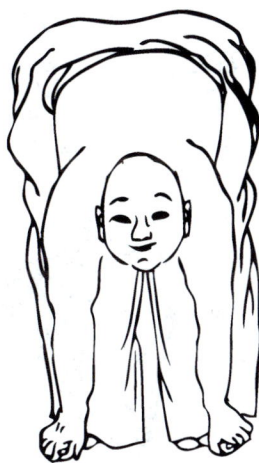

图 5-39　两手攀足固肾腰

【要领】

双手反穿经腋下尽量旋腕，俯身摩运时脊柱要放松，至足背时要充分沉肩，摩运要适当用力。起身时两掌贴地面前伸拉长腰脊，手臂主动上举带动上体立起。

【口诀】

两足横开一步宽，两手平扶小腹前，平分左右向后转，吸气藏腰撑腰间。

式随气走定深浅，呼气弯腰盘足圆，手势引导勿用力，松腰收腹守涌泉。

（七）攒拳怒目增气力

【动作】

1. 接上式，重心右移，左脚向左开步，两膝下蹲成马步，同时双手握拳于腰侧，拇指在内，拳眼向上，目视前方。

2. 左拳向前冲出，与肩同高，拳眼向上，目视左拳。随后左臂内旋，由拳变掌，虎口向下。

3. 左臂外旋，肘关节微屈，同时左掌向左缠绕并由掌变拳，拳心向上，左拳屈肘收回至腰侧，拳眼向上，目视前方。

4. 右式动作同左式（图 5-40）。该式一左一右为一次，共做 5 次，做完第 5 次后，重心右移，左脚收回成开步站立，同时两拳变掌垂于体侧，目视前方。

【要领】

马步下蹲时要立身中正，高低可根据自己腿部的力量灵活掌握。左右冲拳时怒目瞪眼，脚趾抓地，旋腰顺肩，力达拳面，回收时要充分旋腕，五指用力抓握。

【口诀】

马步下蹲眼睁圆，双拳束抱在胸前，拳引内气随腰转，前打后拉两臂旋。

吸气收回呼气放，左右轮换眼看拳，两拳收回胸前抱，收脚按掌式还原。

（八）背后七颠百病消

【动作】

1. 接上式，两足跟提起，头上顶，动作稍停，目视前方（图 5-41）。

2. 两足跟下落轻震地面。该式一起一落为一次，共做 7 次。

【要领】

足跟上提时，头上顶，脊柱拉长，脚趾抓地，脚跟尽量抬起。下落时沉肩，身体放松，轻震地面。

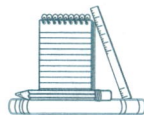

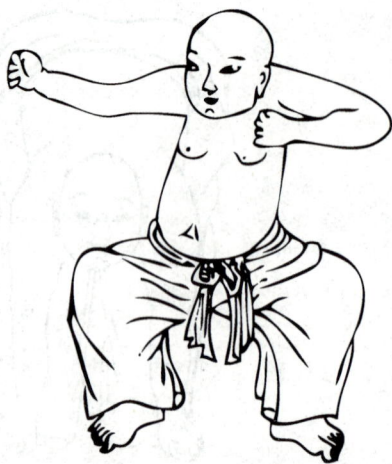

图 5-40　攥拳怒目增气力　　　　　图 5-41　背后七颠百病消

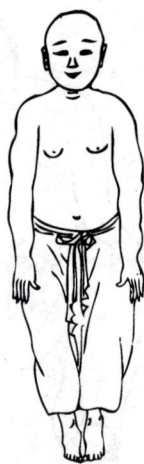

【口诀】

两腿并立撇足尖，足尖用力足跟悬，呼气上顶手下按，落足呼气一周天。

如此反复共七遍，全身气走回丹田，全身放松做颠抖，自然呼吸态怡然。

收式

【动作要领】两臂内旋，向两侧摆起，与髋同高，掌心向后，目视前方；上动不停，两臂屈肘，两掌相叠于腹部（男性左手在里，女性右手在里）；两臂垂于体侧。

【动作要点】两掌内、外劳宫相叠于丹田，周身放松，气沉丹田。收功时要注意体态安详，举止稳重，做一下整理活动，如搓手浴面和肢体放松动作。

二、应用

本功法适用于各种慢性病患者的治疗与康复，凡体质不很虚弱、活动无明显障碍者，都可采用，对头痛、神经衰弱、冠心病、慢性气管炎、内脏下垂、脾胃虚弱、肩周炎、慢性腰背痛病证尤为适用。

项目七　太极拳

【学习目标】

1. 掌握二十四式简化太极拳的操作要领。

2. 熟悉二十四式简化太极拳的应用。

3. 了解二十四式简化太极拳的由来。

太极始于无极，分两仪，由两仪分三才，由三才显四象，演变八卦。古人依据《易经》阴阳之理、中医经络学、导引、吐纳等理论，创造出一套契合阴阳妙理、符合人体结构、遵循大自然运转规律的拳术，称为"太极拳"。

太极拳在唐代就有流传，至明代，张三丰将其发扬光大。后由张三丰传于王宗岳，王宗岳传于蒋发，蒋发传于怀庆府陈长兴，陈长兴传于杨露禅。到了 1956 年，国家组织部分专家，在

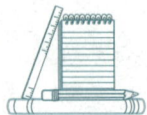

传统太极拳的基础上，按由简入繁、循序渐进、易学易记的原则，去其繁难和重复动作，选取了二十四式，编成简化太极拳。下文讲述二十四式简化太极拳。

一、功法

预备式

身体自然直立，双足并拢，足尖朝前，两腿自然伸直，胸腹自然放松，两臂下垂，两手垂于大腿外侧，手指微屈，头颈正直，下颌回收，口闭齿合，舌抵上腭，精神集中，表情自然，两目平视前方。

（一）起式

【动作】

1. 身体自然直立，左足分开半步，与肩同宽。两臂自然下垂，两手放在大腿外侧，目平视前方。

2. 两臂慢慢向前平举，自然伸直，两手与肩等高同宽，肘关节微屈，掌心向下，指尖向前。

3. 上体保持正直，两腿屈膝下蹲；同时两掌轻轻下按，两肘下垂与两膝相对；目平视前方。（图 5-42）。

【要领】

1. 头颈正直，下颏微向后收，不要故意挺胸或收腹，精神要集中。起式由立正姿势开始，然后左脚向左分开，成开立步。

2. 两肩下沉，两肘松垂，手指自然微曲，屈膝松腰，臀部不可凸出，身体重心落于两腿中间。两臂下落和身体下蹲的动作要协调一致。

（二）野马分鬃

【动作】

1. 丁步抱球：接上式，上体微向右转，重心移至右腿上，同时右臂收于右胸前半屈，掌心向下，左手经体前向右画弧于右手下，掌心向上，两手成抱球状，左脚随即收到右脚内侧，脚尖点地成丁步，也可不点地，目视手前方。

2. 转腰上步：上体稍向左转，左脚向左前方迈出。

3. 弓步分掌：左脚脚跟轻落地面，重心前移，右脚跟向后蹬转成左弓步，同时左右手分别向左上右下分开，左手高与眼平，手心斜向上，右手落于右胯旁，掌心向下，指尖向前。两臂保持弧形，目视前方（图 5-43）。

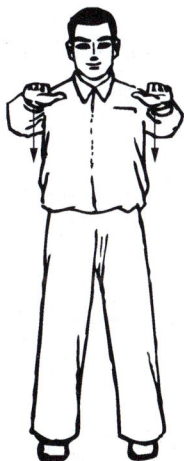

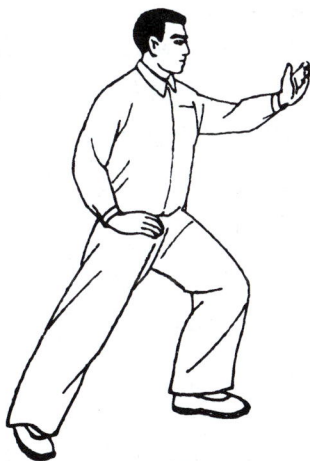

图 5-42　起式　　　　　图 5-43　野马分鬃

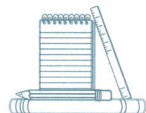

4. 后坐翘脚：重心后移至右腿，收髋后坐，左脚脚尖向上翘起。

5. 随后身体稍左转，重心前移，左手翻转，掌心向下，右手向前向左画弧，掌心向上，呈抱球状。

6. 重心继续前移至左腿，右腿向前上步，收至左脚内侧，成丁步抱球状。

7. 以上为左野马分鬃动作，右野马分鬃动作同左野马分鬃，左右相反，做完右野马分鬃还需再做一次左野马分鬃动作。

【要领】

左脚落地要轻，弓步时右脚跟向后蹬转，两脚之间横向距离要保持 10 ～ 30cm。两臂要保持弧形。丁步抱球动作，如腿部有力量，脚尖可不触地。

（三）白鹤亮翅

【动作】

1. 接上式，上体微向左转，右脚跟进半步，同时左手翻掌向下，左臂平屈胸前，右手向左上画弧，手心转向上，与左手成抱球状。目视左手。

2. 上体后坐，身体重心移至右腿，右足踏实，上半身先向右转，面向前方，目视右手。

3. 随后左脚稍向前移，脚尖点地，成左虚步，同时上半身再微向左转，面向前方，两手随转体慢慢向右上、左下分开，右手上提至右额前，手心向左后方，左手按至左胯前，手心向下，指尖向前。目平视前方（图 5-44）。

【要领】

定势胸部不要挺出，两臂要保持弧形，以腰带臂转动。

（四）左右搂膝拗步

【动作】

1. 接上式，上体微向左转，左手向左斜前方弧形摆起，右手向前下落。

2. 上体稍向右转，左手随转体向右后弧形摆起，掌心向下，右手向下向右斜后方摆起，左脚轻轻抬起，目视右手。

3. 左脚向前落步，脚跟先着地，身体左转，右手屈曲经右耳侧向前推出，重心前移成左弓步，右手高度与鼻尖平，右手向下向左画弧落于右胯前，掌心向下，手指向前，目视前方。重心后移至右腿，左脚脚尖向上翘起。

4. 左脚尖外撇，重心前移，身体左转，左手翻掌向左后摆起，掌心向上，右手向下向左下落至左胸前，目视左手。

5. 重心移向左腿，右腿向前上步落于左脚内侧，成丁步。右脚向前偏右上步，左手屈曲经左耳上沿准备向前推出，右手向右下画弧，身体右转，右脚向前落步，成右弓步，左手向前推出，高与鼻平，右手落于右胯前，目视前方。

6. 以上为左搂膝拗步动作，右搂膝拗步动作同左搂膝拗步，左右相反，做完右搂膝拗步还需再做一次左搂膝拗步动作（图 5-45）。

【要领】

上步落地要轻，脚跟先着地，推掌时要沉肩垂肘，坐腕舒掌，与弓步上下协调一致。

（五）手挥琵琶

【动作】

1. 接上式，右脚跟进半步，上体后坐，身体重心转至右腿上，上体半边向右转，左脚略提起稍向前移，变成左虚步，脚跟着地，脚尖翘起，膝部微屈。

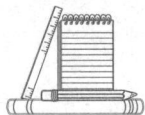

2.同时左手由左下向上挑举，高与鼻尖平，掌心向右，臂微屈；右手收回放在左肘内侧，掌心向左，目视左手食指（图5-46）。

【要领】

身体要平稳自然，胸部要放松，两臂要沉肩垂肘，左脚下落时与左手立掌沉腕、微向左转腰的动作协调一致，重心平稳。

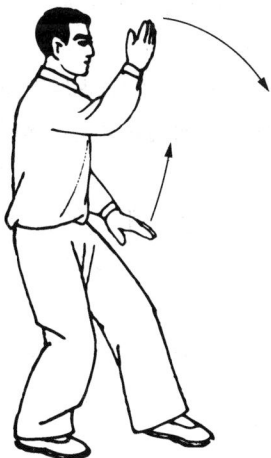

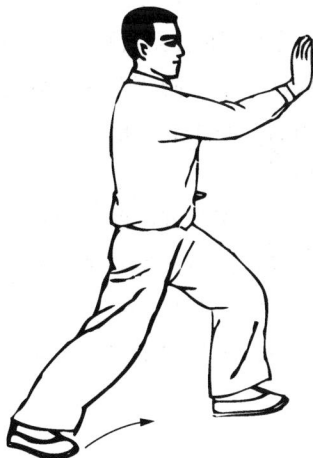

图 5-44　白鹤亮翅　　　　图 5-45　左右搂膝拗步　　　　图 5-46　手挥琵琶

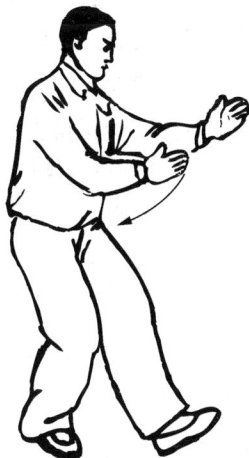

（六）左右倒卷肱

【动作】

1.接上式，上体右转，右手翻掌（手心向上）经腹前由下向后上方画弧平举，臂微屈，左手随即翻掌向上；眼的视线随着向右转体先向右看，再转向前方看左手。

2.右臂屈肘折向前，右手由耳侧向前推出，手心向前，左臂屈肘后撤，手心向上，撤至左肋外侧；同时左腿轻轻提起向后（偏左）退一步，脚掌先着地，然后全脚慢慢踏实，身体重心移到左腿上，成右虚步，右脚随转体以脚掌为轴转正；目视右手。

3.上体微向左转，同时左手随转体向后上方画弧平举，手心向上，右手随即翻掌，掌心向上；眼随转体先向左看，再转向前方看右手（图5-47）。

4.以上为右卷肱，左卷肱同右卷肱，左右相反。

图 5-47　左右倒卷肱

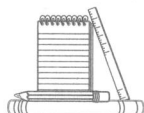

【要领】

前推的手不要伸直，后撤不可直向回抽，转体仍走弧线。前推时，要转腰松胯，两手的速度一致，避免僵硬。退步时，脚掌先着地，再慢慢全脚踏实，前脚随转体以脚掌为轴转正。退左脚略向左后斜，退右脚略向右后斜，避免使两脚落在一条直线上。后退时，眼神随转体动作先向左或右看，然后再转看手。最后退右脚时，脚尖外撇的角度略大些，便于接做"左揽雀尾"的动作。

（七）左揽雀尾

【动作】

1.接上式，身体继续向右转，左手自然下落逐渐翻掌经腹前画弧至左胁前，手心向上。左臂屈肘，手心转向下，收至右胸前，两手相对成抱球状。同时身体重心落在右腿上，左脚收到

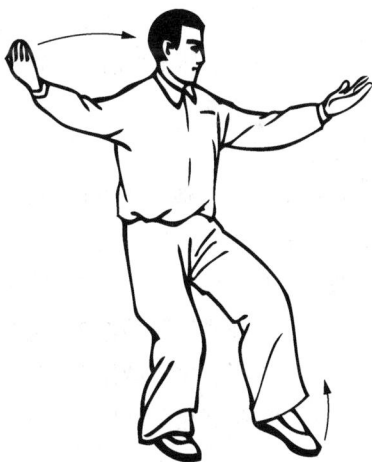

右脚内侧，脚尖点地，眼看右手。

2.上身微向左转，左脚向左前方迈出，上身继续向左转，右腿自然蹬直，左腿屈膝，成左弓步。同时左臂向左前方掤出（左臂平屈成弓形，用前臂外侧和手背向前方推出），高与肩平，手心向后。右手向右下落于右胯旁，手心向下，指尖向前，目视左前臂。

3.身体微向左转，左手随即前伸翻掌向下，右手翻掌，经腹前向上，向前伸至左前臂下方。然后两手下捋，随即上体向右转，两手经腹前向右后上方画弧，直至右手手心向上，高与肩齐，左臂平屈于胸前，手心向后。同时身体重心移至右腿，目视右手。

4.上体微向左转，右臂屈肘折回，右手附于左手腕内侧（相距约5cm），上体继续向左转，双手同时向前慢慢挤出，左手心向右，右手心向前，左前臂保持半圆。同时身体重心逐渐前移变成弓步，目视左手腕部（图5-48）。

5.左手翻掌，手心向下，右手经左腕上方向前、向右伸出，高与左手齐，手心向下，两手左右分开，宽与肩同。然后右腿屈膝，上体慢慢后坐，身体重心移至右腿上，左脚尖翘起。同时两手屈肘回收至腹前，手心均向前下方，目视前方。

6.上式不停，身体重心慢慢前移，同时两手向前、向上按出，掌心向前。左腿前弓成左弓步，目视前方。

【要领】

1.向前挤时，上体要正直。挤的动作要与松腰、弓腿相一致。

2.向前按时，两手须走曲线，腕部高与肩平，两肘微屈。

3.掤出时，两臂前后均保持弧形。分手、松腰、弓腿三者必须协调一致。揽雀尾弓步时，两脚跟横向距离上超过10cm。

4.下捋时，上体不可前倾，臀部不要突出。两臂下捋须随腰旋转，仍走弧线。左脚全掌着地。

（八）右揽雀尾

【动作】

1.接上式，上体后坐并向右转，身体重心移至右腿，左脚尖内扣。右手向右平行画弧至左胁前，手心向上。左臂平屈胸前，左手掌心向下与右手成抱球状。同时身体重心再移至左腿上，右脚收至左脚内侧，脚尖点地，眼看左手。

2.同"左揽雀尾"动作2，左右相反。

3.同"左揽雀尾"动作3，左右相反。

4.同"左揽雀尾"动作4，左右相反（图5-49）。

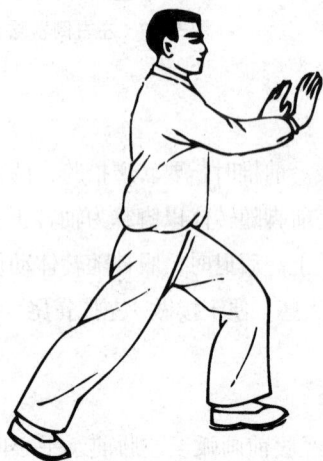

图 5-48 左揽雀尾　　　　　图 5-49 右揽雀尾

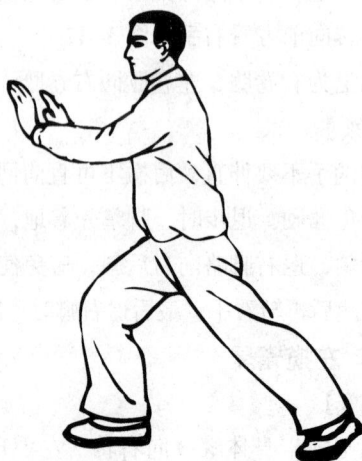

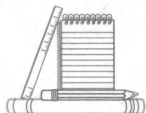

5. 同"左揽雀尾动作 5"，左右相反。

6. 同"左揽雀尾动作 6"，左右相反。

【要领】

同"左揽雀尾"动作要领。

（九）单鞭

【动作】

1. 接上式，上体后坐，重心逐渐移至左腿，右脚尖内扣。同时上体左转，两手（左高右低）向左弧形运转，直至右臂平举，伸于身体左侧，手心向左，右手经腹前运至左胁前，手心向后上方，目视左手。

2. 重心再次逐渐移至右腿上，上体右转，左脚向右脚靠拢，脚尖点地。同时右手向右上方画弧（手心由里转向外），至右侧方时变勾手，臂与肩平。左手向下经腹前向右上画弧停于右肩前，手心向里，目视左手（图 5-50）。

3. 上体微向左转，左脚向左前方迈出，右脚跟后蹬，成左弓步。在身体重心移向左腿的同时，左掌随上体的继续左转慢慢翻转向前推出，手心向前，手指与眼齐平，臂微屈，目视右手。

【要领】

上体保持正直，松腰。完成式时，右肘稍下垂，左肘与左膝上下相对，两肩下沉。左手向外翻掌前推时，要随转体边翻边推出，不要翻掌太快或最后突然翻掌。上下要协调一致。

（十）云手

【动作】

1. 接上式，重心移至右腿上，身体渐向右转，左脚尖内扣。左手经腹前向右上画弧至右肩前，手心斜向后，同时右手松勾变掌，手心向右前，目视左手。

2. 上体慢慢左转，重心随之逐渐左移。左手由面前向左侧运转，手心渐渐转向左方。右手由右下经腹前向左上画弧，至左肩前，手心斜向后。同时右脚靠近左脚，成小开立步（两脚距离 10～20cm），目视右手。

3. 上体再向右转，同时左手经腹前向右上画弧至右肩前，手心斜向后。右手向右侧运转，手心翻转向右。随之左腿向左横跨一步，目视左手（图 5-51）。

4. 重复 1 次 2 式、3 式、2 式动作。

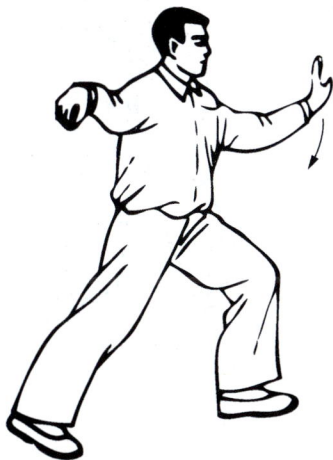
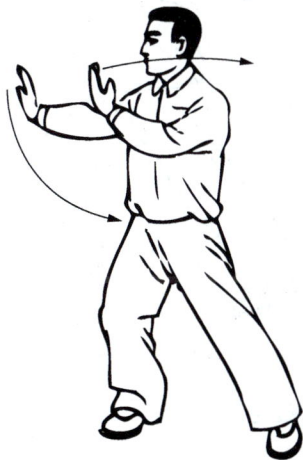

图 5-50　单鞭　　　　　　　　　　　　图 5-51　云手

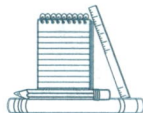

【要领】

身体转动要以腰脊为轴，松腰，松胯，不可忽高忽低。两臂随腰的转动而运转，要自然圆活，速度要缓慢均匀。下肢移动时，身体重心要稳定，两脚掌先着地再踏实，脚尖向前。眼的视线随左右手而移动。第三个"云手"的右脚最后跟步时，脚尖微向内扣，便于接"单鞭"动作。

（十一）单鞭

【动作】

1. 接上式，上身向右转，身体重心落在右腿上，左足跟提起足尖点地，右手随之经额前向右运转，至右前方时掌心翻转变成勾手。左手向下经腹前向右上画弧至右肩前，掌心向内，目视左手。

2. 上身微向左转，左足向左前侧方迈出，足跟落地，左手经头前向左运转，掌心向内，目视左手。上身继续左转，身体重心移向左腿，左足踏实，右足跟外展后蹬，稍向左前方弓步。左手随上身的左转慢慢经面前翻转向前推出，腕与肩平，左肘、左膝与左足尖上下相对，目视左手（图5-52）。

（十二）高探马

【动作】

1. 接上式，右足跟向前收回半步，足前掌着地，距左足约20cm，左臂略向前伸展，腕关节放松，掌心向下。

2. 上身稍右转，重心后移，右足踏实，右腿屈坐，左足跟提起，右勾手松开，两手翻转掌心向上，两臂前后平举，肘关节微屈，头随上半身右转，目视前方。

3. 上身左转，右肩稍向前方，左足稍向前移，足前掌着地，成左拗虚步，右臂屈肘，右手掌经头侧向前推出，高与头平，掌心向前，左臂屈收，左手收至腹前，掌心向上，目视右手（图5-53）。

【要领】

上体自然正直，双肩要下沉，右肘微下垂。跟步移换重心时，身体不要有起伏。

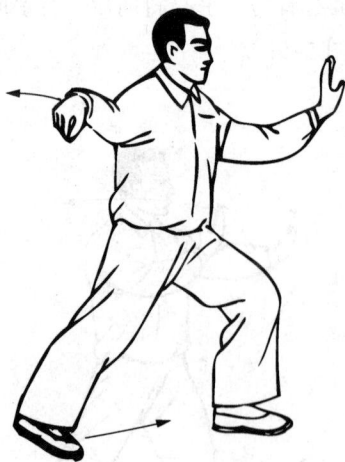 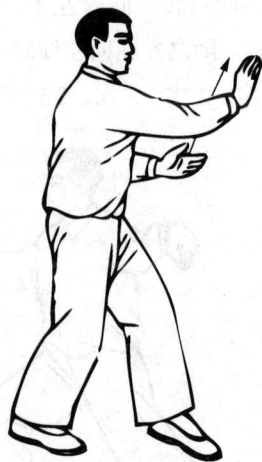

图5-52　单鞭　　　　　　　　　图5-53　高探马

（十三）右蹬脚

【动作】

1. 接上式，上身稍右转，右手稍向后收，左手经右手背上向右前方穿出，两手交叉，腕关

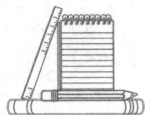

节相交，左掌心斜向上，右掌心斜向下，左足提起收至右小腿内侧，目视左手。

2.上身稍左转，左足准备向左前上方上步，两手翻转分开，掌心向前，虎口相对，两臂半屈成弧相对，目视前方。

3.左足落步，重心前移，左腿屈弓，右腿自然蹬直，成左弓步，上身稍右转，两手向两侧画弧，掌心相对，目视右手。

4.右足收至左足内侧，足尖点地，两手向腹前画弧相交合抱，举至胸前，右手在外，两掌心皆向内，目视右前方。

5.左腿支撑，右腿屈膝上提，右足尖自然下垂，两臂内旋，两手翻转分开，虎口相对，目视右前方。

6.两手分别向右前和左后方画弧分开，两臂展于两侧，肘关节微屈，腕与肩平，掌心皆向外，右足尖上勾，足跟用力慢慢向前蹬出，右腿膝关节伸直，与右臂上下相对，方向为右前方约30°，目视右手（图5-54）。

【要领】

身体要稳定，不可前俯后仰。两手分开时，腕部与肩齐平。蹬脚时，左腿微屈，右脚尖回勾，力量用在脚跟。分手和蹬脚须协调一致。右臂和右腿上下相对。

（十四）双峰贯耳

【动作】

1.接上式，右腿屈膝收回，屈膝平举，足尖自然下垂，左手由后向上、向前下落至体前，两手心均翻转向上，两手同时向下画弧分落于右膝两侧。目视前方。

2.右足向右前方落下，足跟着地，足尖斜向右前方约30°，身体重心逐渐前移，成右弓步，面向右前方。同时两手下落，慢慢变拳，分别从两侧向上、向前画弧至面部前方，成钳形，两拳相对，高与耳齐，拳眼都斜向下（两拳中间距离10～20cm），目视右拳（图5-55）。

【要领】

完成此式时，头颈正直，松腰松胯，两拳松握，沉肩垂肘，两臂均保持弧形。双峰贯耳式的弓步和身体方向与右蹬脚方向相同。弓步的两脚跟横向距离同"揽雀尾"式。

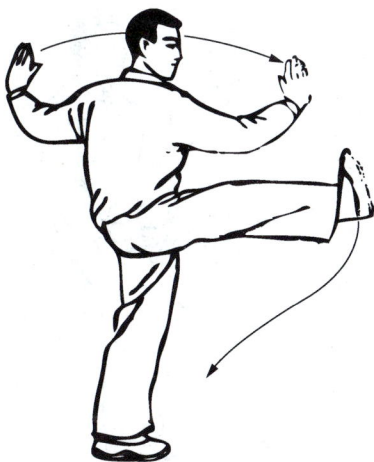

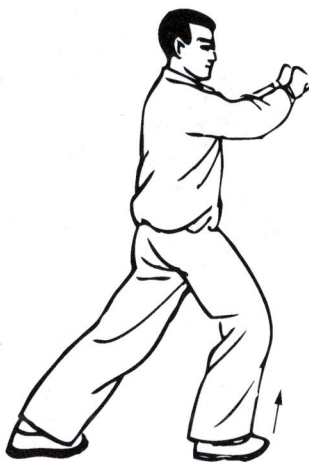

图5-54　右蹬脚　　　　　　　　　　　　　图5-55　双峰贯耳

（十五）转身左蹬脚

【动作】

1.接上式，左腿屈膝后坐，重心后移，上身左转，右足尖内扣，两拳松开，左手随转身经

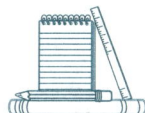

头前向左画弧，两手平举于身体两侧，掌心向外，目视左手。

2. 重心右移，右腿屈膝后坐，左足收至右足内侧，足尖点地，两手向下画弧，于腹前交叉合抱，举至胸前，左手在外，两掌心皆向内，目视前方。

3. 左腿屈膝提起，足尖自然下垂，两臂内旋，两掌心翻转向外，虎口相对，目视蹬脚方向。

4. 两手向左前和右后方画弧分开，平举于身体两侧，掌心皆向外，肘关节微屈，左足跟用力，足尖上勾向左前方（约30°）慢慢蹬出，左腿蹬直与左臂上下相对，目视左手（图5-56）。

【要领】

与左蹬脚式相同，只是左右相反。左蹬脚方向与右蹬脚呈180°。

（十六）左下势独立

【动作】

1. 接上式，左腿收回平屈，上体右转。右掌变成勾手，左掌向上、向右画弧下落于右肩前，掌心斜向后，目视右手。

2. 右腿慢慢屈膝下蹲，左腿由内向左侧（偏后）伸出，成左仆步。左掌下落（掌心向外）向左下顺左腿内侧向前穿出，目视左手。

3. 身体重心前移，左足跟为轴，脚尖尽量向外撇，左脚前弓，右腿后蹬，右脚尖内扣，上体微向左转并向前起身。同时左臂继续向前伸出（立掌），掌心向右，右勾手下落，勾尖向后，目视左手。

4. 右腿慢慢提起平屈，成左独立势。同时右手变掌，并由后下方顺右腿外侧向前弧形摆出，屈臂立于右腿上方，肘与膝相对，手心向左。左手立于左胯旁，手心向下，指尖向前，目视右手（图5-57）。

【要领】

1. 右腿全蹲时，上体不可过于前倾。左腿伸直，左脚尖须向里扣，两脚脚掌全部着地。左脚尖与右脚跟踏在中轴线上。

2. 上体要正直，独立的腿要微屈，由腿提起时脚尖自然下垂。

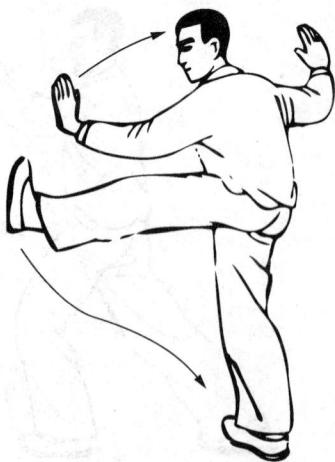

图5-56 转身左蹬脚　　　　图5-57 左下势独立

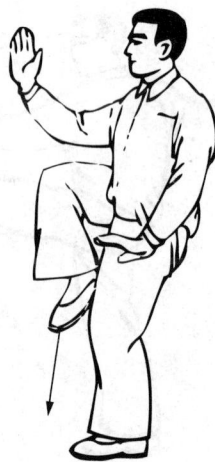

（十七）右下势独立

【动作】

1. 接上式，右脚下落于左脚前，脚掌着地。然后左脚前掌为轴，脚跟转动，身体随之左

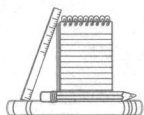

转，同时左手向后平举变成勾手，右掌随着转体向左侧画弧，立于左肩前，掌心斜向后，目视左手。

2.同"左下势独立"动作2，左右相反。

3.同"左下势独立"动作3，左右相反。

4.同"左下势独立"动作4，左右相反（图5-58）。

【要领】

右脚尖触地后必须稍微提起，然后再向下仆腿，其他均与"左下势独立"相同，只是左右相反。

（十八）左右穿梭

【动作】

1.接上式，身体微向左转，左脚向前落地，脚尖外撇，右脚跟离地，两腿屈膝成半坐盘式。同时两手在左胸前成抱球状（左上右下）。然后右脚收到左脚的内侧，脚尖点地，目视左前臂。

2.身体右转，右脚向右前方迈出，屈膝弓腿，成右弓步。同时右手由面前向上举并翻掌停在右额前，手心斜向上。左手先向左下再经体前向前推出，高与鼻尖平，手心向前，目视左手（图5-59）。

3.身体重心略向后移，右脚尖稍向外撇，随即身体重心再移至右腿，左脚跟进，停于右脚内侧，脚尖点地。同时两手在右胸前成抱球状（右上左下），目视左前臂。

4.重复动作2，但左右相反。

【要领】

完成姿势面向侧前方。手推出后，上体不可前俯。手向上举时，防止引肩上耸。一手上举一手前推要与弓腿松腰上下协调一致。做弓步时，两脚跟的距离同搂膝拗步式。

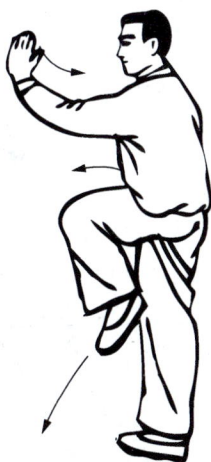

图5-58　右下势独立　　　　　图5-59　左右穿梭

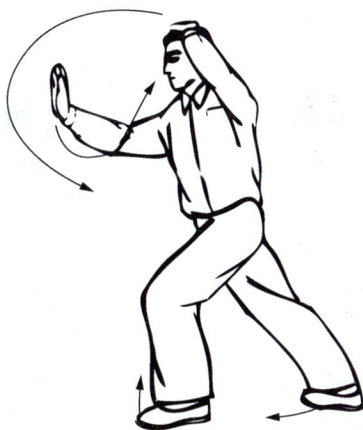

（十九）海底针

【动作】

接上式，右脚向前跟进半步，身体重心移至右腿，左脚稍向前移，脚尖点地，成左虚步。同时身体稍向右转，右手下落经体前向后、向上提抽至肩上耳旁，再随身体左转，由右耳旁斜向前下方插出，掌心向左，指尖斜向下。同时，左手向前、向下画弧落于左胯旁，掌心向下，

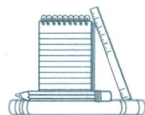

指尖斜向右前方，目视前下方（图5-60）。

【要领】

身体要先向左转，再向右转。上体不可太前倾。避免低头和臀部外凸。左腿要微屈。

（二十）闪通臂

【动作】

1.接上式，上身右转并恢复正直，右手提至胸前，指尖向前，掌心向左，左手屈臂收举，指尖贴近右腕内侧，左足收至右小腿内侧。上身再右转，左足向前迈出一步，足跟着地，双足间相距约10cm，两手开始翻掌分开，两臂内旋，左手前推，右手上举，目视前方。

2.重心前移，左足踏实，左腿屈弓，右腿自然蹬直成左弓步，左手推至身前，与鼻尖平，右手撑于头侧上方，掌心向上，目视左手（图5-61）。

【要领】

完成姿势上体自然正直，松腰，松胯。左臂不要完全伸直，背部肌肉要伸展开。推掌、举掌和弓腿动作要协调一致。弓步时，两脚跟横向距离同"揽雀尾"式。

（二十一）转身搬拦捶

【动作】

1.接上式，上体后坐，身体重心移至右腿上，左足尖内扣，身体向后转，然后身体重心再移至左腿上。同时，右手随着转体向右、向下（变拳）经腹前画弧至左胁旁，拳心向下。左掌上举于头前，掌心斜向上，目视前方。

2.向右转体，右拳经胸前向前翻转撇出，拳心向上。左手落于胯旁，掌心向下，指尖向前。同时右脚收回后（不要停顿或脚尖点地）即向前迈出，脚尖外撇，目视右拳。

3.身体重心移至右腿上，左脚向前迈一步。左手上起经左侧向前上画弧拦出，掌心向前下方。同时右拳向右画弧收到右腰旁，拳心向上，目视左手。

4.左腿前弓成左弓步，同时右拳向前打出，拳眼向上，高与胸平，左手附于右前臂里侧，目视右拳（图5-62）。

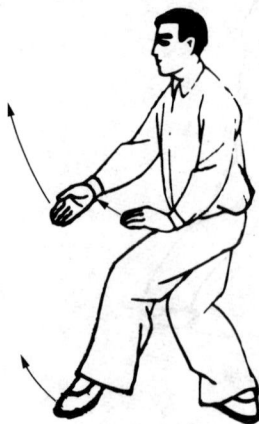
图5-60　海底针

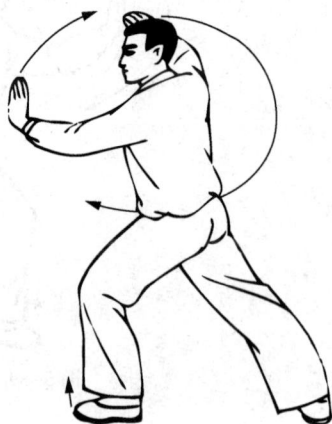
图5-61　闪通臂

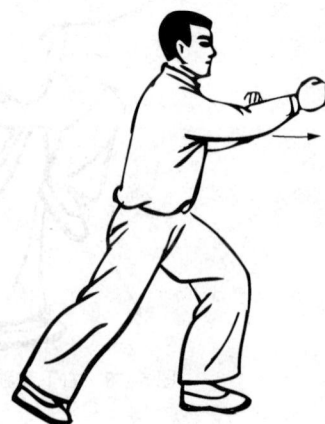
图5-62　转身搬拦捶

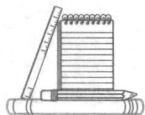

【要领】

右拳不要握得太紧。右拳回收时，前臂要慢慢内旋画弧，然后再外旋停于右胁下，拳心向上。向前打拳时，右肩随拳略向前引伸，沉肩垂肘，右臂要微屈。弓步时，两脚横向距离同

"揽雀尾"式。

（二十二）如封似闭

【动作】

1.接上式，左手由右腕下向前伸出，右拳变掌，两手手心逐渐翻转向上并慢慢分开回收。同时身体后坐，左脚尖翘起，身体重心移至右腿，目视前方。

2.两手在胸前翻掌，向下经腹前再向上、向前推出，腕部与肩平，手心向前。同时左腿前弓成左弓步，目视前方（图5-63）。

【要领】

身体后坐时，避免后仰，臀部不可突出。两臂随身体回收时，肩、肘部略向外松开，不要直着抽回。两手推出宽度不要超过两肩。

（二十三）十字手

【动作】

1.接上式，屈膝后坐，身体重心移向左腿，左脚尖内扣，向右转体。右手随着转体动作向右平摆画弧，与左手成两臂侧平举，掌心向前，肘部微屈。同时右脚尖随着转体稍向外撇，成右侧弓步，目视右手。

2.身体重心缓慢移至左腿，右脚尖内扣，随即向左收回，两脚距离稍比肩宽，两腿逐渐蹬直，成开立步。同时两手向下经腹前向上画弧交叉合抱于胸前，两臂撑圆，腕高与肩平，右手在外，成十字手，手心均向后。目视前方（图5-64）。

【要领】

两手分开和合抱时，上体不要前俯。站起后，身体自然正直，头要微向上顶，下颌稍向后收。两臂环抱时须圆满舒适，沉肩垂肘。

（二十四）收式

【动作】

接上式，两手向外翻掌，手心向下，两臂慢慢下落，停于身体两侧。目视前方（图5-65）。

【要领】

两手左右分开下落时，要注意全身放松，同时气也徐徐下沉（呼气略加长）。呼吸平稳后，把左脚收到右脚旁，再走动休息。

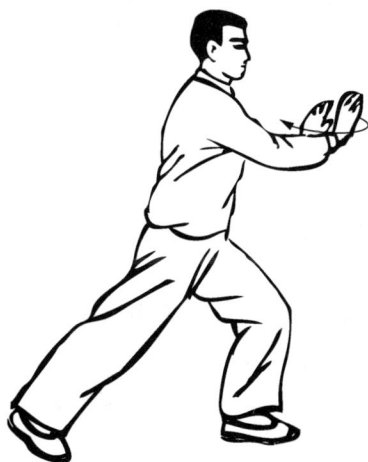
图5-63 如封似闭

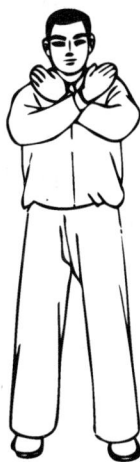
图5-64 十字手

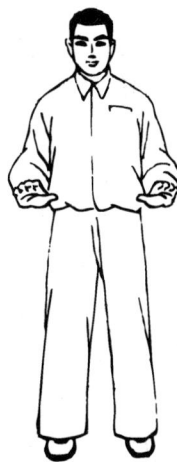
图5-65 收式

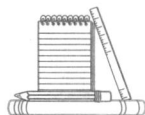

二、应用

太极拳是一种合乎生理规律、轻松柔和的健身运动，它对中枢神经起着积极的促进作用，同时加强心脏、血管的功能，提高呼吸效率，减少体内瘀血产生，改善新陈代谢，是一种良好的保健与医疗体操。

扫一扫，查阅
复习思考题答案

复习思考

1. 放松功的姿势有（　　）
　　A. 平坐　　　　　　B. 仰卧　　　　　C. 站立　　　　　D. 以上都是　　　　E. 以上都不是

2. 哪一个不属于放松功法（　　）
　　A. 默想放松　　　　B. 分段放松　　　C. 倒行放松　　　D. 拍打放松　　　　E. 三线放松

3. 放松功不用于哪种疾病的治疗（　　）
　　A. 中风　　　　　　B. 高血压　　　　C. 腰痛　　　　　D. 冠心病　　　　　E. 胃下垂

4. 马步桩一般不少于（　　）
　　A. 60 分钟　　　　 B. 40 分钟　　　　C. 30 分钟　　　　D. 20 分钟　　　　 E. 10 分钟

5. 内养功练功姿势有（　　）
　　A. 卧式　　　　　　B. 坐式　　　　　C. 站式　　　　　D. 以上都是　　　　E. 以上都不是

6. 易筋经有（　　）式
　　A. 6　　　　　　　 B. 12　　　　　　 C. 18　　　　　　 D. 24　　　　　　　E. 10

7. 易筋经的第四式是（　　）
　　A. 韦驮献杵　　　　B. 横担降魔杵　　 C. 掌托天门　　　 D. 摘星换斗　　　　E. 倒拽九牛尾

8. 九鬼拔马刀是（　　）的招式
　　A. 内养功　　　　　B. 放松功　　　　C. 太极拳　　　　D. 八段锦　　　　　E. 易筋经

9. 五禽戏最早由（　　）创立
　　A. 孙思邈　　　　　B. 华佗　　　　　C. 张三丰　　　　D. 杨露禅　　　　　E. 陈长兴

10. 五禽戏不包含（　　）
　　A. 虎戏　　　　　　B. 鹤戏　　　　　C. 鹿戏　　　　　D. 熊戏　　　　　　E. 鸟戏

11. 八段锦的第三式是（　　）
　　A. 双手托天理三焦　　　　　 B. 左右开弓似射雕
　　C. 调理脾胃须单举　　　　　 D. 五劳七伤往后瞧
　　E. 摇头摆尾去心火

12. 下列哪式不属于八段锦功法的内容（　　）
　　A. 韦驮献杵第一式　　　　　 B. 调理脾胃须单举
　　C. 摇头摆尾去心火　　　　　 D. 两手攀足固肾腰
　　E. 攒拳怒目增气力

13. 对于太极拳贡献最大的人是（　　）
　　A. 张三丰　　　　 B. 王宗岳　　　　C. 蒋发　　　　　D. 陈长兴　　　　　E. 杨露禅

14. 简化太极拳的第三式是（　　）
　　A. 野马分鬃　　　 B. 白鹤亮翅　　　C. 掌托天门　　　D. 金鸡独立　　　　E. 手挥琵琶

15. 下列哪一个不是太极拳的招式（　　）
　　A. 十字手　　　　 B. 云手　　　　　C. 单鞭　　　　　D. 三盘落地　　　　E. 海底针

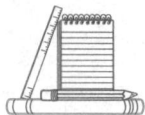

模块六　其他中医传统治疗技术

【学习目标】

1. 掌握刮痧及拔罐技术的基本定义、临床操作方法及注意事项；掌握适应证及禁忌证。

2. 熟悉热熨、熏洗的临床操作方法及注意事项。

3. 了解热熨、熏洗的基本定义、适应证及禁忌证。

项目一　刮痧技术

一、刮痧概述

刮痧疗法是以中医基础理论为指导，运用特制的边缘钝滑的刮痧器具施术于体表的一定部位，使皮肤局部出现痧痕，让脏腑秽浊之气外散，从而达到防治疾病的一种外治方法。

刮痧法在帛书《五十二病方》中即有记载，书中介绍了用砭石直接在体表刮拭或热熨，使皮肤潮红，以治疗疾病，这种以砭石治病的方法即为刮痧法的萌芽。元、明时期，有较多的刮痧疗法记载，并称为"戛法"。清代郭志邃《痧胀玉衡》曰："刮痧法，背脊颈骨上下，又胸前胁肋两背肩臂痧，用铜钱蘸香油刮之。"清代吴尚先《理瀹骈文》载："阳痧腹痛，莫妙以瓷调羹蘸香油刮背，盖五脏之系，咸在于背，刮之则邪气随降，病自松解。"《串雅外编》《七十二种痧证救治法》等医籍中也有相关记载。

刮痧器具及介质如下。

1. 刮痧器具　刮痧的器具很多，如刮痧板、铜钱、砭石、瓷匙、玉石片等光滑的硬物。常用的为刮痧板，一般用水牛角或木鱼石制作而成，要求板面洁净，棱角光滑（图 6-1）。

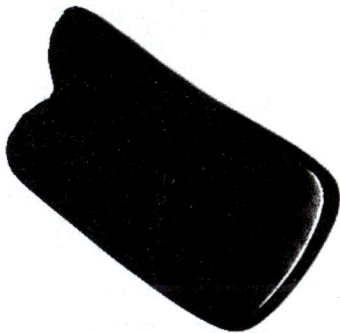

2. 刮痧介质　多选择具有润滑或兼有药理作用的清水、植物油或药油、刮痧专用的乳膏剂。

（1）液体类　主要有温开水、植物油（如芝麻油、豆油、花生油、橄榄油）、药油（红花油、跌打损伤油、风湿油）等，不仅防止刮痧板划伤皮肤，还可以起到活血化瘀、

图 6-1　刮痧板

解肌发表、缓解疼痛及润滑护肤增效等作用。宜用于成人刮痧、刮痧面积大者或皮肤干燥者。

（2）膏状类　是天然植物合成的乳剂，具有改善血液循环、促进新陈代谢、润滑护肤增效的作用。宜用于儿童刮痧或面部刮痧。

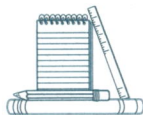

二、刮痧疗法的操作

（一）刮痧器具的选择

根据病证和刮痧部位的不同，选择相应的刮痧板和刮痧介质。

1. 刮痧板的选择

（1）椭圆形刮痧板宜用于人体脊柱双侧、腹部和四肢肌肉较丰满部位刮痧。

（2）方形刮痧板宜用于人体躯干、四肢部位刮痧。

（3）缺口形刮痧板宜用于手指、足趾、脊柱部位刮痧。

（4）三角形刮痧板宜用于胸背部肋间隙、四肢末端部位刮痧。

（5）梳形刮痧板宜用于头部刮痧。

2. 刮痧介质的选择　如刮痧油、刮痧乳等。

（二）握持刮痧板方法

根据所选刮痧板的形状和大小，使用便于操作的握板方法。一般为单手握板，将刮痧板放至掌心，一侧由拇指固定，另一侧由食指和中指固定，或由拇指以外的其余四指固定。刮痧时利用指力和腕力使刮痧板与皮肤之间夹角约 45° 为宜。

（三）刮痧的次序

选择刮痧部位顺序的总原则为先头面后手足，先胸腹后背腰，先上肢后下肢，逐步按顺序刮痧。

（四）刮痧的方向

总原则为由上向下，由内向外，单方向刮拭，尽可能拉长距离。头部一般采用梳头法，由前向后；面部一般由正中向两侧，下颌向外上刮拭；胸部正中应由上向下，肋间则应由内向外；背部、腰部、腹部则应由上向下，逐步由内向外扩展。

（五）刮痧的补泻方法

1. 补法　刮痧时，刮痧板按压的力度（力量）小，刮拭速度慢，刮拭时间相对较长。此法适用于体弱多病、久病虚弱的虚证患者，或对疼痛敏感者等。

2. 泻法　刮痧时，刮痧板按压的力度（力量）大，刮拭速度快，刮拭时间相对较短。此法适用于身体强壮、疾病初期的实证患者及骨关节疼痛患者。

3. 平补平泻法　介于刮痧补法和刮痧泻法之间。刮痧时，刮痧板按压的力度和速度适中，时间因人而异。此法适用于虚实夹杂体质的患者，尤其适宜于亚健康人群或慢性病患者的康复刮痧。

（六）刮痧的时间

刮痧的时间包括每次治疗时间、刮痧间隔和疗程。

1. 每个部位一般刮拭 20～30 次，通常一个患者选 3～5 个部位；局部刮痧一般 10～20 分钟，全身刮痧宜 20～30 分钟。

2. 两次刮痧之间宜间隔 3～6 天，或以皮肤上痧退、手压皮肤无痛感为宜。若病情需要，刮痧部位的痧斑未退，不宜在原部位进行刮拭，可另选其他相关部位进行刮痧。

3. 急性病痊愈为止，一般慢性病以 7～10 次为一疗程。

（七）刮痧的程度

刮痧的程度包括刮拭的力度和出痧程度。

1. 刮痧时用力要均匀，由轻到重，以患者能够承受为度。

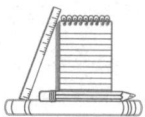

2.一般刮至皮肤出现潮红、紫红色等颜色变化，或出现粟粒状、丘疹样斑点，或片状、条索状斑块等形态变化，并伴有局部热感或轻微疼痛。对一些不易出痧或出痧较少的患者，不可强求出痧。

三、刮痧的适应证及禁忌证

刮痧疗法操作简便，适用范围广，对防治各种疾病、病后恢复、强身健体、减肥、养颜美容、消斑除痘、延缓衰老等都有积极作用，但并不是万能的，在临床操作中，要注意刮痧疗法的适应证和禁忌证，才能充分发挥这种疗法的作用。

（一）适应证

1.内科病证　感受外邪引起的感冒发热、头痛、咳嗽、呕吐、腹泻以及高温中暑等；急慢性支气管炎、肺部感染、哮喘、心脑血管疾病、中风后遗症、泌尿系感染、急慢性胃炎与肠炎、便秘、腹泻、高血压、糖尿病、胆囊炎，各种神经痛、脏腑痉挛性疼痛等；神经性头痛、血管性头痛、三叉神经痛、胃肠痉挛和失眠、多梦、神经症等病证。

2.外科病证　以疼痛为主要症状的各种外科病证，如急性扭伤，感受风寒湿邪导致的各种软组织疼痛；各种骨关节疾病，如坐骨神经痛、肩周炎、落枕、慢性腰痛、颈椎、腰椎、膝关节骨质增生等病证。

3.儿科病证　营养不良、食欲不振、生长发育迟缓、小儿感冒发热、腹泻、遗尿等病证。

4.五官科病证　牙痛、鼻炎、鼻窦炎、咽喉肿痛、视力减退、弱视、青少年假性近视、急性结膜炎等病证。

5.妇科病证　痛经、闭经、月经不调、乳腺增生、产后病等。

6.其他　中暑、水肿。

（二）禁忌证

1.严重心脑血管疾病、心力衰竭者，肝肾功能不全、肝硬化腹水、全身浮肿者。因为刮痧会使人皮下充血，增加心肺、肝肾的负担，加重患者病情，甚至危及生命。

2.有出血倾向的疾病，如严重贫血、血小板减少症、再生障碍性贫血、白血病、过敏性紫癜症等，因为易引起出血。

3.精神分裂、抽搐等不配合进行刮痧者。

4.大病初愈、极度虚弱、过度疲劳者及醉酒、饱食、饥饿状态下也不宜刮痧，否则会引起虚脱。

5.急性扭伤、创伤的疼痛部位或骨折部位禁止刮痧，外科手术瘢痕刮痧应在两个月以后方可，恶性肿瘤患者手术后，瘢痕局部处慎刮。

6.孕妇的腹部、腰骶部禁忌刮痧，否则会引起流产。此外，女性月经期间慎刮。

7.下肢静脉曲张，刮拭方向应从下向上刮，用轻手法。

8.皮肤有疖肿、破溃、疮痈、斑疹、损伤、炎症都不宜刮痧，有传染性皮肤病者忌刮。

9.眼睛、口唇、舌体、耳孔、鼻孔、乳头、肚脐等部位禁止刮痧，因为刮痧会使这些黏膜部位充血，而且不能康复。

四、刮痧的注意事项

1.刮痧前检查器具边缘是否光滑，以免划伤皮肤。

2.刮痧时应避风，避寒，注意保暖。夏季应避免在风口或用风扇直接吹。

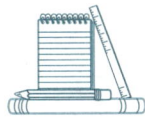

3.刮痧时单方向，用力均匀，轻重以患者能忍受为度。要随时询问和观察患者的变化，如患者出现面色苍白、出冷汗或神志不清等要及时停止。每次治疗时刮拭时间不可过长，严格掌握每次刮痧只治疗一种病证的原则。

4.出痧后最好饮一杯温开水（或淡糖盐水），并休息 15 ～ 20 分钟，以补充体内消耗的津液，促进新陈代谢，加速代谢产物的排出。

5.出痧后 6 小时以内忌洗凉水澡。

6.前一次的痧斑未退之前，不宜在原处进行再次刮痧。一般 3 ～ 7 天退痧后再刮。

7.老人、小孩皮肤比较脆弱，刮痧时动作要轻柔，以减少刮痧器材直接摩擦皮肤而造成皮肤伤害。

8.出现晕刮现象时，立即停刮，让患者呈头低脚高平卧位，饮用一杯温开水或温糖水，并注意保暖，或用刮痧板点按患者百会、人中、内关、足三里、涌泉穴，做好情绪安抚。

9.刮痧部位每次均应清洁或消毒。

项目二 拔罐技术

一、拔罐疗法概述

拔罐法是以罐为工具，利用燃火、抽气等方法排除罐内空气，形成负压，使之吸附于腧穴或应拔部位的体表，产生良性刺激，以达到防治疾病的方法。又名吸筒疗法，古称角法。

拔罐法有着悠久的历史，早在成书于西汉时期的帛书《五十二病方》中就有关于"角法"的记载。起初主要为外科治疗疮疡时，用来吸血排脓的方法，随着医疗经验的不断积累，罐具和拔罐的方法得以不断改进和创新，治疗范围拓宽到内、外、妇、儿各科。

（一）拔罐器具的分类

目前常用的罐具种类较多，有竹罐、陶罐、玻璃罐、抽气罐、多功能罐等（图 6-2）。

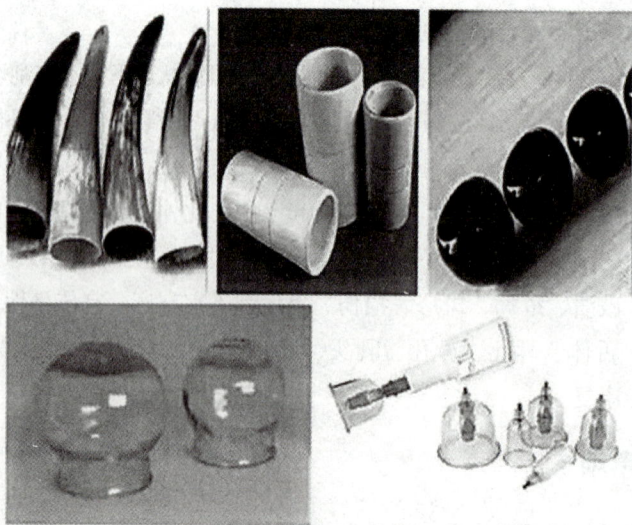

图 6-2 罐具图

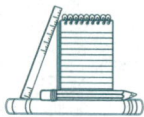

（二）拔罐的吸拔方法

1. 燃烧吸定 是用火在罐内燃烧，形成负压，使罐吸附在皮肤上，常用的有以下几种。

（1）闪火法 罐口向下，用镊子或止血钳夹住燃烧的95%酒精棉球，在火罐内绕一圈后，迅速退出，快速地将罐扣在施术部位。此法简便安全，不受体位限制，为目前临床常用的方法（图6-3）。

（2）投火法 将纸片或酒精棉球点燃后，投入罐内，然后迅速将罐扣在应拔的部位或穴位上。此法由于在罐内有燃烧物，容易落下烫伤皮肤，故仅适宜于侧面部位的拔罐（图6-4）。

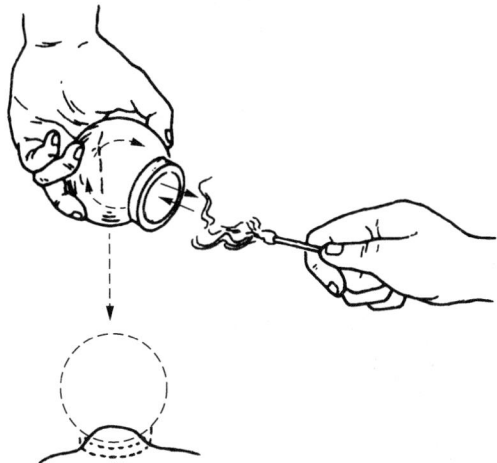

图6-3 闪火法

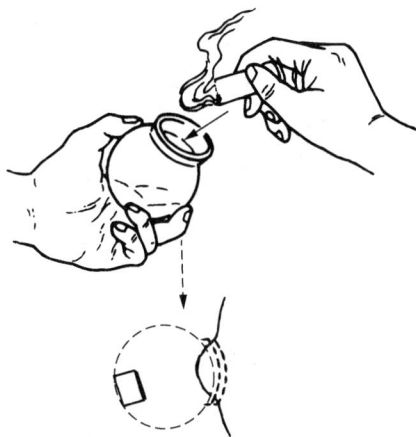

图6-4 投火法

（3）滴酒法 用95%酒精，滴入罐内2～3滴（切勿滴酒过多，以免拔罐时流出烫伤皮肤），沿罐内下壁至罐底摇匀，用火点燃后，迅速将罐扣在应拔的部位。此法适宜于各种体位的拔罐。

（4）贴棉法 用大小适宜的酒精棉片，贴在罐内壁的下1/3处，用火将酒精棉片点燃后，迅速将罐扣在应拔的部位。此法适宜于各种体位的拔罐，但须注意酒精不要过多，以防滴下烫伤皮肤（图6-5）。

（5）架火法 即用不易燃烧、传热的物体，如瓶盖、小酒盅等，并在其上面放置用95%酒精数滴或酒精棉球，用火点燃后迅速扣在应拔部位。此法不易烫伤皮肤，适宜于肌肉丰厚而较平坦部位（图6-6）。

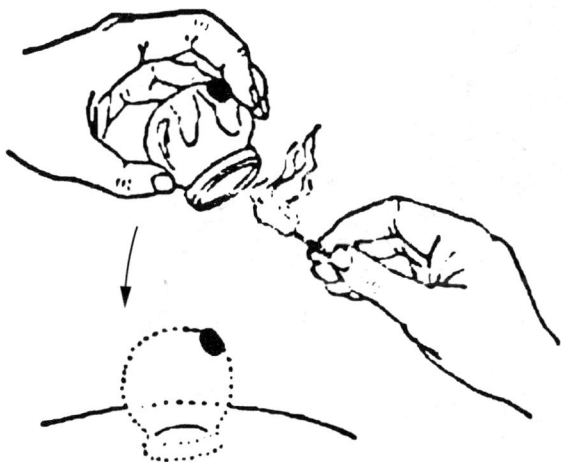

图6-5 贴棉法

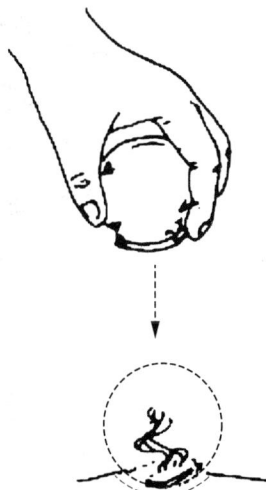

图6-6 架火法

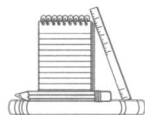

2.水罐法 先将所需的竹罐投入清水或药液内煮 3～5 分钟，用镊子取出竹罐，将罐口朝下，迅速用凉毛巾紧扣罐口，立即将热罐扣在应拔部位，即能吸附在皮肤上。此法配合药物可加强疏风止痛的作用，常用于风湿痹痛和某些软组织病证。

3.抽气法 用抽气法时先将抽气罐紧扣在施术部位或穴位上，用抽气装置将罐内的部分空气抽出，将罐吸附于应拔部位。常用的有注射器抽气罐法、连体式抽气罐法，此法适用于任何部位的拔罐（图 6-7）。

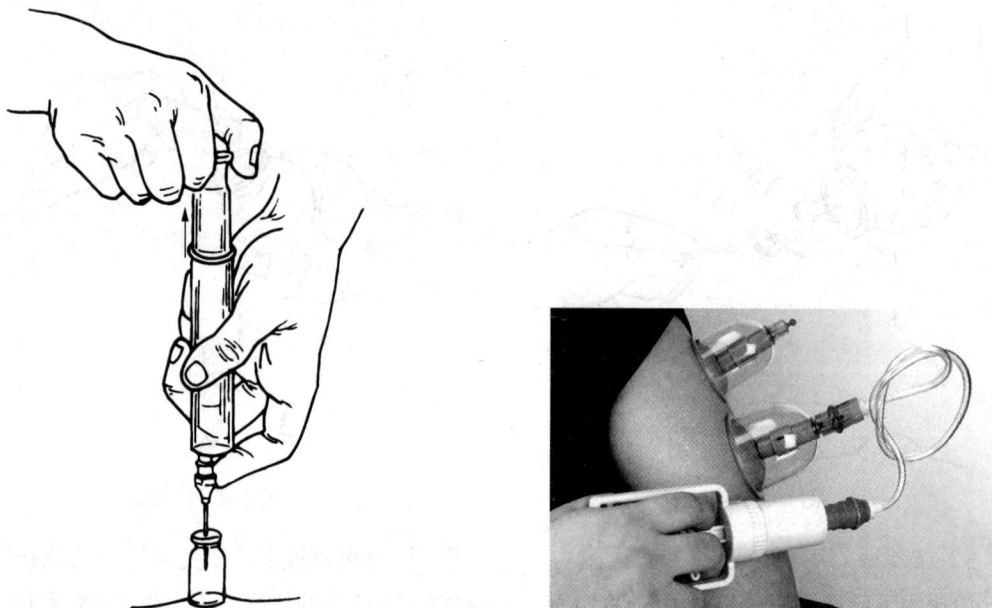

图 6-7 抽气法

二、拔罐疗法的操作

（一）留罐

留罐法是将罐吸定在体表后，使罐吸附并留置于治疗部位 5～15 分钟，以局部皮肤潮红或皮下瘀血为度，再将罐取下。如果罐大吸附力强时应适当减少留罐时间，夏季或肌肤薄处，留罐时间不宜长，以免损伤皮肤。根据不同的病情或部位可拔单罐或多罐（图 6-8）。

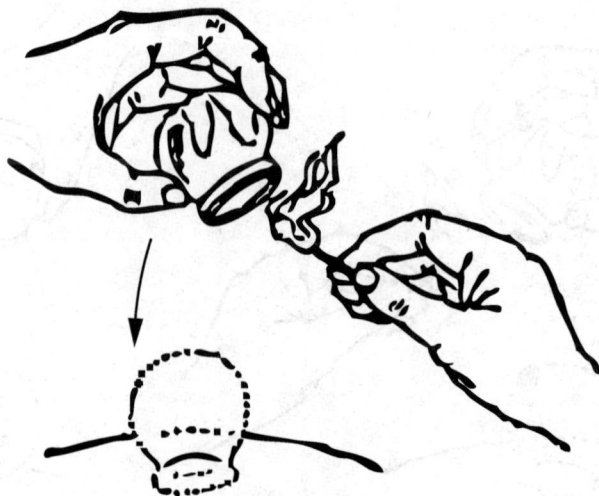

图 6-8 留罐

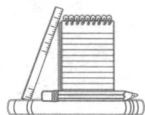

（二）走罐

走罐亦称推罐，即先在所拔罐部位皮肤上涂一层凡士林或润滑油，再用闪火法将罐吸附住，随即用一手握住罐体，稍用力向上下左右以及病变部位，往返推动，至所走罐部位的皮肤充血红润或紫红为度，将罐起下。此法适于面积较大的部位，如脊背、腰臀、大腿等部位（图6-9）。

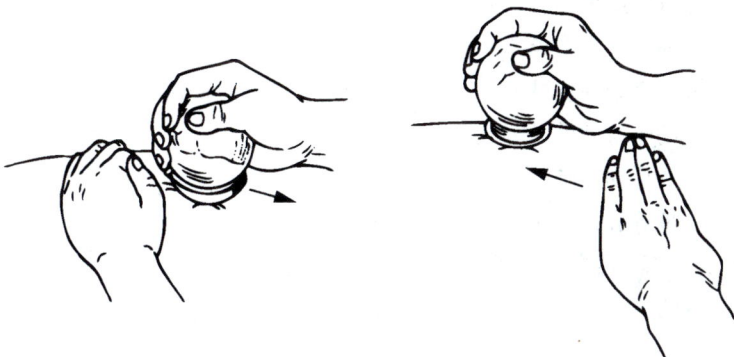

图 6-9　走罐

（三）闪罐

闪罐即将罐拔住后立即起下，如此反复多次，直至皮肤潮红或罐口发热为度。本法在操作时动作要迅速而准确，必要时也可在闪罐后留罐。

（四）刺络拔罐法

消毒应拔部位后，用三棱针点刺出血或用皮肤针叩打出血后，再将火罐吸拔在所刺部位，以加强活血祛瘀、消肿止痛的作用。此法应用较广泛，多用于治疗扭伤、丹毒、痤疮、风湿痹证等。使用本法时需注意，不可在大血管上行刺络拔罐法，以免造成出血过多。

（五）留针拔罐法

留针拔罐法，简称针罐。在毫针针刺留针后，将罐拔在以针为中心的部位上，待皮肤红润、充血或瘀血时，将罐起下，然后将针取出（图6-10）。

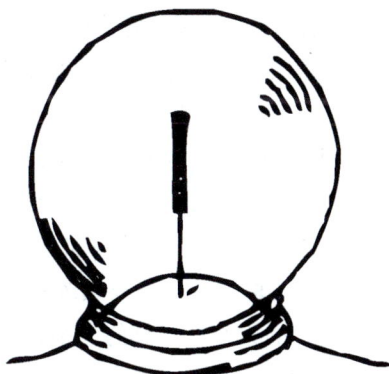

图 6-10　留针拔罐

三、拔罐疗法的适应证及禁忌证

（一）适应证

1. 内科疾病　感冒、发热、中暑；急慢性支气管炎、支气管哮喘；高血压病、动脉硬化；面神经麻痹、头痛、三叉神经痛、神经衰弱、中风后遗症；呕吐、便秘、胃肠痉挛、慢性阑尾炎、慢性腹泻、慢性肝炎；尿潴留、尿失禁等。

2. 妇科疾病　痛经、月经不调、闭经、带下、盆腔炎、功能失调性子宫出血、产后病证、更年期综合征、乳腺炎等。

3. 儿科疾病　发热、厌食症、腹泻、消化不良、遗尿、百日咳、流行性腮腺炎等。

4. 外科疾病　疖、疔、痈、疽、丹毒、痔疮、脱肛、虫蛇咬伤。

5. 皮肤病　痤疮、湿疹、荨麻疹、神经性皮炎、皮肤瘙痒症、白癜风、带状疱疹等。

6. 五官科疾病　结膜炎、鼻炎、牙痛、口腔溃疡、慢性咽喉炎、扁桃体炎等。

7. 骨科疾病　腰背痛、腰肌劳损、退行性骨关节病、肩周炎、腱鞘炎、风湿性关节炎、类风湿关节炎、落枕、软组织劳损等。

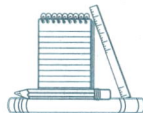

（二）禁忌证

1. 急性严重疾病、慢性全身虚弱性疾病及接触性传染病。

2. 严重心脏病、心力衰竭。

3. 血小板减少性紫癜、白血病及血友病等出血性疾病。

4. 急性外伤性骨折、严重水肿。

5. 精神分裂症、抽搐、高度紧张及不合作者。

6. 皮肤高度过敏、传染性皮肤病，以及皮肤肿瘤（肿块）部位、皮肤破损处。

7. 心尖区体表大动脉搏动处及静脉曲张处。

8. 瘰疬、疝气处及活动性肺结核。

9. 眼、耳、口、鼻等五官孔窍部位。

10. 妊娠妇女的腹部、腰骶部、乳房部、前后阴部位。

11. 婴幼儿、精神紧张者、疲劳者、饮酒者，以及过饥、过饱、烦渴时。

四、拔罐疗法的注意事项

1. 拔罐时室内应保持温暖，避开风口，防止患者受凉。选择适当的体位，以俯卧位为主，充分暴露治疗部位。拔罐时不要随意移动体位，以防罐具脱落。

2. 受术者过饱、过饥、酒后、过度疲劳或剧烈运动后不宜拔罐，待上述状况缓解后再做治疗。血小板减少性紫癜、白血病及血友病等出血性疾病，皮肤高度过敏，传染性皮肤病，外伤骨折部位，大血管附近，浅显动脉分布处，静脉曲张处，五官部位，孕妇的腹部、腰骶部不宜拔罐。

3. 拔罐时应根据患者所需拔罐的不同部位，选择不同口径的罐具，一般宜选择肌肉丰满、富有弹性、没有毛发和无骨骼以及关节无凹凸的部位进行拔罐，以防罐体脱落。

4. 用火罐时，注意不要烫伤皮肤，棉球蘸酒精量要适中，过多容易滴落到皮肤上发生烫伤，过少则火力不够而拔罐无力，达不到治疗效果。因罐口靠近皮肤，所以棉球经过罐口时的速度要快，以免罐口过热而烫伤皮肤。

5. 拔罐时的操作动作要熟练，要做到稳、准、轻、快。罐内的负压与扣罐的时机、动作的快慢、火力的大小、罐具的大小直接相关。只有掌握好操作技巧，才能将罐拔紧而力量适中，罐内负压适宜。

6. 拔罐数目多少要适宜，一般都采取单穴拔罐或排罐法，罐多时罐间距离不宜太小，以免牵拉皮肤产生疼痛或相互挤压而导致罐体脱落。

7. 起罐时应注意不要硬拽或旋转罐具，以免皮肤受损或过于疼痛。起罐时应一手握住罐体，使其倾斜，另一手压住一侧罐口边缘处的皮肤，使空气从罐口与皮肤之间的缝隙处进入罐内，罐体自然脱落。

8. 在使用留针拔罐时，需注意选择罐具宜大，毫针针柄宜短，因拔罐可使皮肤突起，肌肉收缩，加之罐底部的撞压，容易使针体弯曲或针尖的深度增加，尤其是胸背部的穴位，容易造成气胸，故胸背部慎用此法。

9. 初次治疗的患者，年老体弱者，儿童及神经紧张等患者以选择小罐为宜，拔罐时间宜短，负压力量宜小，手法宜轻。同时应选择卧位，随时注意观察患者的反应，以免发生晕罐现象。

晕罐现象多表现为头晕目眩、面色苍白、恶心呕吐、四肢发凉、周身冷汗、呼吸急促、血压下降、脉微细无力等。遇到晕罐现象，医者不要紧张慌乱，令患者平卧，注意保暖。轻者服些温开水或糖水即可迅速缓解并恢复正常；重者则应针刺人中、内关、足三里、中冲等穴或艾灸百会、中极、关元、涌泉等穴，一般可很快缓解并恢复正常。

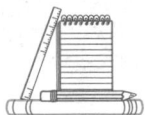

10. 拔罐可使皮肤局部出现小水疱、小水珠、出血点、瘀血现象或局部瘙痒，均属正常治疗反应。一般阳证、热证、实证多呈现鲜红色瘀斑反应；阴证、寒证、血瘀证多呈现紫红色、暗红色瘀斑反应；寒证、湿证多出现水疱、水珠；虚证多呈现潮红或淡红色。如局部没有瘀血现象或虽有轻度的潮红现象，但起罐后立即消失，恢复皮肤原来的颜色，一般提示病邪尚轻，病情不重，病已接近痊愈或取穴不够准确。前一次拔罐部位的瘀斑未消退之前，一般不宜再在原处拔罐。

11. 拔罐的间隔时间应根据瘀斑的消失情况和病情、体质而定，一般瘀斑消失快、急性病、体质强者，间隔时间宜短；瘀斑消失慢、慢性病、体质弱者，间隔时间宜长。

12. 刺络拔罐法的出血量应根据患者的性别、年龄、病情和体质而定，一般急性病、青壮年、体质强者出血量宜多；慢性病、老年、幼儿及体质弱者出血量宜少。

项目三　热熨技术

一、热熨疗法概述

热熨疗法是将加热后的药物装入布袋或其他物体，在患者身体的局部或一定穴位来回移动或反复旋转按摩，借助温热之力透入经络和血脉，从而达到疏通经络、温中散寒、畅通气机、镇痛消肿、调整脏腑阴阳等作用的外治疗法。

热熨疗法治疗疾病历史悠久、源远流长。《史记》记载："上古之时，医有俞跗，治病不以汤液醴酒，镵石硚引，案扤毒熨。"中医的经典著作《内经》也有"病生于筋，治之以熨引"的论述，并载有药熨方专治寒痹；古代名医扁鹊巧用熨法救治虢太子晕厥的故事至今仍然是人们争相传颂的佳话。历代医家如华佗、葛洪、孙思邈、张从正、李时珍、吴师机等无不重视之，尤其是清代吴师机的《理瀹骈文》，创造性地发展了熨法理论并以此通治全身各种病证，影响深远。热熨疗法操作简便、适应证广、副作用小，并对某些病有独特的疗效。常用的热熨法有中药熨法、盐熨法、葱熨法、姜熨法、坎离砂热熨法。

二、热熨疗法的操作

（一）中药熨疗法

根据疾病具体情况，在辨证论治的前提下，将所需中药拌匀混合，装入棉布袋，将袋口扎紧，然后将药熨包置于锅内隔水蒸，待药熨包热后，中药气味散发时取出待药熨。协助患者充分暴露药熨部位，患处涂一层凡士林，将药袋放在患处或相应穴位用力来回推熨，以患者耐受为宜，力量均匀，开始时用力要轻，速度可以稍快，随着药袋温度的降低，力量可以增大，同时速度减慢，至药袋温度过低，及时更换药袋或停止治疗。药熨过程中要注意观察局部皮肤，防止烫伤。

（二）盐熨疗法

先将粗盐置锅内炒热，后装入棉布袋，将袋口扎紧，放于患处。实施方法同中药熨疗法。此法可缓解痉挛，用治妇女痛经、夜间小腿抽筋和坐骨神经痛等症。单纯盐熨可治疗胃痛、腹痛、吐泻。

（三）姜熨疗法

首先将洗净的老姜切成小丁，置锅内炒热，然后根据治疗部位选择大小适宜的棉布将炒热

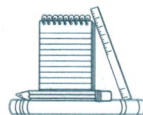

的生姜丁包裹成正方体或圆柱状的姜包，热度以皮肤耐受为宜。实施方法同中药熨疗法。

（四）葱熨疗法

先将洗净的小香葱切成小段，置锅内炒热，然后根据治疗部位选择大小适宜的棉布将炒热的香葱包裹成正方体或圆柱状的葱包，热度以皮肤耐受为宜。实施方法同中药熨疗法。冷却后，可再炒热继续熨烙，如此反复 2 ～ 3 次。葱熨疗法适用于跌打损伤后的陈旧性外伤疼痛、气滞血瘀，以及因受寒而引起的小便不畅、慢性膀胱炎、产后腰腿痛等疾病。

（五）坎离砂热熨法

将坎离砂倒入盆中，用 2% 冰醋酸或食醋调拌后，使其潮湿即可，然后按治疗部位不同分别装于大小不同的布袋中，将袋口扎紧，用浴巾或毛毯包好，及时用温度计测量，当坎离砂温度升至 50 ～ 60℃时，放于治疗部位。实施方法同中药熨疗法。

三、热熨疗法的适应证及禁忌证

（一）适应证

热熨疗法适应范围较广泛，一般多用于感冒、咳嗽、畏寒、腰膝酸软、胫骨酸痛、胃脘疼痛、吐泻、胁痛、痛经、月经不调、肩周炎、小便不畅、慢性膀胱炎、产后腰腿痛等。

（二）禁忌证

忌用于热性病、高热、神昏、出血性疾病、皮肤破损处、大血管处、局部感觉丧失处及一切炎症部位、腹部有性质不明包块等，以及孕妇的腹部和腰骶部。

四、热熨疗法的注意事项

1. 药熨前向患者做好解释，嘱患者排空大小便。

2. 热熨疗法属于温中法，主要用于治疗各种寒证，故各种原因所致的实热证均属禁忌。

3. 对患有高血压、心脏病的患者，应当逐渐加温，因为剧热易致病情恶化。

4. 根据病情需要，选取舒适治疗体位。治疗头面、颈、肩部，可取端坐位；治疗胸腹部位，可取仰卧位；治疗颈、背、腰、臀部位可取俯卧位。

5. 热熨过程中，要经常检查熨物的温度是否适宜，熨包是否破漏，患者的皮肤有否烫伤、擦伤等，并询问患者是否有头痛、头晕、恶心、心悸、心慌等感觉，如有不良反应，立即停止治疗。

6. 热熨中应保持药袋的温度，热熨包温度当以患者有温热舒适感而不烫伤皮肤为度，变凉后应及时更换或加热。一般温度保持在 50 ～ 60℃，不宜超过 70℃，老人、婴幼儿及感觉障碍者药熨温度不宜超过 50℃，操作中注意保暖。

项目四　熏洗技术

一、熏洗疗法概述

熏洗法是在中医理论指导下，将药物煎汤趁热在患处皮肤熏蒸、淋洗以达到内病外治的一

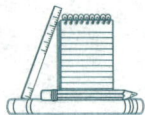

种外治方法。熏洗法历史悠久，古代文献中称为"气熨"或"淋洗"等。早在《礼记》中就有"头有疮则沐，身有疡则浴"的记载。《素问·阴阳应象大论》亦曰："其有邪者，渍形以为汗。"《五十二病方》随马王堆汉墓出土，明确提出用中药煎煮的热药蒸汽熏蒸治疗疾病，其中有熏蒸洗浴八方，如用骆阮熏治痔疮；用韭和酒煮沸熏治伤科病证等。晋朝葛洪的《肘后备急方》记述了用煮黄柏、黄芩熏洗治疗创伤与疡痈。唐宋时期，熏蒸疗法发展较快。医药大家孙思邈的《备急千金要方》记述了用大剂黄芪防风汤熏蒸治疗柳太后中风不语，使其苏醒。元明清时期熏蒸疗法得到进一步发展并日趋成熟完善。清代的《理瀹骈文》体现了中药外治分支科学体系的成熟与完善。中华人民共和国成立后，随着科学技术的日新月异，中药熏蒸无论是在理论还是实践上均有相应发展，逐渐广泛用于休闲保健、康复疗养和临床治疗等诸多方面。熏洗疗法有3种：全身熏洗、局部熏洗、热罨法。

二、熏洗疗法的操作

（一）全身熏洗

1. 淋浴法　根据病证先选定用药处方，将中药煎煮后取其汁液倒入盆中，待药液温度适宜时，装入小喷壶内，不断地淋洗全身。

2. 浸泡法　将药物用量加倍，煎液倒入浴缸内，让患者入浴，入浴后水面高度不宜超过胸部乳腺以上，用布单或毯子从上面盖住，仅露出头部。

（二）局部熏洗

1. 手熏洗法　把煎好的药液趁热倾入盆中，将患手置于盆上进行熏蒸，外以布单将手及盆口盖严，不使热气外泄，待药液温度适宜时，将患手浸于药液中进行泡洗。

2. 足熏洗法　把煎好的药液倒入盆内，盆内安置一小木凳，略高出液面，将患足放在小木凳上，用布单将腿及盆口盖严密，进行熏蒸，待药液温度适宜时，取出小木凳，将患足及小腿浸于药液中泡洗。

3. 坐浴法　把煎好的药液倒入盆内，患者暴露臀部，用坐浴椅，把盆放在椅子下熏蒸。待药汤温度适宜后，把臀部浸入盆中泡洗。

4. 眼熏洗法　将煎好的药液倒入治疗碗中，患者取坐位，面向药液微微弯腰，两眼紧闭，眼部与液面保持一定距离，进行熏蒸。或用洗眼杯盛温热药液（约为全杯的2/3），嘱患者低头，使洗眼杯口紧扣在患眼上，扣紧洗眼杯随同抬头，不断开合眼睑，转动眼球，使眼部与药液接触。如患眼分泌物过多，应用新鲜药液多洗几次。

（三）热罨法

热罨法类似现代的湿热敷法，治疗时有以下2种方法。

1. 把敷布放入煎好的热药液中浸透，取出，拧去多余的水分，直接热敷于患处，上面用塑料薄膜敷盖，再用毛毯敷盖保温。每3～5分钟更换一次敷布。一般治疗时间为20～30分钟。

2. 将药物装入布袋内，扎紧袋口，放入盆内加水煎液，先熏洗，待温度适宜时取出药袋，将药袋置于患处进行湿热敷，这样熏洗与热罨连续交替使用。

三、熏洗疗法的适应证及禁忌证

（一）适应证

脉管炎、糖尿病肢体血管病变、软组织损伤、骨折恢复期、疖、痈、带状疱疹、湿疹、癣病、银屑病、夏季皮炎、失眠、感冒、急性结膜炎、睑腺炎、痔疮、肛门瘙痒、痔疮术后疼痛、

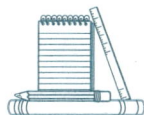

阴囊湿疹、前列腺炎、阳痿、阴道炎、宫颈糜烂、外阴瘙痒等。

（二）禁忌证

1. 急性传染病、严重心脏病、严重高血压病等，均忌用全身熏洗。

2. 危重外科疾病，严重化脓感染疾病，需要进行抢救者，忌用熏洗。

3. 慢性肢体动脉闭塞性疾病，严重肢体缺血，发生肢体干性坏疽者，禁止使用中高温（超过38℃）熏洗。

4. 饱食、饥饿、过度疲劳时，以及饭前饭后半小时内，均不宜熏洗。

5. 内痔出血量较大时，缝合伤口术后禁用。

6. 有过敏性哮喘病的患者禁用香包熏法。

7. 女性妊娠和月经期间，均不宜进行熏洗。

四、熏洗疗法的注意事项

1. 注意保暖，避风，暴露的部位应尽量加盖衣被，室温在20～22℃。

2. 药温不宜过高，一般为50～70℃，老人、儿童等对温度反应较迟钝者不宜超过50℃，以防烫伤；浸渍的温度不可过低，否则起不到治疗的作用。

3. 在伤口部位进行熏洗、浸渍时，按无菌技术操作。

4. 对包扎部位熏洗时，应揭去敷料。熏洗完毕后，更换消毒敷料。

5. 所用物品需清洁消毒，用具一人一份一消毒，避免交叉感染。有传染病的患者应使用单独的浴具，并单独严格消毒。

6. 出现皮疹、瘙痒等过敏症状时应立即停止使用，必要时外涂抗过敏药膏，口服抗过敏药物。

7. 对于烫伤后皮肤局部出现水泡或溃烂者，应避免抓挠，保护创面或涂烫伤软膏、红霉素软膏等。

8. 注意汤药的保存，以防变质。药物可连续煎煮使用2～3天。

9. 在全身熏洗过程中，如患者感到头晕不适，应停止洗浴，卧床休息。

复习思考

1. 简述刮痧疗法治疗的操作过程。

2. 拔罐疗法的治疗方法有哪些？

3. 简述用热熨疗法治疗疾病时应该向患者告知哪些事项。

4. 熏洗疗法的禁忌证有哪些？

项目五　中药浴疗

一、药浴疗法概述

中医学源远流长，作为中医学一个组成部分的药浴疗法同样也有着悠久的历史。《礼记》中就有"头有疮则沐，身有疡则浴"的记载，把沐、浴作为治疗疾病的一种方法。战国时期，人

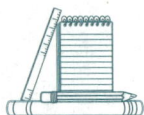

们盛行用兰草煎汤沐浴，以芳香辟秽爽身。

《内经》阐述了中医学的基本理论体系，其中对药浴疗法也有论述。隋唐时期，中医学发展迅速，药浴也被当时的医家广泛运用于临床各科。《肘后备急方》《备急千金要方》《千金翼方》《外台秘要》等方书中，记载了大量的药浴方药。对药浴发展贡献最大的当推医家吴尚先，他所著的《理瀹骈文》从理论上对外治法进行了深入的探讨。提出"外治之理即内治之理，外治之药亦即内治之药，所异者法耳""外治必如内治者，先求其本。本者何？明阴阳，识脏腑也"。这些论述为药浴治疗疾病提供了理论依据。

二、药浴的分类、方法

根据患者身体浸入药液中的多少，可以把药浴分为三种：全身药浴、半身药浴和局部药浴。

1.全身药浴　是将头以下的部位全部浸入药浴液中的治疗方法。进行全身药浴时须用浴盆，所以又称盆浴。在单个长形浴盆中放入 250～300L 热水；浴水平面以达患者乳头水平为宜，然后加入根据病情配制好的药浴液 500～1500mL，搅匀。患者取舒适的半卧位，头部稍高出于浴盆边缘，其下垫以毛巾，两足直抵浴盆另一端，如身长不足时可加踏脚板以保持患者体位，每次浸泡 20～30 分钟。药浴结束后，稍用清水冲洗（也可不冲洗），用毛巾擦身，穿好衣服，休息 10～20 分钟。全身药浴可每日或隔日进行 1 次，一般 10 次为 1 个疗程。

全身药浴适用于内科疾病、泛发性的皮肤病、婴幼儿疾病，以及某些骨伤疾病等的治疗。

2.半身药浴　是指腰以下的部位浸入药浴液中的治疗方法。半身药浴也须在浴盆中进行，患者坐在浴盆中，浴水高度以达到患者脐部为宜。加入配制好的药浴液 500～1000mL，搅匀。由于上半身裸露在外，要求浴室的温度在 30℃以上。如室温太低，上半身也可穿上衣服以保暖。浸洗时，可主动或被动地活动双下肢，进行功能锻炼，每次浸泡 20～30 分钟。药浴结束后，用毛巾擦身，穿好衣服，休息 5～10 分钟。半身药浴可每日进行一次，一般 10 次为 1 个疗程。

半身药浴适用于截瘫及下肢的一些疾病如膝关节的疾病、血栓闭塞性脉管炎等。

3.局部药浴　是指身体的肢体或身体的某一部分浸泡在药浴液中或频频接触药浴液的治疗方法。按浸泡的部位或方式的不同分为足浴、坐浴、手浴、肢体浴、头浴、面浴、眼浴等。

（1）足浴　是局部药浴重要的一种形式，临床上经常采用。足浴又分为低位足浴和高位足浴。药液浸至踝关节附近为低位足浴；药液浸至膝关节以下的为高位足浴。足浴每次浸泡 20～30 分钟，每日 1 次。

低位足浴适用于足部的疾病，如牛皮癣、足部的扭挫伤、足汗等。除了足部的局部疾病外，足浴还可以治疗头面部和其他组织器官的疾病。如头面部充血、头痛、眼病、急性鼻炎、急性咽喉炎及感冒、高血压、慢性结肠炎等。

高位足浴适用于双下肢的疾病，如双下肢的风湿痛、麻木、神经性末梢炎，小腿腓肠肌的拉伤、痉挛，血管闭塞性脉管炎，下肢溃疡，下肢的皮肤病等。

（2）坐浴　是将臀部和外阴部浸泡在药浴液中的一种方法。可用特制的坐浴盆或较深的容器，将煎煮好的药液倒入盆内。根据不同的疾病，采用先熏蒸患部后浸泡或只浸泡患部。坐浴 20～30 分钟，每日 1 次或数次。

坐浴适用于肛肠疾病，妇科外阴疾病，男性前阴疾病及臀部、外阴部的皮肤病等。

（3）头浴　是将头部浸入药液里的一种方法，用脸盆即可。将药液倒入脸盆，头部浸泡在药液中，不断用双手搓洗，让头部的皮肤及毛发充分接触药液。每次 5～10 分钟，每日 1～2

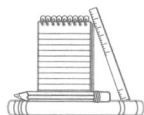

次。头浴适用于头部的皮肤病，如头癣、脱发、外感引起的头痛等。头浴也适用于美发，可使头发亮丽乌泽，不易脱。

局部药浴种类很多，可根据患者实际需求进行使用。

三、药浴的禁忌证和注意事项

1. 药浴的禁忌证　药浴疗法安全可靠，几乎没有不良反应。在临床中，需注意患者的身体情况。全身热水药浴一般在浴室的浴盆中进行，浴室的湿度相对较大，而氧气的含量较少，容易引起患者心胸憋闷、呼吸急促、气短等症状，对严重肺功能不全或低下的患者不宜采用；由于热水浴使全身皮肤血管扩张，血液循环加快，回心血量增加，心脏搏出量增加，加重了心血管系统的负担，再加上浴室中缺氧，对患有严重的心力衰竭、心肌梗死、冠心病、主动脉瘤、动脉硬化、重症高血压、有出血倾向等疾病的患者应禁用39℃以上的热水全身药浴。

局部药浴由于治疗范围小，对全身的影响不大，患有上述疾病的患者可采用局部药浴治疗。

皮肤有伤口、骨折后伤口或刀口未愈合者，应禁用药浴治疗，以防感染。

对药浴液皮肤过敏者应禁用。

妇女月经期间应禁用药浴疗法。

2. 药浴的注意事项

（1）饭前、饭后半小时内不宜进行全身药浴。饭前药浴，由于肠胃空虚，体能下降，洗浴时大量汗出，易造成虚脱。饭后立即药浴，可造成胃肠或内脏血液减少，不利于消化，可引起胃肠不适而恶心、呕吐。

（2）全身药浴后应慢慢地从浴盆中起身。如浴后猛然从盆中站起，易引起体位性低血压而致眼前发黑，眩晕。

（3）洗浴时间不可太长，尤其是全身热水药浴时。由于大量出汗，体液丢失很多，且皮肤血管充分扩张，体表血液量多，造成头部缺血，易发生晕厥。如患者发生晕厥，应及时扶出浴盆，平躺在浴室的休息床上，休息片刻。可给患者喝些白开水或糖水，以补充水分。或用冷水给患者洗脚，使下肢血管收缩，头部供血充足。

（4）临睡前不宜进行全身热水药浴，因全身热水药浴具有兴奋作用。

（5）药浴的水温要适度，不可太烫，以免烫伤皮肤。可先用手试一下温度，在家进行局部药浴时尤其要注意这点。

药浴的治疗效果与水温的高低有一定的关系，水对人体的主要作用是温热效应，不同的水温适用于不同的疾病。药浴疗法按水温高低可分为热水药浴（39～45℃）、温水药浴（37～38℃）、平温药浴（24～36℃）、凉水药浴（25～33℃）。根据"寒者热之""热者寒之"的中医治疗原则，在临床上可根据具体疾病的病情选用相应温度的药浴治疗。

复习思考

1. 药浴可以分类为（多选）（　　　）

　A. 全身药浴　　　　　B. 半身药浴　　　　　C. 局部药浴　　　　　D. 以上都不是

2. 热水药浴的水温要求不高于（　　　）

　A. 39℃　　　　　B. 45℃　　　　　C. 40℃　　　　　D. 35℃

扫一扫，查阅
复习思考题答案

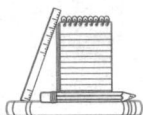

模块七　临床常见疾病的中医传统治疗

扫一扫，查阅
本模块 PPT、
视频等数字资源

【学习目标】

1. 掌握 26 种常见疾病的针灸和推拿疗法。

2. 熟悉 26 种常见疾病的临床表现和辨证分型。

3. 了解 26 种常见疾病的概念、预防和其他治疗方法。

项目一　感　冒

一、概述

凡外感风邪或时行疫毒，导致肺卫失和，以鼻塞、流涕、打喷嚏、咳嗽、头痛、恶寒、发热及全身不适等为主要临床表现的外感疾病，都可称为感冒。此病一年四季皆可发病，尤以春、冬季节多发。若在一个时期内在某一地区广泛流行，且患者大多病情较重的，称为"时行感冒"。

本病相当于西医学的普通感冒、流行性感冒和上呼吸道感染。以上疾病皆可参照本部分辨证治疗。

本病多因感受风邪或时行疫毒侵袭人体，使其卫表失和，肺失宣降，肺卫功能失调所致。风邪常兼夹时令邪气而侵袭人体。由于机体抗病力减弱，当气候变化，寒暖失常之时，人体卫外功能不能适应，邪气由皮毛口鼻侵入，引起一系列肺卫失和的症状。

由于感受邪气的不同及素体差异，所以感冒的临床证候表现有风寒、风热及夹湿、夹暑、夹燥、夹虚的不同，在病程中又可见寒热转化的错杂表现。

二、临床表现

1. 风寒感冒　恶寒重，发热轻，无汗，鼻塞，时流清涕，打喷嚏，喉痒，咳嗽，痰液清稀，头痛，肢节酸痛，舌苔薄白，脉浮紧。

2. 风热感冒　发热，微恶寒，汗出不畅，鼻塞，流浊涕，口干而渴，咽喉肿痛，咳嗽，痰黄而稠，头胀痛，舌苔薄白或薄黄，舌尖红，脉浮数。

3. 暑湿感冒　夏季多见，发热，汗出热不解，鼻塞，流浊涕，头昏重胀，身重倦怠，心烦口渴，胸闷欲呕，舌质红，苔黄腻，脉濡数。

此外，根据患者体质的不同，临床中还可见到体虚感冒，多以气虚、阴虚、气血不足较为常见，需要详细辨证，兼顾用药。

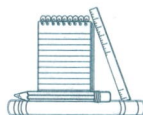

　　时行感冒由时行疫毒经口鼻直接侵袭肺卫所致，其发病急，患者全身症状重，突然恶寒，发热较高，周身酸楚不适，疲乏无力。

三、治疗

　　感冒治疗要点：风寒感冒宜疏风解表、散寒宣肺。风热感冒宜疏风清热、宣肺透邪。暑湿感冒宜清暑化湿、解表和中。

（一）毫针刺法

　　【主穴】风池、合谷、大椎。

　　【配穴】①风寒加列缺、风门、后溪。②风热加外关、曲池。③暑湿加中脘、足三里、阴陵泉。④邪盛体虚加肺俞、足三里。⑤鼻塞流涕加迎香。⑥头痛加印堂、太阳。⑦咽喉肿痛加少商。

　　【操作】①毫针浅刺，用泻法或平补平泻。②风寒者可加灸，风热者在少商、大椎用三棱针点刺放血。③暑湿者平补平泻。④体虚者用平补平泻并可加灸。⑤背部腧穴注意针刺角度和深度，勿刺伤脏腑。⑥每日1次，每次留针20～30分钟。

（二）推拿疗法

　　【主穴】印堂、攒竹、鱼腰、丝竹空、太阳、迎香、风池、肺俞、膏肓、合谷、外关。

　　【基本手法】推法、揉法、拿法、按法、擦法、一指禅推法。

　　【操作】

　　（1）头面部操作程序

　　①患者取仰卧位，医者坐于患者头顶端。

　　②开天门：双手拇指前后交替从印堂推至神庭穴5～8遍。推坎宫：用双手拇指桡侧从印堂分推至太阳穴5～8遍。再用指揉法分别点揉攒竹、鱼腰、丝竹空、太阳穴各0.5分钟。分推前额：用双手拇指偏桡侧从额头中间分推至两侧。此手法多用于面部操作的起始手法。

　　③指揉鼻通、迎香穴0.5分钟，再从迎香穴推擦至鼻根部，以发热为度。

　　④医者立于患者头侧，用"干梳头"法从前发际梳至后发际，操作3～6遍。

　　（2）颈背部操作程序

　　①患者取俯卧位，医者立于头侧，拿揉风池穴及颈项部，从上至下如此反复8～10遍。

　　②按揉双侧肺俞、膏肓穴，每穴操作0.5分钟。按揉背部膀胱经3～5遍，擦背部膀胱经，特别是膈肌以上，以透热为度。拿双侧肩井，以酸胀为度。

　　（3）上肢部操作程序　一指禅推合谷、外关，每穴1分钟。拿揉上肢外侧5～8遍，推上肢外侧手三阳经5～8遍。

　　（4）辨证加减

　　①风寒感冒：按揉风门、风府两穴。每穴2分钟，以项背部有轻松感为度。用薄荷油为介质，推擦足太阳膀胱经，以透热为度。

　　②风热感冒：按揉百会、曲池穴，操作1～2分钟。用冷水推擦大椎穴1～2分钟。

　　③暑湿感冒：按揉脾俞、胃俞、足三里穴，操作2～3分钟。揉摩腹部3～5分钟，点揉阴陵泉1～2分钟。

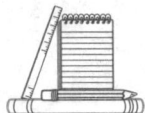

（三）其他疗法

1. 拔罐

【取穴】大椎、身柱、大杼、风门、肺俞、膏肓。

【操作】在上述穴位，针刺后加拔火罐。每日或隔日 1 次，10 次为 1 疗程。本法对风寒、风热型感冒均适用。

2. 走罐

【部位】膀胱经第一侧线、膀胱经第二侧线。

【操作】在膀胱经第一侧线和第二侧线的循行线上走罐，上至大杼，下至大肠俞，火罐吸附的强度和走罐的速度以患者能耐受为度。左右交替刺激，以皮肤潮红、充血为度。然后将火罐停留于大椎穴上，留罐 5～10 分钟。

3. 耳针疗法

【取穴】肺、内鼻、咽喉、气管、脾、胃、三焦。

【操作】每次选 3～4 个穴，中、强刺激，留针 20～30 分钟。每日 1 次，10 日为 1 个疗程。或将上述耳穴常规消毒后，将粘有王不留行的胶布贴在耳穴上，采用双侧贴压，2～3 天 1 次，用手指把所贴穴位逐个按压，每天按压 10～15 次，每次按压 1 分钟或至耳部发热即可，10 次为 1 疗程。

4. 艾灸

【取穴】大椎、陶道、风门、外关、足三里。

【操作】上述穴位用艾条悬灸，每穴 5 分钟左右，至局部皮肤潮红为度。适用于风寒感冒，有预防感冒的作用。

5. 刮痧

【部位】颈项部、背部。

【操作】①患者取坐位，刮颈部正中线，沿督脉从哑门至大椎穴用直线刮法，重点刮大椎穴。②刮两侧颈肩部，用弧线刮法由风池开始，自上而下经肩井，刮向肩端。③患者取坐位或俯卧位，刮背部督脉、两侧膀胱经，以 1～7 胸椎为重点。刮至皮肤紫色出血点为止，注意防止刮破皮肤。

6. 三伏灸疗法

【药物】生白芥子、细辛各 1 份，甘遂、延胡索各半份，烘干磨粉，用生姜汁调成稠糊状，做成直径 2.0cm、厚约 0.5cm 大小饼状，正中放少许麝香备用。

【取穴】大椎、风门、肺俞、定喘、膏肓。

【操作】将新鲜生姜切成 5 分硬币厚、2cm×2cm 大小的姜片备用，取精细艾绒制作成底宽 1cm 大小的圆锥形艾炷数壮，每次敷贴药饼前，先于大椎、风门行隔姜灸，每穴灸 3 壮，以皮肤潮红为度，然后将做好的药饼置于穴位上，用 4cm×4cm 的风湿膏固定。每次贴药时间视年龄而定，15 岁以下者贴 4～6 小时，15 岁以上者贴 6～24 小时，于每年夏季三伏天上午 11 时以前为佳，初、中、末伏各贴药 1 次。在贴药期间，如皮肤感觉特别疼痛者可提前取下。按时取下者，如局部水疱较大，应用消毒针筒穿破水疱、排干，局部擦甲紫溶液即可。治疗期间忌食生冷海鲜品。本法亦可用于预防感冒。

知识链接

感冒为临床的常见病和多发病，对于一般感冒的早期，在辨证的基础上可以

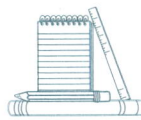

选用适当的中成药进行治疗。例如，风寒感冒可以选用风寒感冒颗粒冲服；风热感冒轻症选用桑菊饮颗粒，重症用维 C 银翘片或风热感冒颗粒；暑湿感冒可以用藿香正气水。

四、按语

1. 感冒与某些传染病早期症状相似，必须通过仔细观察加以鉴别。

2. 感冒是临床常见疾病，发病率较高，特别是时行感冒，多在人口密集的公共场所传播流行，因此预防本病比较重要。

3. 平时注意保持室内通风，坚持锻炼身体，提高自身的防病能力。

复习思考

1. 治疗风寒感冒，可在主穴的基础上再加（　　　）

　　A. 少商　　　　　B. 尺泽　　　　　C. 鱼际　　　　　D. 风门　　　　　E. 天枢

2. 治疗暑湿感冒，可在主穴的基础上再加（　　　）

　　A. 少商　　　　　B. 尺泽　　　　　C. 鱼际　　　　　D. 风池　　　　　E. 中脘

3. 治疗感冒鼻塞而干，少涕，咽喉肿痛，咳嗽，苔薄黄，脉浮数者，可在主穴的基础上再加（　　　）

　　A. 支正　　　　　B. 尺泽　　　　　C. 足三里　　　　　D. 风门　　　　　E. 中脘

4. 下列各项中，除哪项外，都能治疗感冒（　　　）

　　A. 合谷　　　　　B. 风门　　　　　C. 外关　　　　　D. 肩贞　　　　　E. 足三里

5. 预防感冒的腧穴是（　　　）

　　A. 风府　　　　　B. 肩贞　　　　　C. 尺泽　　　　　D. 风门　　　　　E. 足三里

项目二　咳　嗽

一、概述

咳嗽是指肺失宣降，肺气上逆，以发出咳声，或咳吐痰液为主症的一种肺系疾病。咳嗽为肺系疾病的主要症状，临床十分常见。有声无痰谓之咳，有痰无声谓之嗽，有痰有声谓之咳嗽。临床中多痰声并见，很难截然分开，故称咳嗽。

根据其发病原因，可分为外感咳嗽与内伤咳嗽两大类：①外感咳嗽多由外感风寒、风热、风燥之邪，从口鼻皮毛而入，肺卫受感，肺气壅遏不宣，清肃失常，脏腑功能失调所致。②内伤咳嗽则为他脏病变，累及肺脏而致，主要类型有脾失健运，聚湿生痰，上犯于肺；肝郁化火，上逆灼肺，肺失清肃。本病一年四季皆可发病，以冬、春季节多见。

本病相当于西医学的上呼吸道感染，急、慢性支气管炎，支气管扩张，肺结核，肺炎等病。

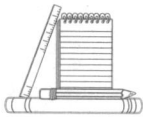

二、临床表现

（一）外感咳嗽

1. 风寒袭肺　咳嗽喉痒，痰液稀薄，色白，头痛，鼻塞，流清涕，恶寒，发热，无汗，苔薄白，脉浮紧。

2. 风热犯肺　咳嗽咽痛，咳痰色黄或稠，咳痰不爽，身热头痛，口渴，鼻流黄涕，舌质红，苔薄黄，脉浮数或浮滑。

3. 风燥伤肺　干咳无痰，或痰少而黏，不易咳出，口唇干燥，咳甚则胸痛，或痰中带有血丝，口干，咽干而痛，或鼻塞，头痛，恶寒，身热，舌质红，苔白或薄黄且干而少津，脉浮数或细数。

（二）内伤咳嗽

1. 痰湿蕴肺　咳嗽反复发作，咳声重浊，尤以晨起咳甚，痰多，痰黏腻或稠厚成块，色白或带灰色，痰出则咳缓，体倦，脘痞，食少，腹胀，大便时溏，舌苔白腻，脉濡滑。

2. 痰热郁肺　咳嗽气息粗促，或喉中有痰声，痰多质黏厚或稠黄，咳吐不爽，或有热腥味，或吐血痰，胸胁胀满，咳时胸胁引痛，面赤身热，口干而黏，欲饮水，舌质红，舌苔薄黄腻，脉滑数。

3. 肝火犯肺　气逆作咳，咳时面赤，咽干口苦，痰少而稠，常感痰滞咽喉而咳之难出，胸胁胀痛，咳时胸胁引痛，症状可随情绪波动而增减，舌质红，舌苔薄黄少津，脉弦数。

4. 肺阴亏虚　干咳，咳声短促，或痰中带有血丝，午后潮热，颧红，手足心热，盗汗，口干，日渐消瘦，神疲，舌质红，少苔，脉细数。

三、治疗

咳嗽治疗要点：风寒者祛风散寒、宣肺止咳。风热者祛风清热、宣肺止咳。风燥者祛风清肺、润燥止咳。痰湿蕴肺者健脾化痰、调补肺气。痰热郁肺者清热化痰、肃肺止咳。肝火犯肺者清肺泻肝、化痰止咳。肺阴亏虚者滋阴清热、润肺止咳。

（一）毫针刺法

1. 外感咳嗽

【主穴】肺俞、中府、列缺、合谷。

【配穴】①风热加大椎、曲池。②风寒加风门、外关。③风燥加太溪、曲池。④咽喉肿痛加少商。

【操作】见下文"内伤咳嗽"的"操作"部分。

2. 内伤咳嗽

【主穴】肺俞、太渊、三阴交。

【配穴】①痰湿蕴肺加脾俞、太白、丰隆、足三里。②痰热郁肺加曲池、尺泽、丰隆。③肝火犯肺加太冲、行间、阳陵泉。④肺阴亏虚加太溪、膏肓。⑤头痛加风池、上星。⑥咯血加孔最。⑦纳呆加中脘、足三里。⑧肢体酸楚加后溪、申脉。⑨潮热盗汗加太溪、阴郄、膏肓。⑩心烦失眠加神门，咳喘加定喘。

【操作】①毫针刺法。②风寒针灸并用，针用泻法。③风热针用泻法，大椎、少商点刺出血。④燥热针用平补平泻。⑤痰湿蕴肺针灸并用，针用平补平泻。⑥肝火犯肺只针不灸，针用

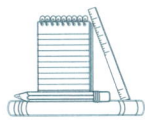

泻法。⑦痰热郁肺针用泻法，不灸。⑧肺阴亏虚只针不灸，针用平补平泻法。⑨胸及背部腧穴注意针刺角度和深度，勿刺伤脏腑。⑩每日1次，每次留针20～30分钟。

（二）推拿疗法

【主穴】天突、膻中、风池、中府、身柱、膏肓、大杼、风门、肺俞、尺泽、太渊、列缺、外关、合谷、曲池。

【基本手法】点法、推法、揉法、拿法、按法、擦法、一指禅推法。

【操作】

（1）胸背部操作程序

①患者取仰卧位，医者立于患者身侧，指揉天突至膻中穴，重点揉天突、膻中两穴，每穴1～2分钟。手法不宜太重，速度不宜过快。拿揉风池穴及颈项部，从上至下如此反复8～10遍。

②按揉双侧中府穴1分钟，拇指沿肋弓分推至两胁肋部6～10遍。

③患者取俯卧位，医者立于患者身侧，用一指禅推法推身柱、膏肓、大杼、风门、肺俞，每穴1分钟。

（2）上肢部操作程序　一指禅推法推尺泽、太渊穴，每穴操作1～2分钟，接着按揉列缺、外关、合谷穴，每穴操作1～2分钟。

（3）辨证加减

①风寒咳嗽：点揉风池、风府两穴，每穴操作2分钟，以项背部有轻松感为度。用薄荷油为介质，推擦足太阳膀胱经，以透热为度。

②风热咳嗽：按揉合谷、曲池穴，操作1～2分钟。用小鱼际推擦大椎、肺俞穴1～2分钟。

③风燥咳嗽：点揉中府、肺俞、太溪、曲池穴，操作1～2分钟。

④痰湿咳嗽：按揉脾俞、丰隆、足三里穴，操作2～3分钟。揉摩腹部3～5分钟，点揉阴陵泉1～2分钟。

⑤痰热咳嗽：点揉脾俞、丰隆、尺泽、曲池穴，操作2～3分钟。

⑥肝火犯肺：点揉太冲、行间、三阴交穴，操作2～3分钟。

⑦肺阴亏虚：点揉太溪、膏肓、三阴交穴，操作2～3分钟。

（三）其他疗法

1.拔罐

【取穴】大椎、风门、肺俞、膏肓、脾俞、肾俞、命门。

【操作】在督脉、两侧膀胱经第一侧线上进行操作，重点取上述穴位，留罐10～15分钟，每日1次。常用于风寒感冒。

2.耳针疗法

【取穴】肺、脾、肝、支气管、神门。

【操作】每次选3～4个穴，中等强度刺激，留针10～20分钟，每日1次或隔日1次，10次为1个疗程。或将上述耳穴常规消毒后，将粘有王不留行的胶布贴在耳穴上，采用双侧贴压，2～3天1次，用手指将所贴穴位逐个按压，每天按压10～15次，每次按压1分钟或至耳部发热即可，10次为1个疗程。

3.艾灸

【取穴】大椎、肺俞、风门、膏肓。

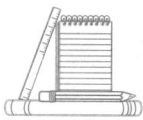

【操作】用艾条灸。每天治疗 1 次，每次 5 ～ 10 分钟，以皮肤潮红为度，可与针刺配合应用。适用于风寒型外感咳嗽或内伤咳嗽，如慢性支气管炎。

4. 三伏灸疗法

【取穴】肺俞、风门、定喘、膏肓、膻中、丰隆、足三里。

【操作】用白附子 16g，洋金花 48g，川椒 33g，樟脑 3g，制成 100g 粉剂，将少许药粉放置在上述穴位上，用胶布贴敷，每 3 ～ 4 日更换一次，每次贴药时间视年龄而定，于每年夏季三伏天上午 11 时以前为佳，初、中、末伏各贴药 1 次。在贴药期间如皮肤感觉特别疼痛者可提前取下。按时取下者，如局部水疱较大，应用消毒针筒穿破水疱、排干，局部擦甲紫溶液即可。治疗期间忌食生冷海鲜品。此法适合慢性咳嗽。

5. 穴位注射

【取穴】肺俞、大杼、风门、定喘、大椎。

【操作】用维生素 B_1 注射液，或胎盘多肽注射液，每次选 2 ～ 4 个腧穴，每穴注射 0.5mL 药液，每日或隔日 1 次，20 次为 1 疗程。本法适用于慢性久咳。

6. 中药雾化吸入

【药物】陈皮、苍术、白术、制半夏各 9g，茯苓 12g，补骨脂 12g，鱼腥草 30g，白毛夏枯草 12g。

加减：痰多泡沫加白芥子 9g，痰少黏黄去陈皮加桑白皮 12g；咳嗽气喘加麻黄 6g、炙苏子 9g；中气不足加党参 9g、炙黄芪 12g；脾胃虚寒加干姜 3g、炙甘草 3g；肾阳不足加熟附片 6g、肉桂 3g。

【操作】加水 200 ～ 300mL 浸泡 30 分钟后浓煎成 100mL，装入无菌瓶中备用，雾化 3 次 / 天，每次 30 ～ 50mL。中药液放入雾化瓶内，药液面不得超过水槽中的液平面。雾化时间为 15 ～ 20 分钟，雾量一般为每分钟 2 ～ 3mL，2 周为 1 个疗程。对年老体弱者雾量不能过大，以每分钟 1 ～ 2mL 为宜。

四、按语

1. 咳嗽可见于呼吸系统多种疾病，必须明确诊断，对某些病证要配合药物治疗。

2. 平时注意锻炼身体，增强体质，气候骤变注意保暖、避寒，并同时戒烟。

复习思考

1. 治疗痰中带血的腧穴是（　　　）

　　A. 尺泽　　　　　B. 肺俞　　　　　C. 孔最　　　　　D. 照海　　　　　E. 风门

2. 治疗干咳无痰，鼻燥咽干，胸闷而痛，头痛发热，便干尿赤，舌红少津，苔薄白，脉细数者，可在基本处方的基础上再加（　　　）

　　A. 少商　　　　　B. 风池　　　　　C. 丰隆　　　　　D. 合谷　　　　　E. 太溪

3. 下列各项中，除哪项外，都能治疗咳嗽（　　　）

　　A. 内关　　　　　B. 列缺　　　　　C. 尺泽　　　　　D. 肺俞　　　　　E. 太渊

4. 患者 19 岁，因外感引起咳嗽，伴吐黄痰，身热头痛，咽喉肿痛，舌苔薄黄，脉象浮数。治宜选用下列何穴（　　　）

　　A. 肺俞、太渊、章门、太白、丰隆

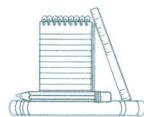

B.肺俞、尺泽、阳陵泉、太冲

C.大杼、风门、大椎

D.肺俞、列缺、合谷、少商、太溪

E.肺俞、中府、列缺、合谷、大椎、曲池

5.治疗气逆作咳，咳时面赤，咽干口苦，痰少而稠，常感痰滞咽喉而咳之难出，胸胁胀痛，咳时胸胁引痛，症状可随情绪波动而增减，舌质红，舌苔薄黄少津，脉弦数。可在基本处方的基础上再加（　　　）

A.太溪、膏肓　　　　　B.丰隆、阴陵泉　　　　　C.足三里、三阴交

D.太冲、行间　　　　　E.脾俞、肾俞

项目三　胃脘痛

一、概述

胃脘痛，又称胃痛，是由于脾胃受损、气血失调所引起的以胃脘部经常发生疼痛为主症的病证。由于痛及心窝部，古人又称"心痛""胃心痛""心下痛"等。但与发生在心系的病证"真心痛"有本质的区别，临床中应加以区别。

胃痛的病因病机：①胃失和降，气机壅滞，"不通则痛"；②胃失温煦，失于濡养，"不荣则痛"；③感受寒邪，内犯于胃；④进食生冷，寒积于中，胃气不和；⑤忧思恼怒，气郁伤肝，肝失条达，横逆犯胃；⑥脾胃虚寒或禀赋不足，中阳素虚，内寒滋生，胃失温降。

本病相当于西医学的急慢性胃炎、胃及十二指肠溃疡、胃癌、胃神经症、慢性胰腺炎、慢性胆囊炎等病。

二、临床表现

1.寒邪犯胃　胃痛暴作，恶寒喜暖，得温痛减，遇寒加重，口淡不渴，或喜热饮，舌淡苔白，脉弦紧。

2.肝气犯胃　胃脘胀痛，连及两胁，或窜走不定，嗳气频频，或兼呕逆酸苦，面色萎黄少泽，情绪不稳定，睡眠不佳，纳呆，发作或加重与情绪变化有关，苔多薄白，脉弦滑。

3.胃中蕴热　胃脘灼痛，得凉痛减，遇热加重，烧心嘈杂，口干喜冷饮，口臭，尿赤，或口疮、便秘等，舌质红，苔黄少津，脉滑数。

4.胃阴不足　胃脘隐隐灼痛，嘈杂似饥，饥而不欲食，口干不欲饮，咽干唇燥，大便干结，多见于热病之后或胃病日久，舌体瘦，质嫩红少津，少苔或无苔，脉细弦或细数。

5.脾胃虚寒　胃脘隐痛，得温则减，喜暖喜按，泛吐清水，神疲乏力，面色白，畏寒肢冷，口淡纳呆，大便稀溏，舌胖而淡，有齿痕，苔薄白，脉沉细无力。

三、治疗

胃脘痛治疗要点：寒邪犯胃宜温胃散寒、行气止痛。肝气犯胃宜疏肝理气、和胃止痛。胃中蕴热宜清胃泻火、和中止痛。胃阴不足宜滋阴养胃、和胃止痛。脾胃虚寒宜温中散寒、健脾

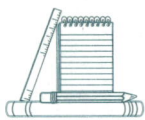

和胃。

（一）毫针刺法

【主穴】中脘、内关、足三里、公孙。

【配穴】①寒邪加梁门、胃俞。②肝郁加太冲、期门、阳陵泉。③胃热加行间、内庭。④胃阴虚加太溪、三阴交。⑤脾胃虚寒加脾俞、胃俞、关元。⑥胃痛甚加梁丘。⑦胁痛、嗳气加阳陵泉、丘墟。⑧食滞加下脘、内庭。

【操作】①毫针刺法。②实证用泻法。③虚证用补法。④实寒和虚寒加灸。⑤胸腹部腧穴注意针刺角度和深度，勿刺伤脏腑。⑥每日 1 次，每次留针 20 ～ 30 分钟。10 天 1 个疗程。

（二）推拿疗法

【主穴】中脘、天枢、气海、足三里、梁丘、章门、期门、膈俞、肝俞、胆俞、脾俞、胃俞、三焦俞、手三里、内关、合谷、太溪、三阴交。

【基本手法】摩法、点法、推法、揉法、拿法、按法、擦法、一指禅推法。

【操作】

（1）腹部操作程序　患者取仰卧位，医者立于患者身侧，在腹部作摩法、拿捏、分推腹部共约 10 分钟。力量由轻到重，速度缓慢均匀，幅度尽可能大些，以患者能耐受为度。可配合点揉足三里、梁丘穴，力量稍重些。

（2）背部操作程序

①患者取俯卧位，医者立于患者身侧，从上而下按揉两侧膀胱经 5 ～ 8 遍。

②重手法按揉膈俞、肝俞、脾俞、胃俞、三焦俞，时间 5 ～ 8 分钟。

③擦足太阳膀胱经，以透热为度。

（3）肩臂部操作程序

①拿肩井及上肢部，点揉手三里、内关、合谷穴，每穴操作 1 分钟。

②搓抖上肢 3 ～ 5 遍。

（4）辨证加减

①寒邪犯胃：横擦脾俞、胃俞，以透热为度。

②肝气犯胃：天突至中脘穴用小鱼际推法 5 ～ 8 遍。按揉两侧章门、期门、肝俞、胆俞、脾俞、胃俞，时间约 5 分钟。

③胃中蕴热：一指禅推法，重推行间、内庭，时间约 3 分钟。

④胃阴不足：一指禅推法，重推太溪、三阴交，时间约 3 分钟。

⑤脾胃虚寒：一指禅推法，缓慢揉和推气海、关元，时间约 3 分钟。加重点按足三里，横擦脾俞、胃俞、肾俞、命门穴，以透热为度。

（三）其他疗法

1. 拔罐

【取穴】中脘、章门、脾俞、胃俞、足三里。

【操作】针后拔罐，每次留罐 10 ～ 15 分钟，每日 1 次，适用于虚寒性胃痛。

2. 耳针疗法

【取穴】脾、胃、肝、交感、皮质下、神门。

【操作】每次选 2 ～ 4 个穴，每日 1 次或隔日一次，留针 20 ～ 30 分钟，10 次 1 个疗程。或以上述耳穴，常规消毒后，将粘有王不留行的胶布贴在耳穴上，采用双侧贴压，保留 2 ～ 3 天，

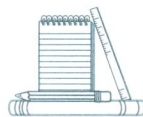

10 次 1 个疗程。嘱咐患者每天轻轻按压 10 次以上，至耳部发热即可。

3. 艾灸

【取穴】中脘、脾俞、胃俞、足三里、关元、神阙。

【操作】用艾条灸。每天治疗 1 次，每次 5 ~ 10 分钟，以皮肤潮红为度，可与针刺配合应用。神阙穴用隔姜灸，适用于虚寒性胃痛。

4. 穴位注射

【取穴】相应夹脊穴、胃俞、脾俞、中脘、内关、足三里穴。

【操作】每次取 1 ~ 3 穴，用红花注射液、当归注射液、阿托品 0.5mL 或 1% 普鲁卡因注射液中的一种，注射于所选的穴位，每穴 1 ~ 2mL。每日或隔日一次，7 ~ 10 次 1 个疗程。

5. 刮痧疗法

（1）刮背部　患者俯卧位，刮脊柱两侧的脾俞、胃俞的区域，每侧刮 20 ~ 30 次。

（2）刮腹部　①刮任脉从鸠尾到神阙穴，重点刮上脘、中脘、下脘等穴位，刮 15 ~ 20 次。②刮腹部两侧的足阳明胃经，由上而下，力量均匀和缓，重点刮天枢穴，每侧各 10 ~ 15 次。

（3）刮上肢　①刮前臂手阳明大肠经区域，重点刮手三里穴，每侧刮 10 ~ 15 次。②刮前臂手厥阴心包经区域，重点刮内关穴，每侧刮 10 ~ 15 次。

（4）刮下肢　刮小腿外侧足阳明胃经区域，重点刮足三里穴，每侧刮 10 ~ 20 次。

四、按语

1. 胃脘痛须与"真心痛"相鉴别，"真心痛"即《灵枢·厥论》中所载"真心痛，手足青至节，心痛甚，且发夕死，夕发旦死"，类似西医学的冠心病心绞痛。

2. 胃脘痛者应注意调节饮食，保持乐观的精神，戒烟酒，进食要定时定量，少食多餐，可减少复发，促进康复。

3. 溃疡病出血、穿孔等重症，应及时采取急救措施或转西医治疗。

复习思考

1. 下列哪项不属于治疗胃痛的主穴（　　　）

　　A. 足三里　　　　B. 公孙　　　　C. 中脘　　　　D. 内关　　　　E. 神阙

2. 下列各穴除哪项外都常用于治疗胃痛（　　　）

　　A. 公孙　　　　B. 内关　　　　C. 足三里　　　　D. 风池　　　　E. 梁丘

3. 下列各穴除哪项外均可温胃散寒（　　　）

　　A. 脾俞　　　　B. 中脘　　　　C. 胃俞　　　　D. 太冲　　　　E. 足三里

4. 症见胃脘胀满而痛，连及两胁，嗳气反酸，喜叹息，随情绪波动而加重，脉弦者，针刺治疗除用主穴外，还应加用以下何组腧穴（　　　）

　　A. 梁丘、上脘　　　　　　　　B. 脾俞、胃俞　　　　　　　　C. 神阙、气海

　　D. 建里、梁门　　　　　　　　E. 期门、太冲

5. 胃痛暴作，恶寒喜暖，得温痛减，遇寒加重，口淡不渴，或喜热饮，舌淡苔白，脉弦紧者，针刺治疗除用主穴外，还应加用以下何组腧穴（　　　）

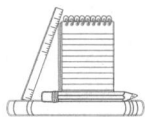

A. 梁丘、神阙   B. 胃俞、梁门   C. 期门、太冲

D. 膈俞、阿是穴   E. 气海、胃俞

项目四 不 寐

一、概述

不寐是以经常不能获得正常睡眠为特征的病证，又称"失眠""不得眠""不得卧"。轻者不易入寐或入寐并不困难，但易觉醒，醒后不能再寐；或时寐时醒，寐而不酣；重者彻夜不能入眠，常伴有头晕头痛、心悸健忘、神疲倦怠等症。

西医学的神经症、神经衰弱、更年期综合征、贫血等病以失眠不寐为主要临床表现者，可参考本部分辨证治疗。

本病原因多为：①情志不遂，肝气郁结，郁而化火，肝火扰动心神；②五志化火，心火内炽；③素体阴虚或久病、劳欲过度，肾阴耗伤，水不济火，心火独亢，心肾不交；④饮食不节，思虑过度，脾胃受伤，湿浊内生，酿成痰热，壅阻于中，胃失和降；⑤久病血虚，产后失血，年老血亏，或劳倦思虑太过，损伤心脾，营血亏虚以致心失所养，心神不安；⑥心胆素虚，或暴受惊吓，神魂不安。

失眠的主要病机为心神失养或邪扰心神，病位在心，但与肝、胆、脾、肾等脏腑亦有关系。

二、临床表现

1. 肝郁化火 心烦难以入寐，少寐即醒，甚至彻夜不寐，烦躁易怒，面红目赤，头痛眩晕，舌红苔黄，脉弦数。

2. 痰热内扰 睡眠不安，胸闷心烦，脘痞泛恶，口苦，痰多，头晕目眩，舌红苔黄腻，脉滑数。

3. 阴虚火旺 心烦不寐，或时寐时醒，腰膝酸软，头晕耳鸣，心悸，健忘，颧红潮热，口干少津，舌红少苔，脉细数。

4. 心脾两虚 虚烦不易入寐，或寐而多梦易醒，心悸，健忘，头晕目眩，面色少华，便溏，舌淡苔白，脉细弱。

5. 心虚胆怯 心烦不寐，寐则多梦易醒，心悸胆怯，舌淡苔薄，脉弦细。

本病以经常不易入睡、寐而易醒、醒后不寐、时寐时醒、寐而不实，甚至彻夜难眠为主症。

三、治疗

不寐的治疗以宁心安神为基本原则。肝郁化火者宜平肝泻火；痰热内扰者宜清热化痰；心脾两虚者宜补益心脾；阴虚者宜滋阴降火；心虚胆怯者宜补心益胆。治疗取手足少阴经、足太阴脾经及背俞穴、原穴为主。

（一）毫针刺法

【主穴】神门、心俞、三阴交、安眠穴。

【配穴】心脾两虚加膈俞、脾俞、足三里；肝郁化火加肝俞、太冲、行间；痰热内扰者加丰隆、内庭、中脘；阴虚火旺者加听宫、翳风；呕恶者加内关；多梦加魄户；遗精加志室；健忘

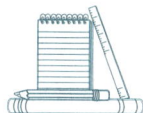

加志室、百会。

【操作】肝郁化火、痰热内扰针用泻法；心脾两虚针用补法，针灸并用；心虚胆怯针用补法；阴虚火旺针刺补泻并施。背俞穴不宜直刺、深刺。每日 1 次，留针 20 ～ 30 分钟。

（二）推拿治疗

【主穴】印堂、神庭、睛明、攒竹、鱼腰、丝竹空、承泣、四白、瞳子髎、迎香、风池、大椎、肩井、中脘、天枢、气海、关元；心俞、肝俞、脾俞、肾俞。

【部位】以头部、颈肩、腹部、腰背部为主。

【操作】

（1）头面及颈肩部操作

①患者仰卧位或坐位。施术者用开天门、推坎宫 3 遍为起始手法。

②一指禅或按揉前额及眼眶周围印堂、神庭、睛明、阳白、太阳、攒竹、鱼腰、丝竹空、承泣、四白、瞳子髎等穴，反复操作 3 ～ 6 遍以安神定志。

③拇指或中指按睛明 1 分钟，分抹眼眶 3 ～ 6 遍，以开窍醒神。

④一指禅推或按揉头部百会、四神聪、太阳等穴，再用扫散法扫散头部两侧足少阳胆经 20 ～ 30 遍，以疏通经络、镇静安神。

⑤用五指拿头部五经（督脉、膀胱经、胆经），按揉风池，捏拿肩井 1 ～ 3 分钟，以疏通经络、理气活血、安神定志。

（2）腹部操作

①患者仰卧，施术者用一指禅推法推腹部，如中脘、天枢、神阙、气海、关元等穴，每穴约 1 分钟，以调理脾胃功能，达到健脾理气和胃的作用。

②捏拿、分推腹部 3 ～ 6 遍，以增强胃肠道的活动，达到和胃理气的作用。

③掌揉腹部，先顺时针，再逆时针方向反复操作 3 ～ 6 分钟，以达到温胃散寒、健脾理气的作用。

（3）腰背部操作

①患者俯卧位，施术者用滚法在腰背部膀胱经及督脉往返操作，重点是心俞、肝俞、脾俞、肾俞、命门等穴，时间约 5 分钟，达到疏肝理脾、健脾温肾的作用。

②用掌推擦腰背部膀胱经及督脉至发热、内透为度，达到疏通经络、温补肝肾的作用。

③用捏脊法，从尾骶到大椎，操作 3 ～ 5 遍。

（三）其他疗法

1. 耳针   取皮质下、交感、心、脾、神门、脑、肾。每次选 3 ～ 4 穴，轻刺激，留针 30 分钟，每日 1 次，10 次为 1 疗程。亦可用埋针法或压丸法，每晚睡前自行按压 1 ～ 2 分钟，5 ～ 7 日更换一次，5 次为 1 个疗程。

2. 皮肤针   取头、背、腰部督脉及足太阳膀胱经第一侧循行线、头部颞区、四神聪，用皮肤针轻轻叩刺，至局部皮肤潮红或微微渗血为度，每日 1 次。

3. 穴位注射   取心俞、肝俞、脾俞、肾俞、足三里、三阴交、神门等。每次选 3 ～ 4 穴，用维生素 B_1 和维生素 B_{12} 混合液，每穴注入 0.5 ～ 1mL，每日或隔日 1 次，10 次为 1 个疗程。

4. 灸法   取百会、印堂、神门、三阴交为主穴，并根据辨证结果选用辅助穴。每次选取 3 ～ 4 个穴位，于临睡前 30 ～ 60 分钟用艾条温和灸，每日 1 次，每穴施灸 5 ～ 15 分钟。

5. 药浴

【药物】党参 10g，白术 10g，当归 10g，酸枣仁 20g，远志 20g，丹参 20g，首乌藤 20g，白

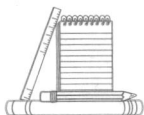

芍 10g，合欢皮 30g。

【操作】用足部熏洗法。隔日 1 次，10 次为 1 个疗程。

【特殊提示】温度不要超过 40℃，以免引起神经兴奋，影响疗效。

四、按语

1. 患者睡前不吸烟、饮酒、喝茶和咖啡等，避免看刺激性的书和电视、电影，每日用热水浸泡足部 20～30 分钟。

2. 适当参加体育锻炼，增强体质；生活起居要有规律，早起早睡；解除思想顾虑，避免情绪波动，心情要开朗、乐观。

3. 注意劳逸结合，适当参加体育锻炼。

4. 由其他原因引起不寐者，应同时针对病因进行治疗。

复习思考

1. 不寐如何用针灸治疗？

2. 不寐如何进行推拿治疗？

3. 患者寐而易醒，头晕耳鸣，腰膝酸软，五心烦热，舌红脉细数。除主穴外，还应选取（　　　）

 A. 行间、侠溪　　　　　B. 心俞、脾俞　　　　　C. 心俞、胆俞

 D. 太溪、肾俞　　　　　E. 足三里、内关

4. 患者经常寐而易醒，伴心悸健忘，面色无华，纳差倦怠，舌淡，脉细弱。针灸治疗除主穴外，应加（　　　）

 A. 行间、侠溪　　　　　B. 心俞、脾俞　　　　　C. 心俞、胆俞

 D. 太溪、肾俞　　　　　E. 足三里、内关

5. 治疗脾胃不和型不寐，应配合（　　　）

 A. 行间、侠溪　　　　　B. 心俞、胆俞　　　　　C. 心俞、脾俞

 D. 足三里、内关　　　　E. 太溪、肾俞

6. 治疗失眠取照海穴，宜用（　　　）

 A. 毫针补法　　　　　　B. 毫针泻法　　　　　　C. 毫针平补平泻

 D. 温和灸　　　　　　　E. 点刺出血

项目五　眩　晕

一、概述

眩晕是由风阳上扰、痰瘀内阻或脑髓不充、脑窍失养所致，以头晕目眩、视物旋转为主要表现的疾病。轻者闭目自止；重者如坐车船，旋转不定，不能站立，或伴有恶心呕吐，其则昏倒等症状。脑居颅内，由髓汇集而成，为"元神之府"，需要大量气血滋养，贵在保持清窍通畅，所以肾虚精亏、气血不能上奉、髓海不足、肝风内动、肝阳上扰、痰浊阻滞、阳气不升等

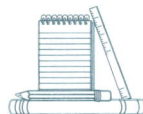

均会影响脑而生眩晕。本病亦称头眩、掉眩、巅眩、冒眩、风眩等。

眩晕也是西医学中神经系统疾病的一个症状，指患者对空间定向感觉的主观体验错误，常见于内耳性眩晕、颈椎病、椎－基底动脉系统血管病、高血压、脑动脉硬化及贫血等。

二、临床表现

1. 风阳上扰　眩晕耳鸣，头痛且胀，易怒，失眠多梦，或面红目赤，口苦，舌红，苔黄，脉弦。

2. 痰浊头痛　头重如裹，视物旋转，胸闷恶心，呕吐痰涎，苔白腻，脉濡滑。

3. 气血亏虚　头晕目眩，面色淡白，神疲乏力，心悸少寐，舌淡，苔薄白，脉弱。

4. 肝肾阴虚　眩晕久发不已，视力减退，少寐健忘，心烦口干，耳鸣，神疲乏力，腰膝酸软，舌红，苔薄，脉弦细。

三、治疗

眩晕治疗要点：对风阳上扰型眩晕应平肝潜阳、清泻肝胆；对痰浊上蒙型眩晕应健脾除浊、化痰调中；对气血亏虚型眩晕应益气升阳、滋阴补血；对肝肾阴虚型眩晕应滋补肝肾、育阴潜阳。

（一）毫针刺法

1. 风阳上扰型眩晕

【取穴】以足厥阴肝经、足少阳胆经穴为主。肝俞、行间、风池、侠溪。

【操作】针刺用泻法。

【加减】失眠多梦甚者加神门、三阴交。

2. 痰浊上蒙型眩晕

【取穴】以手厥阴心包经和足太阴脾经、足阳明胃经腧穴为主。阴陵泉、丰隆、中脘、内关、头维。

【操作】针刺用平补平泻法。

3. 气血亏虚型眩晕

【取穴】以足阳明胃经和足太阴脾经腧穴为主。百会、血海、膈俞、足三里、三阴交、气海。

【操作】针刺用补或用灸法。

【加减】气短自汗者加膻中、复溜。

4. 肝肾阴虚型眩晕

【取穴】以足太阳膀胱经、足少阴肾经、足厥阴肝经腧穴为主。肝俞、肾俞、太溪、太冲、神门、照海。

【操作】针刺用补法。

【加减】五心烦热者加内关、三阴交。

（二）推拿治疗

1. 肝阳上亢　重点推心俞、肝俞、肾俞、命门，每穴1分钟；捏拿曲池2分钟，按揉双侧三阴交2分钟，点按双侧太冲穴约2分钟；自太溪穴沿小腿内侧面推至阴谷穴，各10～15遍；按揉足底涌泉穴，再施擦法以透热为度；推桥弓法，以拇指或食、中指从上向下，左右交替操作15～20遍。

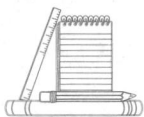

2. 痰浊中阻 重点分推或按揉膻中、中府、云门、中脘、建里、天枢等穴各 1 分钟；按揉足三里、丰隆穴各约 2 分钟；按揉脾俞、胃俞，并横擦脾俞、胃俞，以透热为度。

3. 肾精不足者 推大椎，按揉翳风；横擦肾俞、命门一线，以透热为度；搓擦股内侧，以透热为度；按揉大肠俞，拿承山；按揉足底涌泉穴，再施擦法以透热为度。

4. 气血亏虚 用一指禅推法或揉中脘、神阙、天枢穴；摩腹 10 分钟；按揉血海、足三里各约 2 分钟；按揉心俞、膈俞、脾俞、胃俞各 2 ～ 3 分钟；横擦脾俞、胃俞一线，以左侧为主，以透热为度。

5. 瘀血内阻 按揉中脘、章门、期门、云门等穴各约 2 分钟；患者膝关节屈曲，拿揉承山穴及小腿内侧。

（三）其他疗法

1. 头针

【取穴】晕听区。

【操作】针与头皮呈 30° 左右夹角，用夹持进针法刺入帽状腱膜下，达到该区的应用长度后，每分钟捻转 200 次；捻转 2 ～ 3 分钟，留针 5 ～ 10 分钟。

2. 耳针

【取穴】①风阳上扰选肝、胆、高血压点、目 1、目 2；②中气不足选肾上腺、皮质下、脾、胃；③肾精不足选肾、肾上腺、内分泌、皮质下、胃；④痰湿中阻选脾、胃、肺、耳尖。

【操作】常规消毒，每次选 2 ～ 4 穴，以毫针刺，留针 20 ～ 30 分钟，留针期间可间隔捻针，亦可穴位注射，常用药物为 5% 或 10% 葡萄糖溶液、维生素 B_{12}、0.5% ～ 1% 普鲁卡因等。

3. 穴位注射

【取穴】三阴交、肝俞、胆俞；足三里、血海、脾俞；丰隆、中脘；肝俞、肾俞、悬钟。

【操作】肝阳上扰取三阴交、肝俞、胆俞，注入当归注射液，每穴各为 0.3mL，左右交替，每日 1 次；心脾两虚取足三里、血海、脾俞，注入当归注射液，每次 0.3 ～ 0.5mL，每日 1 次。痰浊中阻取丰隆、中脘，注射阿托品，每穴 0.3mL；肝肾不足取肝俞、肾俞、悬钟，注入维生素 B_{12}，每穴 0.3mL，每日 1 次。均以注药穴位产生较强的酸胀感为宜。

4. 单方验方

（1）钩藤汤 钩藤 30g，水煎，早晚分服，30 日为 1 个疗程。可清热平肝、息风定眩。本方用于治疗肝阳上亢型眩晕，不宜久煎。

（2）黄芪饮 黄芪 10 ～ 15g，加水 500mL，浸泡 40 分钟后煮沸，频频代茶饮，每日 1 剂。本方可益气升阳，治疗因气虚引起的头晕眼花，无力。

5. 刮痧法 头部（百会、太阳、风池）、背部（肝俞、肾俞）、前臂内侧（内关）、下肢外侧（足三里）各 1 ～ 2 分钟。

6. 外敷法

（1）填脐疗法 黄芪、五味子各 10g，研为细末，加清水适量调为稀糊状，外敷于肚脐孔处，敷料包扎，胶布固定，每日换药 1 次，连续 3 ～ 5 天，可健脾益气，适用于气血亏虚所致的眩晕。

（2）敷涌泉法 吴茱萸 20g，肉桂 2g，共研细末，米醋调匀，捏成饼状，于睡前贴敷于双足心涌泉穴，次日清晨取下，连续 3 ～ 5 次。或吴茱萸适量，研为细末，用米醋或凡士林适量，调为膏糊状外敷双足心涌泉穴，每日 1 换，连续 10 ～ 15 天。本法可引热下行，适用于眩晕耳鸣，烦躁多梦，颜面潮红。

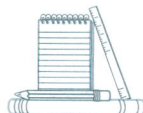

四、按语

1.针灸治疗本病效果较好，但应分辨标本缓急。眩晕急重者，先治其标；眩晕较轻或发作间歇期，注意求因治本。

2.眩晕发作时可令患者闭目，安卧（或坐位），做悠缓、细匀的呼吸动作，或以手指按压印堂、太阳穴，使头面经气疏畅，眩晕症状即减轻。

3.痰浊上蒙型患者应以清淡食物为主，禁食油腻厚味及动物内脏食品，以免助湿生痰，酿热生风，也应避免辛辣及烟酒，以防风阳升散。

4.对重症患者要密切观察生命体征，若发现异常，要及时处理。

5.眩晕患者平时宜保持安静、避免噪声。

复习思考

1.眩晕病有哪些临床表现？

2.眩晕病用针灸和推拿如何治疗？

3.治疗眩晕实证的主穴是（　　　）

A.风池、百会、太阳、列缺　　　　　B.风池、头维、太阳、百会

C.风池、百会、内关、太冲　　　　　D.风池、百会、肝俞、肾俞

E.百会、内关、后溪、水沟

4.取百会治疗眩晕证，因本穴具有（　　　）

A.醒神定眩作用　　　B.安神定志作用　　　C.清利脑窍作用

D.升提气血作用　　　E.清泄肝胆作用

5.患者头晕目眩，昏眩欲仆，伴耳鸣、腰膝酸软，舌淡，脉沉细。除主穴外，应选用（　　　）

A.行间、侠溪、太溪　　　　　B.头维、丰隆、中脘

C.气海、脾俞、胃俞　　　　　D.太溪、悬钟、三阴交

E.血海、膈俞、内关

项目六　中　风

一、概述

中风是以突然昏仆、不省人事，伴口眼㖞斜、语言不利、半身不遂，或不经昏仆，仅以口㖞、半身不遂为主症的一种疾病。因起病急骤，症见多端，变化迅速，与自然界之风性善行数变的特性相似，故名为中风；又因其发病突然亦称"卒中"。本病发病率和死亡率均较高，常留有后遗症，是威胁人类生命的一大疾患。

中风的发生，风、火、痰是其主因，病及心、肝、脾、肾等脏。因正气不足，卫外不固，外邪入中经络，气血痹阻；劳累过度，肝肾阴虚，肝阳鸱张，气血上逆；饮食不节，恣食厚味，脾虚痰热内盛，风阳夹痰上升，蒙蔽清窍；五志过极，暴怒伤肝，引动心火，风火相煽，气血

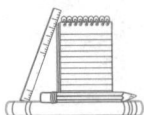

上冲，发为中风。若风、火、痰流窜经络，气血阻滞，则见经络失常症状；若阴阳之气逆乱，常发为闭证；若正气衰微，阴阳之气离决，可发生脱证。

西医学的脑血管病均归属中医"中风"范畴。西医学认为高血压、动脉硬化、脑血管畸形或动脉瘤等，以及风湿性心脏病、心房颤动、细菌性心内膜炎等形成的脑血栓、脑栓塞，均可诱发本病。

二、临床表现

1. 中风先兆　多因气血上逆而病，症见眩晕、心悸、肢体麻木、手足乏力、舌强等症。

2. 中经络　病位浅者，病情轻，多无神志改变。若脉络空虚，风邪入中，则症见手足麻木，口角㖞斜，语言不利，甚或半身不遂，苔薄白，脉弦滑或弦数。若因肝肾阴虚，风阳上扰，则症见头晕头痛，耳鸣目眩，甚或突然口角㖞斜，舌强语暗，肢体麻木，半身不遂，舌红苔黄，脉弦细而数或弦滑。

3. 中脏腑　病位较深，病情危急，根据病因病机不同，可分为闭证和脱证。闭证症见突然昏仆，不省人事，口㖞，半身不遂，牙关紧闭，两手握固，面赤气粗，喉中痰鸣，二便不通，脉弦滑而数。脱证症见突然昏仆，不省人事，目合口张，鼻鼾息微，手撒肢冷，二便失禁，脉细弱；如见汗出如油，瞳孔散大或两侧不对称，脉微欲绝或浮大无根，为真阳外越之危候。

三、治疗

中风的治疗要点：疏通经络、调和气血、醒脑开窍、回阳固脱。根据不同证型，救治的侧重点有所不同，下面分型介绍。

（一）毫针刺法

1. 中经络

（1）半身不遂　治以疏通经络、调和气血。一般初病单刺患侧，久病则刺灸双侧；亦可先刺健侧，后刺患侧，即"补健侧，泻患侧"的治法。

【取穴】取手足阳明经穴为主，辅以太阳、少阳经穴。

上肢：肩髃、曲池、手三里、外关、合谷。

下肢：环跳、阳陵泉、足三里、解溪、昆仑。

【操作】毫针刺，补虚泻实，每日1次，每次留针20～30分钟，10次为1个疗程。

【加减】除上述腧穴外，半身不遂还可以取患侧井穴，点刺出血；上肢还可以取阳池、后溪等，下肢还可以取风市、悬钟等；病久，上肢瘫可配大椎、肩外俞，下肢瘫可配腰阳关、白环俞等；如患侧经筋屈曲拘挛者，肘部配取曲泽，腕部配取大陵，膝部配取曲泉，踝部配取太溪；如语言謇涩，配哑门、廉泉、通里；肌肤不仁，可用皮肤针叩刺患部。

（2）口眼㖞斜　治以疏调阳明、通经活络。取手足阳明经穴，初起单取患侧，久病可取双侧，先针后灸。

【取穴】地仓、颊车、合谷、内庭、太冲。

【操作】毫针刺，平补平泻，每日1次，每次留针20～30分钟，10次为1个疗程。

【加减】按病位酌配牵正、水沟、下关等穴。

2. 中脏腑

（1）闭证　治以平肝息风、清心豁痰、醒脑开窍。取督脉、十二井穴为主，辅以手足厥阴、足阳明经穴。

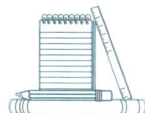

【取穴】人中、十二井穴、太冲、丰隆、劳宫。

【操作】十二井穴点刺放血，人中向上斜刺用泻法，太冲、丰隆、劳宫用泻法，每日 1 次，每次留针 30 分钟。

【加减】如患者神志渐清，则减十二井穴、人中，酌加百会、印堂、风市、三阴交等穴。牙关紧闭者，加地仓、颊车；失语者，加通里、哑门；吞咽困难者，加照海、天突。

（2）脱证　治以回阳固脱。取任脉穴为主。

【取穴】关元、神阙。

【操作】关元大艾炷灸，神阙隔盐艾灸，直至四肢转温。

【加减】汗出不止配阴郄、复溜，小便失禁配三阴交。

（二）其他治疗

1. 头针法

【取穴】顶颞前斜线、顶旁 1 线、顶旁 2 线。

【操作】选用 28～30 号长 1.5～2.0 寸毫针，针与头皮呈 30° 快速刺入头皮下，快速捻转 2～3 分钟。每次留针 30 分钟，留针期间反复捻转 2～3 次。治疗时让患者活动肢体，一般隔日 1 次。

2. 耳针法

【取穴】脑点、皮质下、肝、三焦。

【操作】毫针刺，中等刺激强度，每日 1 次，后遗症隔日刺 1 次，每次留针 30 分钟，亦可用王不留行贴压。

四、按语

1. 针灸治疗中风疗效较满意，对中风急性期应采取综合治疗措施。

2. 后遗症期应配合功能锻炼。

3. 凡老年形盛气虚，或有中风预兆者，宜保持心情平静，饮食清淡，起居有常，并可针灸风市、足三里等穴预防中风。

复习思考

1. 中风中经络如何运用针灸治疗？

2. 中风中脏腑如何运用针灸治疗？

3. 中风的临床表现有哪些？

4. 治疗中风语言謇涩者，宜加用（　　　　）

　　A. 太溪、中封　　　　　　B. 商丘、解溪　　　　　　C. 丘墟透照海

　　D. 颊车、合谷、太冲　　　E. 廉泉、通里、哑门

5. 治疗中风足内翻者，宜加用（　　　　）

　　A. 太溪、中封　　　　　　B. 商丘、解溪　　　　　　C. 丘墟透照海

　　D. 颊车、合谷、太冲　　　E. 廉泉、通里、哑门

6. 治疗中风中脏腑闭证，除十二井穴外，应主取的是（　　　　）

　　A. 督脉、手厥阴经穴　　　B. 任脉、手厥阴经穴　　　C. 督脉、足厥阴经穴

　　D. 任脉、足厥阴经穴　　　E. 任脉、手厥阴经穴

7. 下列各项中，不属于中风的病因的是（　　　　）

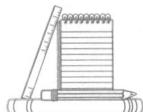

A. 风　　　　　　　B. 火　　　　　　　C. 痰

D. 湿　　　　　　　E. 瘀

项目七　面　瘫

一、概述

面瘫是以口眼㖞斜为主要症状的疾病。任何年龄均可发生，但以青壮年为多见。本病发病急速，为单纯性的一侧面颊筋肉弛缓，无半身不遂、神志不清等症状。

西医学的周围性面神经麻痹和周围性面神经炎，均可参照本项目治疗。面神经麻痹是指茎乳孔内急性非化脓性面神经炎引起的周围性面神经麻痹，又称贝尔麻痹，为常见的脑神经疾病。属中医学"㖞僻""面瘫"范畴。

本病的发生多由正气不足，脉络空虚，卫外不固，风邪乘虚入中经络，导致气血痹阻，面部少阳脉络、阳明经筋失于濡养，以致肌肉纵缓不收而发。

二、临床表现

本病起病突然，每在睡眠醒来时，发现一侧面部板滞、麻木、瘫痪，不能做蹙额、皱眉、露齿、鼓颊等动作；口角㖞斜，漱口漏水，进餐时食物常常停滞于病侧齿颊之间；病侧额纹、鼻唇沟消失，眼睑闭合不全，迎风流泪。部分患者初起有耳后、耳下及面部疼痛，还可出现患侧舌前 2/3 味觉减退或消失、听觉过敏等症。病程延久，部分患者口角歪向病侧，名为"倒错"现象。

面瘫的风寒证多有面部受凉因素，如迎风睡眠、电风扇对着一侧面部吹风过久等。一般无外感表证。风热证往往继发于感冒发热、中耳炎、牙龈肿痛之后，伴有耳内、乳突轻微作痛。

三、治疗

面瘫的治疗要点：祛风通络、行气活血。

（一）毫针刺法

【取穴】以手、足阳明经腧穴为主，以手、足少阳经腧穴为辅。太阳、阳白、地仓透颊车、翳风、合谷、太冲。

【操作】初期针用泻法，后期针用补法。亦可都用平补平泻法，可加温灸，每日 1 次，每次留针 30 分钟，合谷穴可取健侧穴位。

【加减】鼻唇沟平坦者加迎香、口禾髎；鼻唇沟㖞斜者加水沟；鼻唇沟㖞斜者加承浆；目不能合者加阳白、攒竹或申脉、照海；燥热伤阴者加太溪。

（二）推拿治疗

【取穴】印堂、睛明、阳白、迎香、下关、颊车、地仓、风池、翳风、合谷等。

【手法】一指禅推法、按法、揉法、擦法、拿法等。

【操作】

（1）头面部　患者仰卧位，医者坐于一侧，用一指禅推法自印堂、阳白、睛明、四白、迎

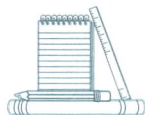

香、下关、颊车、地仓往返治疗，重点在下关、颊车，手法要沉稳而深透，时间可稍长，并可用揉法或按法，先患侧后健侧，再配合用擦法治疗，但应注意防止颜面部皮肤破损。

（2）颈项部　患者坐位，医者立于身后，先拿揉翳风、风池、肩井及颈项部，再按揉合谷，最后按肩井。

推、按揉面部诸穴并配合擦法，既可温经通络、行气活血，又可缓解面部痉挛，改善面部血液循环；合谷善治面部疾患，配合按揉风池可疏风、活血、解痉；按肩井可通调气血。

（三）其他疗法

1.电针法

【选穴】参照刺灸法的穴位。

【操作】选2穴为1组，得气后接通电极各1头，每次选1～2组，通电15～20分钟，每日1次，10次为1个疗程。采用疏密波以瘫痪肌肉出现收缩现象为佳，刺激量以患者能耐受为宜，早期患者不宜用电针法。

2.穴位注射法

【选穴】参照刺灸法穴位。

【操作】用维生素B_1或维生素B_{12}或加兰他敏，每穴注射0.5mL，每次用3～4穴，每日或隔日1次。

3.穴位贴敷法

【选穴】参照刺灸法穴位。

【操作】将马钱子锉成粉末0.5～1.0g，撒于胶布上，然后贴于穴位处，5～7日换药1次。或用蓖麻子捣烂加少许麝香，取绿豆粒大的团贴敷穴位上，每隔3～5日更换1次。或用白附子研细末，加少许冰片做面饼，贴敷穴位，每日1次。

四、按语

1.面瘫分周围性和中枢性两种，应注意鉴别。

2.治疗期间，局部避免受寒吹风，必要时可戴口罩、眼罩防护，面部可做按摩和热敷。

3.因眼睑闭合不全，灰尘容易侵入，每日点眼药水2～3次，以防感染。

复习思考

1.面瘫如何用针灸治疗？

2.面瘫如何用推拿治疗？

3.面瘫的临床表现有哪些？

4.患者2天前受凉后出现右侧面部肌肉板滞，额纹消失，眼裂变大，鼻唇沟变浅，口角歪向左侧，舌淡，苔薄白，脉浮紧。治疗除面部穴位、合谷外，还应取（　　　）

　　A.外关、关冲　　　　　B.风府、风池　　　　　C.太冲、曲池

　　D.列缺、风池　　　　　E.内庭、足三里

5.治疗气血不足型面瘫，宜加用（　　　）

　　A.风池、风府　　　　　B.足三里、气海　　　　C.外关、关冲

　　D.列缺、风池　　　　　E.太溪、太冲

6.患者2天前受风后出现左侧面部麻木，额纹变浅，眼裂变大，鼻唇沟变浅，舌淡，苔薄白。针刺面部穴位应采用（　　　）

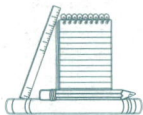

A. 直刺深刺　　　　　B. 多穴重刺　　　　　C. 轻刺浅刺

D. 提插泻法　　　　　E. 电针强刺激

项目八　头　痛

一、概述

头痛是临床上常见的一个症状，可发生于多种急、慢性疾病中，其病因病机极为复杂，本项目讨论内容仅以内科疾病之头痛为主。对急性温热病所引起的头痛，本项目未作讨论。

头为诸阳之会，髓海之所在。五脏六腑之气血循手三阳经从手走头，交足三阳经从头走足，顺其常度，则无头痛。若外感六淫，内伤七情六欲，便经络血脉闭塞，运行不顺，则发头痛。

1. 风寒湿邪　感受风寒湿邪，留滞于头部经络，气血痹阻，遂成头痛。若风寒得解，则其痛停止。但因湿邪内伏，每遇风寒天气则复发，故称头风。此为风湿湿头痛。

2. 肝郁化火　情志抑郁，气郁化火，肝阳偏亢；或肾阴素亏，水不涵木，肝阳上亢，风阳上扰而头痛。此为肝阳头痛。

3. 痰湿困扰　素来体质肥胖，偏嗜肥甘，湿盛生痰，痰浊阻遏经隧，清阳不展而致头痛。此为痰浊头痛。

4. 气血虚弱　久病体虚或大病之后，血虚不能上荣脑髓，络脉空虚而为头痛。此为血虚头痛。

5. 气滞血瘀　头痛日久，久病入络，络脉瘀滞；或因跌仆损伤，脑髓受损，气血运行不畅，均可形成头痛。此为血瘀头痛。

二、临床表现

1. 风湿头痛　头痛遇风寒而诱发，痛多偏于一侧，或左右交替发作，或全头皆痛，呈胀痛。或搏动性疼痛，痛处头皮偶见肿块，鼻塞流涕，苔白，脉弦紧。

2. 肝阳头痛　头角抽动，多偏于一侧，眩晕，面部热，多烦善怒，目赤口苦，舌质红，脉弦。常因精神紧张而发病。

3. 痰浊头痛　头额昏痛如裹，胸脘痞闷，恶心，呕吐痰涎，便溏，舌苔白腻，脉滑。

4. 血虚头痛　头昏而痛，痛势绵绵，休息痛减，神疲，心悸，面色少华，或有久病及失血病史，舌质淡，脉细。

5. 瘀血头痛　头痛如刺，经久不愈，痛处固定不移，视物昏花，记忆力减退，舌微紫，脉细或涩。

三、治疗

（一）毫针刺法

1. 风湿头痛　治以祛风散寒、化湿通络。取手足少阳、阳明经腧穴为主。

【取穴】风池、头维、通天、合谷、三阳络。

【操作】针刺用泻法。每日 1 次，留针 10 ～ 20 分钟，6 次为 1 个疗程。

【加减】头重者加孔最；呕吐者加内关；咳嗽吐痰者加丰隆。

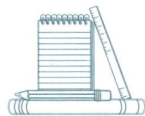

2. 肝阳头痛　治以平肝降逆、息风潜阳。取足少阳、厥阴、少阴经腧穴为主。

【取穴】悬颅、颔厌、太冲、太溪。

【操作】针刺用泻法。每日1次，留针10～20分钟，6次为1个疗程，一般治疗1～2个疗程。

【加减】目赤者加关冲放血；面觉烘热者加内庭；眩晕甚者加曲池。

3. 痰浊头痛　治以运脾化痰、通络止痛。取任、督、足阳明经腧穴为主。

【取穴】中脘、丰隆、百会、印堂。

【操作】针刺用泻法。每日1次，留针10～20分钟，6次为1个疗程，一般治疗2～4个疗程。中脘、丰隆可多针，百会、印堂痛止可停针。

【加减】呕吐者加内关；便溏者加天枢。

4. 血虚头痛　治以益气养血、和络止痛。取督脉、足阳明、足太阴经腧穴为主。

【取穴】上星、血海、足三里、三阴交。

【操作】针刺用补法，并可用灸法。每日1次，留针5～10分钟，6次为1个疗程，一般治疗3～5个疗程。

【加减】头痛缓解后，酌灸肝俞、脾俞、肾俞、气海等穴。以补养肝血、振奋生血之源。

5. 瘀血头痛　治以活血化瘀、行气定痛。取阿是穴及手阳明、足太阴经腧穴为主。

【取穴】阿是穴、合谷、三阴交。

【操作】针刺多用泻法，亦可补泻结合。每日1次，留针10～20分钟，6次为1个疗程，一般治疗3～5个疗程。

【加减】眉棱骨痛加刺攒竹；侧头痛加刺太阳；后头痛加刺瘈脉；头顶痛加刺四神聪。

（二）推拿治疗

【主穴】印堂、神庭、鱼腰、攒竹、太阳、头维、百会、角孙、风府、风池、肩井等穴。

【基本手法】㨰法、一指禅、揉法、按法、震颤法。

【操作】患者取坐位或仰卧位。

（1）基本操作方法

①施术者双拇指点按攒竹穴、百会穴，用拇指或中指（仰卧位）按揉风池穴，按压肩井穴，点按曲池、合谷穴，配合震颤法操作，每穴1～2分钟；施开天门操作法20～40次；施推坎宫操作法30～60次，结合按揉鱼腰穴，以酸胀微痛为度；用拇指或中指按揉或点揉双侧太阳穴，配合震颤法，操作1～3分钟。

②双手拇指或食、中指推抹前额，缓缓而稍重地往返交替操作，10～20遍，并在印堂、神庭、阳白、头维等穴按揉；按揉承泣、四白、上关、角孙等腧穴，每穴1～2分钟。

③以双手拇指从前额的中线分推角孙、率谷等穴，力量由轻到重，以有酸胀痛可以忍受为度，操作20～30遍；用双手指指端顶按督脉由神庭至百会穴，力量稍重，反复5～10遍；以单手五指指甲尖背侧着力，斜压头皮，由前额向后项部做梳推法操作，反复10～20遍；单手拇指由神庭穴推过百会穴，至风府穴，反复10～20遍。

④以单手五指指端着力，从前向后沿督脉、双膀胱经、双胆经至风池，做拿五经操作法，力量稍重，反复5～10遍；用一手掌扶前额，另一手拿揉两侧的风池穴，再沿项部筋肉缓慢捏拿，从风池穴向下移至颈项根部，此为拿风池颈项法，反复操作6～9遍，使患者有酸胀感，以能忍受为度。

⑤点揉两侧的风池穴、风府穴，由轻到重，以有较强的酸胀感为佳，操作2～3分钟；按揉大杼、肺俞各1分钟；用㨰法㨰后项筋肉，由上而下，操作3～5分钟；运摇颈部，各方向缓

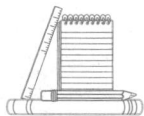

慢操作 3～5 遍。

⑥以十指指腹着力，在患者头皮做快速向上的抓拉，15～20 次；以双手食、中指交叉紧贴后项部，进行快速的擦法操作，1～2 分钟；用一手掌扶前额，另一手以小手指尺侧缘着力，在患者头部、后项部，进行叩击法操作，1～2 分钟；在肩背部做拍法操作；最后拿肩井结束。

（2）辨证操作方法

①风寒头痛者：用擦法在项背部斜方肌操作约 3 分钟，指按揉肺俞、风门，每穴 1～3 分钟，掌直擦背部两侧膀胱经，以透热为度，拍法拍击背部两侧的膀胱经至皮肤发红。

②风热头痛者：指按揉大椎、肺俞、风门，每穴约 1 分钟，拿曲池、合谷约 1 分钟，用拍法拍击背部两侧膀胱经，以皮肤微红为度。

③风湿头痛者：指按揉大椎、合谷 1 分钟，提捏印堂及项部皮肤微红为度，再用拍法拍击背部两侧膀胱经，以皮肤微红为度。

④颈源性头痛：可参阅"颈椎病"的治疗方法进行。

⑤前额头痛者：用一指禅推法或指按揉手法在前额和眼眶周围操作。

⑥偏头痛者：用一指禅推法、扫散法在头颞侧部足少阳胆经扫散 10～30 遍；按揉太阳、头维穴 1～3 分钟；再以较重的力量按揉双侧风池穴 1～3 分钟。

⑦后枕头痛者：多用扫散法在头枕部操作，使头枕部有发热感为度。

⑧颠顶头痛者：在头顶运用一指禅推、按揉、扫散、叩击等手法，主要穴位是百会穴、神庭、四神聪等。按揉足厥阴肝经的太冲穴。

⑨肝阳头痛者：按揉肝俞、阳陵泉、太冲、行间，每穴 1 分钟。推单侧桥弓穴，从上向下操作 30 次，两侧交替进行。扫散头两侧足少阳胆经，各操作 50 次。

⑩血虚头痛者：按揉中脘、气海、关元、足三里、三阴交，每穴约 1 分钟。直擦背部督脉及膀胱经至发热并内透。摩腹 5～8 分钟。

⑪痰浊头痛者：一指禅推中脘、天枢、气海、关元穴，每穴约 1 分钟。指按揉脾俞、胃俞、大肠俞、足三里、丰隆穴，每穴约 1 分钟；横擦脾俞、胃俞以透热为度；摩腹部 5～8 分钟。

⑫肾虚头痛者：按揉肾俞、命门、腰阳关、气海、关元、太溪，每穴约 1 分钟。直擦背部督脉及膀胱经，横擦肾俞、八髎穴，均以透热为度。

（三）其他疗法

1. 耳针法

【取穴】枕、额、皮下、神门。

【操作】每次取一侧或双侧，泻法，留针 20～30 分钟，间隔 5 分钟捻转 1 次。或埋针 3～7 天。顽固性头痛可取耳背静脉放血。

2. 皮肤针

【取穴】太阳、印堂、阿是穴。

【操作】用皮肤针重叩太阳、印堂及阿是穴放血。适用于风袭经络、肝阳上亢引起的头痛。

3. 刮痧法

刮痧部位：头部（风池、风府、百会、太阳）、上肢肘外侧（曲池）、手腕外侧（列缺）、背部（大椎、脾俞、膈俞、肾俞、肝俞）各 1～2 分钟。

4. 单方验方

（1）夏枯草汤　夏枯草 30g，水煎服，每日 1～2 次。清肝明目，治疗肝阳上亢、目眩之头痛。

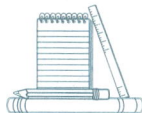

（2）苦丁茶　苦丁茶3～9g，沸水冲泡，代茶水饮用，可散风热、清头目。治疗风热头痛、目赤、齿痛。

（3）川芎葱茶汤　茶叶、川芎各3g，葱白2段，水煎服，每日1～2次。疏风散寒止痛，治疗风寒头痛。

5.刺血法　以太阳为主。偏头痛取患侧太阳；后头痛辅以委中；额顶痛辅以印堂；头顶痛辅以尺泽。用三棱针放血5～10滴，隔日一次。

6.头针　取百会透前顶（顶中线），率谷透曲鬓（颞后线）。还可配上星穴，刺入后快速捻转至出现针感2～3分钟，留针15～20分钟，中间捻转一次，10次1个疗程。

四、按语

1.患者应当参加体育锻炼，增强体质；并注意保暖防寒，抵御外邪侵袭。

2.保持心情舒畅，避免不良的情绪刺激；不宜过度劳累，保证足够的睡眠。

3.饮食宜清淡，勿进肥甘之品，戒烟限酒。

4.对头痛剧烈，或进行性加剧，同时伴有恶心、呕吐者，应考虑其他器质性病变，须进一步检查。

复习思考

1.偏头痛的辨证分型有哪些？针灸如何治疗？

2.偏头痛推拿治疗需要哪些基本手法？

3.风池善于治疗外感头痛，其主要依据是（　　）

A.穴居头部，近治作用突出　　　　　　B.穴居胆经，肝胆经相表里

C.是足少阳与阳维脉的交会穴　　　　　D.具有较强的活血通经的作用

E.具有较强的清利头目的作用

4.患者3日来头痛如裹，痛无休止，肢体困重，苔白腻，脉濡。针灸治疗除主穴外，宜取（　　）

A.风门、列缺　　　　B.曲池、大椎　　　　C.丰隆、中脘

D.阴陵泉、头维　　　E.足临泣、太冲

5.患者一侧头痛反复发作，并常伴恶心、呕吐，对光及声音过敏者，针灸治疗除局部穴外，宜主取的是（　　）

A.督脉及手、足太阳经穴　　　　　　　B.督脉及手、足少阳经穴

C.督脉及手、足阳明经穴　　　　　　　D.足厥阴及手、足阳明经穴

E.足厥阴及手、足少阳经穴

项目九　痹　证

一、概述

"痹"有闭阻不通之义，是由风、寒、湿、热等外邪侵袭人体，闭阻经络，气血不能畅行，

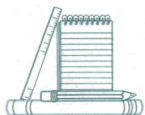

引起以肌肉、筋骨、关节等酸痛、麻木、重着、伸屈不利，甚或关节肿大灼热等为主要临床表现的病证。临床根据病邪偏胜分为风痹、寒痹、湿痹，根据症状特点，分为行痹、痛痹、着痹和热痹等。

西医学的风湿性关节炎、风湿热、类风湿关节炎、骨关节炎、纤维组织炎和神经痛等病，均属中医痹证范畴。

痹证发生多由正气不足，感受风、寒、湿、热之邪所致。如素体虚弱，腠理疏松，营卫不固，外邪乘虚而入；或居处潮湿，涉水冒寒；或劳累之后，汗出当风，以致风寒湿邪侵袭人体，注于经络，留于关节，气血痹阻，发为风寒湿痹。《素问·痹论》说："风寒湿三气杂至，合而为痹也。"或因素体阳盛或阴虚有热，复感风寒湿邪，郁久化热；或感热邪，留注关节，出现关节红肿热痛或发热，发为热痹。

二、临床表现

1. 风痹　肢体关节疼痛，游走不定，痛无定处，关节屈伸不利，麻木难忍，或见恶风发热，苔薄白或淡黄，脉浮弦。

2. 寒痹　肢体关节疼痛较剧，遇寒加重，得热痛减，昼轻夜重，关节不能屈伸，痛处不红，触之不热，苔白滑，脉弦紧。

3. 湿痹　肢体关节重着酸痛，痛处固定，下肢为甚，或有肿胀，肌肤麻木，逢阴雨天加重，苔白腻，脉濡缓。

4. 热痹　关节疼痛，局部灼热红肿，痛不可触，关节活动不利，可累及一个或多个关节，伴发热恶风，口渴烦闷，苔黄燥，脉滑数。

三、治疗

（一）毫针刺法

1. 风痹　治以祛风通络、散寒除湿。取督脉及局部穴位为主。

【取穴】风池、膈俞、血海、大椎。

【操作】针刺用泻法。

【加减】可循经分部取穴如下：①肩部：肩髎、肩髃、臑俞。②肘臂：曲池、合谷、天井、外关、尺泽。③腕部：阳池、外关、阳溪、腕骨。④脊背：水沟、身柱、腰阳关。⑤髀部：环跳、次髎、悬钟。⑥股部：秩边、承扶、阴陵泉。⑦膝部：犊鼻、梁丘、阳陵泉、膝阳关。⑧踝部：申脉、照海、昆仑、丘墟、解溪。

2. 寒痹　治以温经散寒、祛风除湿。取足太阳膀胱经、督脉和局部穴位为主。

【取穴】肾俞、关元、大椎、风门。

【操作】针用补法，且针后可加灸。

【加减】可参考风痹。

3. 湿痹　治以除湿通络、祛风散寒。取足太阴脾经和督脉穴为主。

【取穴】大椎、膈俞、脾俞、足三里、阴陵泉。

【操作】针刺用平补平泻法，可加灸。

【加减】亦可参考风痹。

4. 热痹　治以利湿清热、通经止痛。

【取穴】根据发病部位局部取穴，配大椎、曲池。

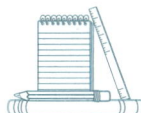

【操作】毫针刺，用泻法，每日 1 次，每次留针 20～30 分钟，10 次为 1 个疗程。

（二）推拿治疗

（1）基本操作手法

①根据具体情况摆好体位，充分暴露要操作的关节部位，在病变的关节及周围肌肉部位涂抹活络油等，顺关节的纵轴推擦，把介质推匀，并使关节发热。

②小鱼际擦关节周围，反复操作 5 分钟，可疏通关节周围经络。

③一指禅推或按揉病变关节周围的穴位；再用指按揉并配合振法，施于病变关节周围的穴位，每穴约 1 分钟，以患者能忍受为度，使力深透到关节内，可发挥关节周围穴位的近治作用。

④病变关节较大者，用搓法；病变关节较小者，用捻法治疗，约 3 分钟；再配合捏拿法在病变关节处施术，时间约 3 分钟，可滑利关节。

⑤病变关节活动受限者，用摇扳法施术于关节，往返 3～5 遍，可整复理筋，松动关节。

⑥在病变关节周围用推擦法治疗，以透热为度，使热内透，可起到温通经络、散寒止痛的作用。

（2）辨证操作方法

①风寒湿痹：在基本操作的基础上，在病变关节及周围肌肉处用掌揉，手法要重；点按阿是穴，以患者能忍受为主；再运用叩法、拍打法施于关节，使力透关节为宜。

②热痹：在基本操作基础上，重点运用一指禅推法或按揉法施术于病变关节周围的穴位，以酸胀感为度，时间约 5 分钟；再运用捏拿手法轻快地治疗 3 分钟；最后搓揉、摇扳关节，以关节有松动感为宜。

（三）其他疗法

1.穴位注射

【取穴】参照刺灸法的穴位。

【操作】采用当归、防风、威灵仙等注射液，每穴每次注射 0.5～1mL，注意勿注入关节腔，每隔 1～3 日注射 1 次，10 次为 1 个疗程。每次取穴不宜过多，可选重点部位注射，以后轮换进行。

2.耳针

【取穴】耳区相应部位，如肾上腺、神门。

【操作】毫针刺，每日 1 次，每次留针 15～20 分钟，或用撳针埋置或用王不留行贴压，每 3～4 日更换 1 次。

3.电针法

【取穴】参考刺灸法的穴位。

【操作】选 4～6 穴进针得气后，接通电针仪，先用连续波 5 分钟，后改疏密波，通电时间为 10～20 分钟，每日或隔日 1 次，10 次为 1 个疗程，疗程间隔 3～5 日。

4.刮痧法　头颈部取风池、大椎、大杼；背部取膈俞、脾俞、肾俞；上肢取合谷、外关、曲池、臂臑；下肢取血海、梁丘、足三里、阴陵泉、照海、昆仑、解溪；肩部取肩髎、臑俞。每穴 1～2 分钟。

5.外敷法　食盐 500g，小茴香 120g，研末，共炒热，用布包裹熨痛处。

四、按语

1.针灸治疗"三痹"有较好的效果，但类风湿关节炎病情缠绵，必要时应采取综合治疗。

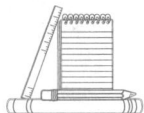

2.本病还须与骨关节结核、骨肿瘤相鉴别，以免延误病情。

3.注意保暖，避免居住在潮湿环境，以防外邪侵袭。

4.适当参加体育锻炼，可进行广播体操、八段锦、五禽戏等，增强体质，提高防御外邪的能力。

5.有关节功能障碍者，须加强关节功能锻炼，但不宜过度疲劳。

复习思考

1.痹证的辨证分型有哪些？针灸如何治疗？

2.痹证用推拿治疗需要哪些基本手法？

3.辨证为热痹者，治疗应加（　　　）

　　A.肝俞、太冲　　　　　　B.膈俞、血海　　　　　C.肾俞、关元

　　D.大椎、曲池　　　　　　E.合谷、内庭

4.患者肘关节肌肉酸痛重着不移2个月余，伴有肿胀、肌肤麻木不仁，阴雨天加重，苔白腻，脉濡缓。针灸治疗除主穴外，应加取（　　　）

　　A.膈俞、血海　　　　　　B.曲池、尺泽　　　　　C.曲池、大椎

　　D.肾俞、关元　　　　　　E.足三里、阴陵泉

项目十　腰　痛

一、概述

腰痛是指自觉腰部脊柱或其两侧疼痛，为临床常见的一种症状。可表现为腰部的一侧或两侧疼痛。腰为肾之府，肾经经脉循行"贯脊属肾"，腰痛除与肾关系密切外，腰脊部经脉、经筋、络脉的病损亦可产生腰痛。

西医学认为腰痛是一种由多种疾病引起的症状，诸如腰部的肌肉、韧带和关节发生损伤或病变，任何原因导致的姿势失衡和某些内脏疾病都可引起腰痛，如风湿病、肾脏疾患和腰部肌肉、骨骼的劳损，以及外伤、腰椎增生、盆腔疾患等。本处内容主要讨论寒湿腰痛、腰肌劳损、肾虚腰痛、急性腰痛等的治疗，其他腰痛可参照治疗。

寒湿腰痛多因感受风寒或久居寒冷湿地，或涉水冒寒，风寒水湿之邪浸渍经络，经络阻滞，气血运行不畅，发为腰痛。腰肌劳损多因劳累过度，闪挫跌仆，经筋络脉受损，或因各种原因引起体位不正，致气滞血瘀、脉络受阻而发腰痛。亦有素体禀赋不足，或年老精血亏衰，或房劳伤肾，精气耗损，肾气虚惫，发为腰痛。急性腰痛多由负重闪挫而起。

二、临床表现

1.寒湿腰痛　腰部重痛、麻木，或拘急强直不可俯仰，或痛连骶、臀、股、腘。疼痛时轻时重，患部恶冷，天气寒冷阴雨时则发作，舌苔白腻，脉沉。

2.劳损腰痛　多有陈伤宿疾，劳累时加剧，腰部强直痛，其痛固定不移，转侧俯仰不利，苔脉多无变化。

3.肾虚腰痛　起病缓慢，隐隐作痛，绵绵不已。如见神倦、肢冷、滑精、舌淡、脉细属肾

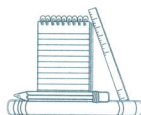

阳虚；伴有虚烦、溲黄、舌红、脉数者属肾阴虚。

4.**急性腰痛** 起病急，多有负重闪挫病史，疼痛剧烈不能转侧俯仰。

三、治疗

（一）毫针刺法

1.**寒湿腰痛** 治以散寒除湿、温经通络。取足太阳膀胱经腧穴为主，督脉腧穴为辅。

【取穴】肾俞、委中、大肠俞。

【操作】针刺用泻法，并可加灸。每日1次，留针20～30分钟，1周为1个疗程，一般1～2个疗程可获显著效果。

【加减】腰部冷甚者，加灸腰俞；湿偏盛者，加刺足三里。

2.**劳损腰痛** 治以活血化瘀、理气止痛。取足太阳膀胱经腧穴为主，足少阳胆经腧穴为辅。

【取穴】膈俞、委中、支沟、阳陵泉。

【操作】针刺用泻法，可放血加拔火罐。每日1次，不留针，腰痛缓解后停针。委中及局部放血一般隔日1次，不超过1周。

【加减】急性腰扭伤疼痛剧烈，可加刺人中；瘀血症状明显，加刺三阴交。

3.**肾虚腰痛** 治以补肾强筋。以督脉、足太阳膀胱经腧穴为主。

【取穴】命门、志室、肾俞、委中。

【操作】针刺用补法，并可加灸。每日1次，留针20～30分钟，针后加灸5～15壮。1周为1个疗程，可行多个疗程治腰痛之要穴。

【加减】腰部疼痛伴活动困难者加脊中。

4.**急性腰痛** 治以舒筋活络止痛。

【取穴】人中、肾俞、睛明、至阴，配以上髎、大肠俞、志室、委中、命门。

【操作】采用强刺激，泻法，并嘱患者活动腰部，留针15～20分钟。

（二）推拿治疗

患者取俯卧位。

1.在患者背部、腰部施以3～5遍抚摸法、揉擦法，使腰背部肌肉放松。

2.分别拿双侧肩井，随之用拇指沿膀胱经线，从大杼穴到白环俞穴，从附分到秩边穴，逐穴点按，点按一遍后再抚摸一遍，左右相同。

3.滚揉背部膀胱经和督脉，从上到下3～5遍，在痛侧腰脊筋膜处（肾俞到气海俞），用双手拇指沿腰肌纵轴，用分法做相反方向的平抹5～7遍后，再用单指指腹向脊椎方向按压痛点，用镇痛压法（按下后静停一会儿）。

4.用双手拇指和食指拿软腰，即一指按在京门穴，一指按在章门穴上，反复捏拿，放下。连续做一分钟，使腰肌放松。

5.双手拿捏督脉，由下而上边捏边进，在痛点附近穴位上，将肌肉捏起上提，连续做3～5遍。

6.将双手拇指摆成八字式，在腰脊两侧的肾俞、大肠俞、关元俞、八髎、腰眼穴等处，施按压、拍打、叩击、震颤等手法，施术5～7分钟。

7.仰卧，在腹部气海、关元等穴按摩，在伏兔、血海、足三里等穴揉按3～5分钟。

8.分推大腿内侧及后面3～5遍，指按环跳、承扶、委中、承山、阴市、风市各穴，用拇指、食指重拿昆仑，最后用空拳从肩背到足跟叩打一遍，再用侧掌叩击一遍，轻抚结束动作。

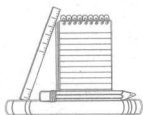

（三）其他疗法

1. 刺血疗法 急性腰扭伤见腘窝部络脉瘀胀者，可用三棱针点刺出血。亦可在腰俞点刺放血加拔火罐，或用委中刺血法。该法患者直立，挺直膝关节，足跟用力着地，两手扶于桌上，术者左手张开，用四指握于患者膝部，拇指压于腘静脉下方 2～3cm 处，并垫一干棉球以承受血液，右手持针刺入，放血 2～3mL，用消毒干棉球压迫止血，或用攒竹刺血法。该法用 26 或 28 号毫针刺入，不留针，出针后以手指挤出血 1～2 滴。

2. 拔罐法 投火或闪火法，取肾俞、大肠俞、腰阳关、阳陵泉、委中等穴或阿是穴。

3. 耳针法

【取穴】腰骶椎、肾、神门。

【操作】毫针刺患侧耳穴，针刺后嘱患者活动腰部，每次留针 30 分钟，每日 1 次，或用撳针埋置，或用王不留行贴压。

4. 穴位注射

【取穴】以压痛点为主穴。

【操作】用地塞米松 5mL 和普鲁卡因 2mL 混合液，严格消毒后刺入痛点，回抽无血后推药液，每次每穴注射 0.5～1mL，每日或隔日 1 次。

5. 隔药饼灸法 当归、白芍、红花、川续断、狗脊、丁香、桑寄生、升麻、川芎、木香各 10g，乳香、没药各 6g，全蝎 3g，以上诸药加工成粉末，施灸时用 75% 酒精调和成饼，如一元硬币大小，厚 10mm，用针穿洞数个，贴敷于双肾俞、命门穴及压痛点的皮肤上。药饼上置艾炷，每穴灸 5～7 壮，待灸处皮肤微微发白即可，避免过分灼烫而起泡，每日 1 次，10 次为 1 个疗程。阴雨天加重者加细辛 5g、威灵仙 10g；伴有头晕、耳鸣、遗精、阳痿者加附子 5g、杜仲叶 10g。本法适用于肾虚腰痛。

四、按语

1. 腰痛可由多种原因引起，治疗时须早期诊断，采取针对性治疗。如因肿瘤、脊柱结核等引起的腰痛不宜在病灶局部针刺，并须配合其他疗法治疗。

2. 平时常用双手掌根揉擦腰部，早、晚各 1 次，可减轻腰痛和防止腰痛发作。

3. 住处保持干燥卫生，寒暖适宜，防止受潮湿和寒凉。

4. 肾虚劳损腰痛，应睡木板床，并节制房事，勿久坐、久立、久劳，应劳逸结合。

复习思考

1. 腰痛有哪些治疗方法？

2. 腰痛用推拿如何治疗？

3. 针灸治疗腰痛的主穴是（   ）

    A. 阿是穴、肾俞、太溪 　　　　　　 B. 腰眼、委中、太溪

    C. 阿是穴、大肠俞、委中 　　　　　 D. 阿是穴、背俞穴、太溪

    E. 肾俞、昆仑、委中

4. 患者腰部冷痛重着，拘挛不可俯仰，舌淡，苔白，脉紧。针灸治疗除阿是穴、大肠俞、委中外，还应选取（   ）

    A. 腘俞、次髎 　　　　　 B. 命门、腰阳关 　　　　　 C. 肾俞、足三里

    D. 肾俞、太溪 　　　　　 E. 悬钟、申脉

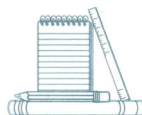

5.腰痛固定不移，触之僵硬，舌暗，除阿是穴、委中外，应选取（　　）

  A.大肠俞、膈俞、次髎   B.大肠俞、志室、腰夹脊

  C.肾俞、志室、申脉   D.大肠俞、命门、腰阳关

  E.肾俞、太溪、后溪

项目十一　颈椎病

一、概述

颈椎病，又称颈椎综合征、颈肩综合征，是指颈椎间盘退行性变、颈椎骨质增生及颈部损伤等引起脊柱内外失衡，刺激或压迫颈部脊髓、神经、血管而产生一系列症状的临床综合征，主要表现为颈肩痛、头晕、头痛、上肢麻木、肌肉萎缩，严重者出现双下肢痉挛、行走困难，甚至四肢麻痹、大小便障碍、瘫痪。本病多发生在中老年人，男性发病率高于女性。

颈椎病是临床常见病、多发病，其发病率随年龄升高而升高，但近年来有年轻化的趋势。在颈椎病的发生发展中，慢性劳损是首要致病因素，长期不良姿势使局部肌肉、韧带、关节囊损伤，可以引起局部出血水肿，发生炎症改变，在病变的部位逐渐出现炎症机化，并形成骨质增生，影响局部的神经及血管。外伤也是颈椎病发生的常见诱因。另外，颈椎的发育不良或缺陷也是颈椎病发生不可忽视的原因。

颈椎病的主要病理变化是椎间盘的退行性变。颈椎间盘运动范围较大，容易受到过多的细微创伤和劳损。早期为颈椎间盘的脱水，髓核的含水量减少和纤维环的纤维肿胀，继而发生变性，甚至破裂。颈椎间盘变性后，耐压性能及耐牵拉性能减低，可使椎间盘间隙变窄、关节突错位、椎骨增生，以及椎间孔的纵径变小而引发颈椎病。

二、临床表现

颈椎病临床表现以颈、肩、背痛，颈部活动受限为基本特征。临床分型为五型。

1.神经根型　颈椎间盘退行性改变或骨质增生的刺激，压迫脊神经根，引起项强，活动受限，出现颈、肩、臂放射痛，并伴有手指麻木，上肢发沉、无力症状。本病多见于单侧，X线片可见颈椎生理曲度改变、椎间隙变窄，以及椎体后缘、钩椎关节增生等。

2.脊髓型　早期双侧或单侧下肢发紧发麻，行走困难，继而双侧或单侧上肢发麻，肌力减弱，持物不稳，甚至大小便困难、卧床不起等。X线片示颈部脊柱变直或向后成角，颈椎退行性变，可进一步做CT、MRI等检查。

3.椎动脉型　由于钩椎关节退行性改变的刺激，压迫椎动脉，造成椎-基底动脉供血不足，常见症状有头晕、头痛，可伴有恶心、耳鸣、耳聋、视物不清、猝倒等症状，与颈部旋转有关。

4.交感神经型　颈椎间盘退行性改变的刺激，压迫颈部交感神经纤维，引起偏头痛或颈枕痛、头昏头沉、心慌、胸闷、视物模糊、肢体发凉或手足发热等。X线片可见颈椎退行性变、增生等。

5.混合型　伴有两种或两种以上类型的各种症状。

三、治疗

颈椎病的治疗要点是疏通经络、活血化瘀、理筋整复、滑利关节。

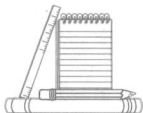

（一）推拿疗法

【主穴】风池、肩井、天宗、曲池、合谷、阿是穴。

【基本手法】拿法、揉法、按法、拔伸法、摇法、扳法、滚法等。

【操作】推拿是治疗颈椎病的主要方法之一，主要操作方法如下。

（1）拿揉法：用双手或单手拿揉患者颈项部及肩部肌肉 5 ～ 8 遍。

（2）滚法：滚患者颈肩部 5 ～ 8 遍。

（3）分推法：用小鱼际或掌根沿斜方肌、背阔肌、骶棘肌方向分推 5 ～ 8 遍。

（4）点按法：点按风池、肩井、天宗、曲池、合谷等 0.5 分钟。

（5）摇颈项部：患者取坐位，医者双手置于患者颈项部，用力向上提颈，慢慢使头左右旋转约 35°，重复 8 次。

（6）扳颈项部：患者取坐位放松，医者一手托患者下颌，一手扶患者枕部，使颈略前倾，下颌内收，缓慢左右旋转头部扳动颈椎小关节。注意不可暴力，脊髓型颈椎病禁扳。

（7）放松：缓慢拿揉颈肩并拍打背部和肩胛部 3 ～ 5 遍。

（二）毫针刺法

【主穴】风池、风府、大椎、曲池、合谷、后溪、颈部夹脊穴等。

【操作】毫针浅刺，注意在风池和风府勿刺伤延髓，在肩井勿刺伤肺尖，留针 20 ～ 30 分钟。

（三）其他疗法

1.牵引治疗　患者卧位或坐位，头略前倾，牵引重量 3 ～ 5kg，时间 15 ～ 20 分钟，每日 1 ～ 2 次。牵引可扩大颈椎间隙，缓解肌肉痉挛，减轻症状。

2.穴位封闭治疗

【取穴】颈椎夹脊穴、风池、曲池、合谷等。

【药物】当归注射液、丹参注射液等。

【操作】辨证选穴和通过触诊找出阳性点进行注射，每次选 2 穴，隔日一次，15 次一疗程。

3.小针刀疗法

【取穴】风池、颈椎夹脊穴、阿是穴等。

【操作】患者取舒适坐位或卧位，选取治疗穴位，局部消毒（用碘酒消毒，并用酒精脱碘），医者戴无菌手套持小针刀，顺肌纤维方向切割剥离 2 ～ 5 次即可出针，每次选 2 ～ 3 个治疗点，5 ～ 7 天治疗 1 次。小针刀适合颈部有压痛、硬结、条索物状等，注意不可刺破神经和血管。

4.艾灸

【取穴】风池、风府、大椎、曲池、合谷、后溪、颈部夹脊穴等。

【操作】在上述穴位用艾条或艾炷灸，每穴 5 分钟左右，至局部皮肤潮红为度。配合颈部正常锻炼方法为佳。

四、按语

1.纠正不良姿势和工作学习习惯，避免高枕睡眠，不要偏头耸肩，谈话、看书时要正面注视，要保持脊柱的正直。

2.经常进行适当的体育运动，避免头部长时间固定在一个位置上，尤其不宜长久低头工作。

3.注意颈肩部保暖，避免头颈负重物和过度疲劳，坐车时不要打瞌睡。

4.及早彻底治疗颈肩、背部软组织劳损，防止进一步发展为颈椎病。

5.要避免颈部外伤，对颈椎损伤及早诊断，早期治疗。

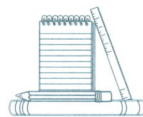

6.应注意与心绞痛、脊髓肿瘤、风湿性疾病等鉴别。

复习思考

1.神经根型颈椎病的诊断要点不包括（　　　）

　　A.上肢发沉、无力　　　　　　　　B.颈肩臂放射痛，伴手指麻木

　　C.椎旁有压痛点　　　　　　　　　D.下肢无力发紧，行走困难

　　E.压顶感、臂丛神经牵拉试验阳性

2.椎动脉型颈椎病诊断要点包括（　　　）

　　A.头痛、头晕　　　　　　　　　　B.恶心

　　C.耳鸣耳聋、视物不清　　　　　　D.手指麻木　　　　　E.下肢无力发紧

3.脊髓型颈椎病的诊断要点包括（　　　）

　　A.上肢发麻，手部肌力减弱　　　　B.下肢发麻，行走困难

　　C.四肢瘫痪　　　　　　　　　　　D.头晕耳鸣　　　　　E.头晕恶心

4.交感神经型颈椎病的症状不包括（　　　）

　　A.上肢发沉、无力　　　　　　　　B.偏头痛或颈枕痛　　　C.心慌、胸闷

　　D.肢体发凉或手足发热　　　　　　E.头昏头沉

5.颈椎病常用治疗方法包含（　　　）

　　A.推拿　　　　　　　　　　　　　B.针灸　　　　　　　　C.牵引

　　D.穴位封闭　　　　　　　　　　　E.手术

项目十二　漏肩风

一、概述

　　漏肩风又称露肩风、冻结肩、肩凝症，是一种以肩痛、肩关节活动受限为特征的常见病。因好发于50岁左右的人，故又称五十肩，西医称为肩周炎。漏肩风有自愈性，当疼痛和僵硬到一定程度，症状会逐渐缓解，甚至消失，一般需3～6个月。临床上女性发病率高于男性，如果早期不能有效治疗，会影响肩部活动。有的患者左右交替患病。

　　本病有内因和外因之分，内因主要有年老体衰，长期劳累，肝肾精亏，气血不足，不能荣养筋脉，筋脉失其所养，则拘急不用；外因主要有久居湿地，肩部外露，感受风寒湿邪或肩部外伤，受寒或瘀血内阻，导致脉络不通，不通则痛。

二、临床表现

　　本病起病缓慢，病程较长，多数无外伤史，至肩部外展或上举出现疼痛才被注意，症状主要有肩痛和肩关节活动受限。

　　1.肩部疼痛：本病早期，肩部外展或上举有轻微疼痛，逐渐加重，因劳累或天气变化诱发；疼痛部位主要在肩部和上肢，严重向上肢放射性疼痛，触碰后疼痛难忍；昼轻夜重，常常夜间痛醒。

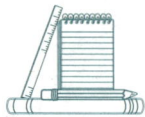

2.肩关节活动受限以外展和上举为甚，重者肩部各个方向活动均受限，生活不能自理，穿衣、洗脸、梳头等均困难。长期不活动肩部，局部会出现肌肉萎缩。特别是肩部外展时，会出现典型的"扛肩"现象。

三、治疗

漏肩风的治疗要点是活血止痛、温经通络、滑利关节、松解粘连。

（一）推拿疗法

【主穴】肩髎、肩贞、天宗、曲池、合谷、肩髃等。

【基本手法】揉法、拿法、摇法、点按法、扳法、搓法、抖法、擦法。

【操作】

（1）揉肩关节：患者坐位，医者用鱼际、掌根按揉肩关节周围5～8遍。

（2）拿揉肩关节及上肢：医者一手固定患者肩部，一手拿揉肩关节及上肢5～8遍。

（3）擦肩关节：一手固定肩部，一手擦肩关节5～8遍。

（4）点按穴位：点按上述穴位，每穴0.5分钟。拨肩部的穴位3～5次。

（5）摇肩关节并扳之：一手扶肩，一手握患者的腕部摇肩关节5～8遍，根据受限的方向施以扳法。

（6）结束：按天宗，拿肩井，擦肩关节，抖上肢。

（二）毫针刺法

【主穴】肩髎、肩贞、天宗、曲池、合谷、肩髃、条口等。

【配穴】正气虚，配关元、足三里；风寒湿配膈俞、关元、阴陵泉。

【操作】毫针深刺，用泻法或平补平泻法，配合灸法，每日1次，每次留针20～30分钟，10天一疗程。

（三）其他疗法

1.穴位注射

【取穴】肩髎、肩贞、天宗、曲池、合谷、肩髃、条口、阿是穴等。

【药物】当归注射液、威灵仙注射液、防风注射液等。

【操作】选取2～3个注射穴位，常规消毒，每穴每次注射0.5～1mL，注意勿注射到关节腔及血管内，每日或隔日一次。

2.拔罐

【取穴】肩髎、肩贞、天宗、曲池、肩髃。

【操作】在上述穴位，针刺后加拔罐。每日或隔日一次，10次1个疗程。

3.艾灸

【取穴】肩髎、肩贞、天宗、曲池、肩髃。

【操作】在患处上述穴位用艾条悬灸，每穴5分钟，以局部皮肤潮红为度。正气虚，配关元、足三里；风寒湿配膈俞、关元、阴陵泉等穴。

四、按语

1.加强功能锻炼，如手拉滑车、蝎子爬墙、摔长鞭、抡胳膊等，要持之以恒，循序渐进。

2.注意肩部保暖，结合热熨和熏洗。

3.年老体虚者慎用扳法。

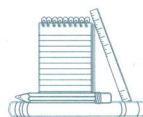

4.漏肩风易复发，宜加强锻炼，增强体质。

5.鉴别冈上肌腱炎、风湿肩关节炎、肩峰下滑囊炎等。

复习思考

1.漏肩风与下列哪些有关（　　　）

　　A.风寒湿邪　　　　　　　　B.正气虚　　　　　　　　C.肩部外伤

　　D.热邪　　　　　　　　　　E.血瘀

2.漏肩风宜选用下列哪种治疗方法（　　　）

　　A.针刺　　　　　　　　　　B.推拿　　　　　　　　　C.艾灸

　　D.止疼药　　　　　　　　　E.输液

3.漏肩风宜选用下列哪个穴位（　　　）

　　A.肩髎　　　　　　　　　　B.天宗　　　　　　　　　C.肩井

　　D.合谷　　　　　　　　　　E.少商

4.漏肩风宜选用下列哪种锻炼方法（　　　）

　　A.蝎子爬墙　　　　　　　　B.抡胳膊　　　　　　　　C.手拉滑车

　　D.摔长鞭　　　　　　　　　E.慢走

5.年老体弱者患漏肩风慎用哪种推拿方法（　　　）

　　A.拿法　　　　　　　　　　B.揉法　　　　　　　　　C.㨰法

　　D.扳法　　　　　　　　　　E.按法

项目十三　落　枕

一、概述

落枕是以颈部一侧肌肉痉挛、疼痛、酸胀为主要临床症状的一类疾病，多与睡眠姿势不当或枕头不适有关，睡醒之后出现，也可由感受风寒，突然扭伤等因素导致肌痉挛所致。本病多见于青壮年，男性多于女性，冬春季发病率较高。

本病多由于平时身体虚弱，缺乏锻炼，颈部气血不足，若睡姿不当，或感风寒，气血凝滞而痹阻不通则痛。常常发生于一侧，或一侧重一侧轻。

落枕多可自愈，一般一周左右痊愈，经常落枕多由颈椎病引起。

二、临床表现

1.睡醒后出现颈部疼痛，不适，头偏向一侧，活动不利，头旋转时与上身同时转动。颈部触诊有压痛，肌肉痉挛，有条状块。

2.颈部强痛伴恶风、发热、头痛等，起病快，病程短。

三、治疗

落枕的治疗要点是温经通络、舒筋活血、滑利关节。

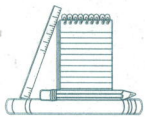

（一）推拿疗法

【主穴】风府、风池、合谷、曲池、肩井、天宗、后溪、阿是穴等。

【基本手法】揉法、拿法、滚法、点按法、扳法、拨法、拔伸法等。

【操作】

（1）患者取坐位，医者拿肩井，按天宗，并揉之。

（2）一手扶患者头部或肩部，另一手滚患者颈肩部 5 ～ 8 遍。

（3）拿揉颈肩部，并拨之。

（4）点按上述穴位。

（5）摇颈项部，拔伸颈项部，扳颈项部。

（6）缓慢拿揉颈项部，拍打结束。

（二）毫针治疗

【主穴】落枕穴、阿是穴、后溪、悬钟等。

【操作】毫针针刺，用泻法，风寒者配外关和合谷穴，气滞血瘀者局部可配灸法。留针 15 ～ 20 分钟，留针过程中让患者活动颈部。效果较佳。

（三）其他疗法

1. 拔罐

【取穴】阿是穴、风池、合谷、曲池、肩井。

【操作】在上述穴位针刺后拔火罐，每日 1 次，3 ～ 5 次即可。

2. 艾灸

【取穴】阿是穴、风池、合谷、后溪、悬钟。

【操作】在上述穴位用艾条悬灸，每穴 5 分钟，以局部皮肤潮红为度。

四、按语

1. 注意颈部保暖，防止受凉。

2. 做扳法时不必强求响声，疼痛明显的配灸法或热敷。

3. 落枕时首选中医治疗，效果好，立竿见影。注意若是颈椎病引起的按颈椎病治疗。

4. 有外伤史，应排除骨折和脱位。久治不愈，应检查是否为其他疾病引起。

复习思考

1. 落枕的原因有哪些（　　　）

    A. 枕头过高　　　　　　B. 睡姿不良　　　　　　C. 受凉

    D. 受热　　　　　　　　E. 劳动

2. 落枕可选用哪种方法治疗（　　　）

    A. 针刺　　　　　　　　B. 按摩　　　　　　　　C. 服药

    D. 艾灸　　　　　　　　E. 输液

3. 落枕用针灸治疗取哪些穴位（　　　）

    A. 后溪　　　　　　　　B. 悬钟　　　　　　　　C. 落枕穴

    D. 阿是穴　　　　　　　E. 至阴

4. 落枕用推拿治疗取哪些穴位（　　　）

    A. 风府　　　　　　　　B. 风池　　　　　　　　C. 合谷

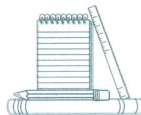

D. 肩井　　　　　　　　E. 少商

5. 落枕用艾灸治疗取哪些穴位（　　　）

A. 阿是穴　　　　　　　B. 风池　　　　　　　C. 后溪

D. 合谷　　　　　　　　E. 环跳

项目十四　风　疹

一、概述

　　风疹是以身体出现异常瘙痒，皮肤出现成块、成片的风团为主症的过敏性皮肤病。因其时隐时现，遇风易发，故名"风疹"，又称"瘾疹""风疹块"，西医名为"荨麻疹"。其特征是皮肤上出现淡红色或苍白色瘙痒性疹块，急性者短期可痊愈，慢性者反复发作、缠绵难愈。

　　本病的病位在肌肤腠理，多因饮食失节、肠胃积热或体虚卫表不顾，风邪侵袭，又食鱼虾等腥荤动风之物，使病邪内不得疏泄，外不得透达，郁于腠理发病。

二、临床表现

　　本病初起局部皮肤瘙痒，抓后皮肤潮红，出现大小不等、形状不一的风团，或红或白，成块成片，瘙痒异常，边界清楚，高于皮肤，犹如蚊虫叮咬的疙瘩，发病迅速，消退易快，不留瘢痕。可反复发作，有的长达数月。发作时往往与天气变化或饮食有关。

　　由于感受邪气的不同及素体的差异，临床证候有风寒、风热、肠胃实热及血虚风燥等。

三、治疗

　　风疹治疗要点：风寒者疏风散寒、调和营卫；风热者疏风清热、调和营卫；肠胃实热者清热和营；血虚风燥者益气养血、润燥祛风。

（一）毫针刺法

【主穴】曲池、血海、膈俞、风门。

【配穴】风寒者加列缺、风门、肺俞；风热者加大椎；肠胃实热加足三里、合谷；血虚风燥者加足三里、三阴交、脾俞。

【操作】毫针浅刺，平补平泻，体虚者和风寒者加灸，风热者大椎、少商放血，肠胃实热用泻法为主。每日 1 次，每次留针 20 ~ 30 分钟。

（二）其他疗法

1. 拔罐法

【取穴】曲池、血海、膈俞、风门、脾俞、三阴交。

【操作】在背腰部膀胱经第一侧线上走罐 5 ~ 10 遍，然后在上述穴位上拔罐，留罐 10 分钟，每日 1 次，至痊愈。

2. 耳针疗法

【取穴】肺、大肠、内鼻、脾、胃、三焦、肾上腺、神门。

【操作】每次选 3 ~ 4 个穴，中强刺激，留针 20 ~ 30 分钟。每日 1 次，10 次 1 个疗程。或用王不留行贴耳穴，左右交替，2～3 天 1 次，每天按压挤捏多次，至耳部发热为止。

　　3.中药常内服防风通圣丸、多皮饮，外用百部酒或对证用药。

四、按语

　　1.针灸治疗效果良好，多次发作须辨证治疗。

　　2.注意避风寒，忌食鱼虾等易过敏物质，远离过敏原。

　　3.生活有规律，便秘者须尽量保持大便通畅。

复习思考

1.风疹宜选用下列哪种方法治疗（　　　）

　　A.针灸　　　　　　　　B.中药内服　　　　　　C.耳针

　　D.拔罐　　　　　　　　E.热疗

2.风疹要注意哪些方面（　　　）

　　A.生活有规律　　　　　B.节制饮食，少食鱼虾

　　C.远离过敏原　　　　　D.少运动

　　E.多食鱼虾

3.风疹临床表现有（　　　）

　　A.初起局部皮肤瘙痒

　　B.抓后皮肤潮红

　　C.出现大小不等、形状不一的风团

　　D.瘙痒异常，边界清楚，高于皮肤，犹如蚊虫叮咬的疙瘩

　　E.发病迅速，消退易快，不留瘢痕，可反复发作

4.风疹用针灸治疗常用哪些穴位（　　　）

　　A.曲池　　　　　　　　B.血海　　　　　　　　C.膈俞

　　D.风门　　　　　　　　E.犊鼻

5.风疹用拔罐治疗常用哪些穴位（　　　）

　　A.曲池　　　　　　　　B.血海　　　　　　　　C.膈俞

　　D.风门　　　　　　　　E.三阴交

项目十五　扭　伤

一、概述

　　扭伤是指关节或躯体部的软组织，如肌肉、肌腱、韧带等损伤，而无骨折、脱臼、皮肉破损等病证，主要表现为损伤部位疼痛肿胀，关节活动受限，多见于髋、膝、踝、肩、肘、腕、腰等部位。

　　本病多由负重不当或剧烈运动，不慎跌仆、过度扭转、牵拉等原因，引起肌肉、韧带、肌腱、血管等软组织的撕裂、痉挛、肿胀、瘀血，致经气运行受阻，瘀血壅滞而成。

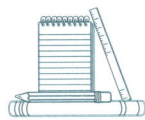

二、临床表现

扭伤部位肿胀疼痛，关节活动有不同功能障碍，局部皮肤青紫或发红。

1. 新鲜伤 突然出现疼痛肿胀，局部皮肤潮红发热，若仅有皮肤发红，肌肉压痛，则伤轻；若皮色紫红，肿胀高突，剧烈疼痛，关节屈伸不利，则病重。

2. 陈旧伤 有疼痛、关节活动障碍，肿胀一般不明显，劳累或受凉易复发。

三、治疗

扭伤的治疗要点是活血止痛、舒筋通络。

（一）毫针刺法

【主穴】

髋部：阿是穴、环跳、承扶、居髎。

膝部：阿是穴、阳陵泉、梁丘、膝眼。

踝部：阿是穴、昆仑、丘墟、解溪。

肩部：阿是穴、肩髃、肩贞、肩髎。

肘部：阿是穴、曲池、小海。

腕部：阿是穴、阳溪、阳池。

腰部：阿是穴、腰阳关、委中、肾俞。

【操作】毫针针刺，用泻法或平补平泻法，陈旧伤加灸法，每日1次，留针15～20分钟。勿刺中血管和关节腔。

（二）推拿疗法

【主穴】同上。

【基本手法】拿法、按法、揉法、摇法、推法、抖法等。

【操作】患者取舒适体位，医者先用放松手法按摩病变关节局部，如揉法、推法、轻拿揉法、按揉法，5～10分钟。接着按压关节附近穴位，每穴0.5分钟，再一次放松局部。接着活动关节，用摇法配合拔伸法，范围由小到大。最后用抖法、捻法、拍打法结束。

（三）其他疗法

1. 穴位注射

【取穴】同上。

【药物】当归注射液，红花注射液等。

【操作】选取2～3个注射穴位，常规消毒，每穴每次注射0.5～1mL，注意勿注射到关节腔及血管内，每日或隔日1次。

2. 艾灸

【取穴】同上。

【操作】关节局部穴位用艾条悬灸，每穴5分钟，至局部皮肤潮红为度。急性扭伤24小时内禁灸。

3. 刺络拔罐法

【取穴】阿是穴。

【操作】用皮肤针叩刺疼痛部位，微出血为度，加拔火罐。适用于新鲜伤局部血肿或陈旧伤瘀血证。

4. 耳针法

【取穴】扭伤部穴位、神门、皮质下、肾上腺。

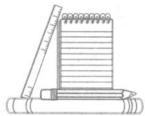

【操作】耳针针刺，中强刺激，留针 20～30 分钟。每日 1 次，10 次一疗程。或用王不留行贴耳穴，左右交替，2～3 天 1 次，每天按压挤捏多次，至耳部发热为止。

四、按语

1.针灸治疗急性扭伤有较好的疗效，也可采用手足同名经对应取穴法，活动患部，针入痛止，但须先排除骨折、脱位等情况。

2.扭伤可配合推拿、药物熏洗。若有骨折和脱位，须按骨折和脱位治疗。

复习思考

1.扭伤常见于哪个关节（　　　）

 A.膝关节　　　　　　　　B.腕关节　　　　　　　　C.踝关节

 D.腰部　　　　　　　　　E.胸锁关节

2.扭伤可用哪种方法治疗（　　　）

 A.针灸　　　　　　　　　B.艾灸　　　　　　　　　C.穴位注射

 D.刺络拔罐　　　　　　　E.急性期热敷

3.膝部扭伤针刺不用哪些穴位（　　　）

 A.阿是穴　　　　　　　　B.阳陵泉　　　　　　　　C.梁丘

 D.膝眼　　　　　　　　　E.肩髃

4.肩部扭伤针刺用哪些穴位（　　　）

 A.阿是穴　　　　　　　　B.肩髃　　　　　　　　　C.肩贞

 D.肩髎　　　　　　　　　E.合谷

5.踝部扭伤针刺用哪些穴位（　　　）

 A.阿是穴　　　　　　　　B.昆仑　　　　　　　　　C.丘墟

 D.解溪　　　　　　　　　E.少商

项目十六　腱鞘囊肿

一、概述

腱鞘囊肿是发生于关节部位肌腱腱鞘内的囊性肿物，内含无色透明或淡黄色黏液，多发生于腕背和足背部。多因慢性劳损，或局部外伤致营养不良，发生退变形成囊肿。多见于青壮年，女性多见。

西医认为本病与关节肌腱部位机械性刺激、劳损有关。

中医认为本病多因患部关节过度活动、反复持重、久站，劳伤经筋，气血运行不畅，凝滞而成。病位在经筋，属经筋病。

二、临床表现

足背或腕背部的肌腱腱鞘上出现局限性的囊性肿物，呈圆球状，边界清楚，表面光滑，质软，有轻微酸痛或无自觉症状。囊肿柔软的无酸痛，肿硬的局部有压痛。刚发的囊肿不再受外

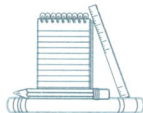

力后，可自行消失，继续受外力后也可由小变大。

三、治疗

腱鞘囊肿的治疗要点是疏通经筋、活血散结。

（一）毫针刺法

【主穴】阿是穴。

【操作】囊肿部位常规消毒，一手固定囊肿，一手用粗毫针在囊肿的正中和四周各刺入 1 针，留针 20 ～ 30 分钟，出针摇大针孔，每日 1 次。

（二）三棱针法

【主穴】阿是穴。

【操作】囊肿部位常规消毒，一手固定囊肿，一手用三棱针从囊肿高点迅速刺入中心，并向四周深刺，摇大针孔后出针，把囊内胶状物全部挤出，消毒加压包扎。

（三）推拿疗法

【主穴】阿是穴。

【操作】医者用双手拇指沿着腱鞘走行方向推动，突然用力挤压，使囊壁破裂，液体流出，囊肿消失，理顺经筋，包扎固定。

四、按语

1. 针灸对本病疗效较好，但须严格消毒，以防感染。

2. 针刺时勿刺破囊肿下壁，造成肌腱损伤。

3. 治疗时囊肿消失，需包扎固定，防止囊肿复发。

4. 养成好的生活习惯，减少对囊肿部位的刺激，以防复发。

复习思考

1. 腱鞘囊肿好发于哪个部位（　　　）

　A. 背腰部　　　　　　　B. 足背部　　　　　　　C. 腕背部

　D. 胸腹部　　　　　　　E. 面部

2. 腱鞘囊肿宜选取哪种方法治疗（　　　）

　A. 毫针刺法　　　　　　B. 三棱针刺法　　　　　C. 内服药物

　D. 推拿疗法　　　　　　E. 刮痧

3. 腱鞘囊肿用三棱针怎样治疗？

4. 腱鞘囊肿用毫针怎样治疗？

5. 腱鞘囊肿用推拿怎样治疗？

项目十七　肱骨外上髁炎

一、概述

肱骨外上髁炎是指发生在肘部肱骨外上髁部局限性的疼痛，并影响前臂旋转和伸腕的慢性

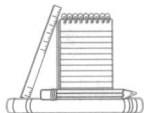

劳损性疾病。又称"前臂伸肌总腱炎""肘外侧疼痛综合征"。由于多见网球运动员，又称"网球肘"。

肱骨外上髁是前臂伸肌总腱的附着处，长期从事前臂旋转，反复用力的单一劳动者易得，如网球运动员、木工、水电工、抹灰工、打字员、钳工及学生等。中年人发病率高，男女比例3：1，右侧多于左侧。

二、临床表现

疼痛位于肘关节外侧，起病较缓慢，有时疼痛放射到前臂、腕部和上臂，局部肿胀不明显，肱骨外上髁处有压痛。病情时轻时重，病程长达数周至数月，劳累或受凉后加重。

检查网球肘试验和旋臂屈腕试验阳性。

三、治疗

肱骨外上髁炎的治疗要点是舒筋活血、通络止痛。

（一）毫针刺法

【主穴】阿是穴、曲池、合谷、外关。

【操作】毫针泻法，阿是穴多向透刺，或多针齐刺，可加灸法。疼痛明显的隔姜灸。每日1次，留针20分钟。

（二）推拿疗法

【主穴】阿是穴、曲池、合谷、外关。

【基本手法】推法、拿法、擦法、拨法、揉法等。

【操作】

（1）放松法：患者取坐位，医者用揉法、擦法、推法、拿法在肘部及附近进行放松。

（2）点按并拨上述穴位，每穴0.5分钟。

（3）摇并旋转肘关节各10次。

（4）推摩肘部并拍打上肢。

（三）其他疗法

1.穴位注射法

【取穴】阿是穴。

【操作】选取阿是穴，常规消毒，用泼尼松龙12.5mg加普鲁卡因注射液2mL或当归注射液2mL，进行穴位注射，5～7日一次，3次1个疗程。

2.艾灸疗法

【取穴】阿是穴。

【操作】在阿是穴上用隔姜灸，每日1次，每次10～15分钟，10次1个疗程。

3.小针刀疗法

【取穴】阿是穴。

【操作】患者取舒适坐位或卧位，选取治疗部位，局部消毒（碘酒消毒，并用酒精脱碘），医者戴无菌手套持针刀进针，顺肌纤维方向松解2～5次即可出针。

四、按语

1.针灸治疗肱骨外上髁炎有较好疗效，小针刀松解时不要切断肌纤维。

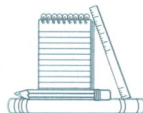

2.治疗期间注意肘部多休息，防止损伤加重病情。

复习思考

1.肱骨外上髁炎可用下列哪种方法治疗（　　）

    A.按摩　　　　　　　　B.小针刀疗法　　　　　C.穴位注射

    D.止痛药　　　　　　　E.输液

2.肱骨外上髁炎要注意哪些方面（　　）

    A.肘部多休息　　　　　B.小针刀松解时不要切断肌纤维

    C.多饮水　　　　　　　D.肘部多运动

    E.输液

3.肱骨外上髁炎常见于哪些工种（　　）

    A.网球运动员　　　　　B.抹灰工　　　　　　　C.厨师

    D.水电工　　　　　　　E.学生

4.肱骨外上髁炎针刺用哪些穴位（　　）

    A.阿是穴　　　　　　　B.曲池　　　　　　　　C.合谷

    D.外关　　　　　　　　E.涌泉

5.肱骨外上髁炎用阿是穴可选哪种治疗方法（　　）

    A.按摩　　　　　　　　B.小针刀疗法　　　　　C.穴位注射

    D.艾灸　　　　　　　　E.输液

项目十八　痛　经

一、概述

痛经是指妇女在行经期间或经行前后，出现周期性小腹疼痛，或痛引腰骶，甚至剧痛难忍晕厥的病证，亦称为"经行腹痛"。如仅感小腹或腰部轻微胀痛不适，属于正常的生理现象，不作病论。本病是妇科的常见病之一，多见于青年女性。

本病多因经期受寒饮冷，寒邪客于冲任；或情志抑郁，郁怒伤肝，致肝郁气滞，经血滞于胞宫；或素体虚弱，或大病久病，气血亏虚，或禀赋素弱，肝肾不足，以致冲任气虚血少，胞脉失养，而发痛经。

本病相当于西医学的盆腔子宫内膜异位症、子宫腺肌病、慢性盆腔炎、妇科肿瘤、宫颈口粘连狭窄、子宫前倾或后倾等病。

二、临床表现

1.寒湿凝滞　经前或经期小腹冷痛，拒按，得热痛减，经血量少，色暗有块，畏寒肢冷，小便清长，面色青白，舌暗，苔白，脉沉紧。

2.气滞血瘀　经前或经期小腹胀痛，拒按，胸胁、乳房胀痛，经行不畅，经色紫暗有块，块下痛减，舌紫暗，或有瘀斑，脉弦或弦涩有力。

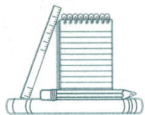

3. 气血虚弱 经期或经后小腹隐痛，喜按，按之痛减，月经量少，色淡质稀，神疲乏力，头晕心悸，失眠多梦，面色苍白，舌淡，苔薄，脉细弱。

三、治疗

痛经的治疗要点：寒湿凝滞者散寒除湿、温经止痛；气滞血瘀者行气活血、祛瘀止痛；气血虚弱者补益气血、调经止痛。

（一）毫针刺法

【主穴】三阴交、地机。

【配穴】①寒湿凝滞加关元、中极、水道、归来。②气滞血瘀加太冲、血海、合谷。③气血虚弱加足三里、脾俞、关元、子宫。④肾气虚者加肾俞、大赫。⑤脾虚甚者配脾俞、归来。⑥疼痛剧烈加次髎。

【操作】毫针刺法，实证用泻法，虚证用补法，寒者多灸。在月经来潮前一周开始治疗直至月经结束，每日1次，发作期可每日2次，留针20～30分钟，连续治疗4～5个周期。

（二）推拿疗法

【主穴】气海、关元、章门、期门、血海、足三里、三阴交、肝俞、膈俞、肾俞、脾俞、命门、次髎。

【基本手法】摩法、推法、揉法、拿法、一指禅推法、点揉、点按法、擦法。

【操作】

（1）腹部操作程序

①患者取仰卧位，医者立于患者身侧，用揉摩法按顺时针方向揉摩小腹部，时间约5分钟，使患者腹部有温热感。

②在腹部做拿捏、直推、分推腹部约5分钟。力量由轻到重，速度缓慢均匀，幅度尽可能大些，以患者能耐受为度。可配合点揉三阴交，力量稍重些。

③取关元、气海穴做一指禅推法，每穴约2分钟。

（2）腰背部操作程序

①患者取俯卧位，医者立于患者身侧，医者用擦法、按揉法在腰部及骶部治疗，时间约5分钟。

②点按肾俞、肝俞、脾俞、次髎穴，时间3～5分钟。

③擦八髎及腰骶部，以透热为度。

（3）辨证加减

①寒湿凝滞：直擦背部督脉，横擦腰部肾俞、命门，以透热为度。重点按揉血海、三阴交，每穴3分钟左右。

②气滞血瘀：点按章门、期门、肝俞、膈俞穴，每穴0.5分钟。拿揉血海、三阴交，以酸胀为度。

③气血虚弱：直擦背部督脉，横擦腰骶部，以透热为度。点揉脾俞、胃俞、足三里、三阴交，每穴1分钟左右。

（三）其他疗法

1. 拔罐

【取穴】中脘、章门、脾俞、胃俞、足三里。

【操作】针后拔罐，每次留罐10～15分钟，每日1次，适用于虚寒性胃痛。

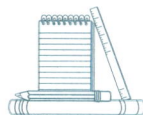

2. 耳针疗法

【取穴】子宫、内分泌、交感、神门、肾区、腰区、皮质下。

【操作】每次取穴 3～4 个，毫针刺法，中强刺激，每次留针 20～30 分钟。或用上述耳穴，常规消毒后，将粘有王不留行的胶布贴在耳穴上，采用双侧贴压，保留 2～3 天。嘱咐患者每天轻轻按压 10 次以上，至耳部发热即可。

3. 隔药饼灸

【药物】五灵脂、蒲黄、延胡索、乌药、川芎、红花。将以上药物研成细末，过筛，用黄酒调成药饼，上面扎数个小孔，晒干备用。

【取穴】三阴交、神阙。

【操作】将药饼置于上述穴，再用艾条施灸，使患者有温热感但无灼痛为宜。每日 1 次，连续治疗 3～4 个周期。

4. 穴位注射

【取穴】三阴交、次髎穴。

【操作】用丹参注射液、当归注射液或红花注射液，注射于所选的穴位，每穴 1～2mL。隔日 1 次，至行经第 3 天，3 个月 1 个疗程。

5. 穴位埋针

【取穴】中极、三阴交、内关。

【操作】患者取仰卧位，将皮内针、镊子和埋针部位皮肤严格消毒，用镊子夹住皮内针针身，沿皮横刺入皮内，针身埋入皮内 0.5～1 寸，然后用胶布将留在皮外的针柄固定。留置期间，令患者用手力量适中地按压埋针处各约 1 分钟，每日 3～5 次，加强刺激，增加疗效。埋针处禁止打湿、搔挠。7 次为 1 个疗程，4～7 天换针 1 次，连续治疗 3 个疗程。

6. 中药泡足

【药物】青皮、乌药、益母草各 30g，川芎、红花各 10g。

【操作】加水约 2L，50mL 左右的醋，大火煮开，再用小火煎煮 30 分钟，等药冷却至 50℃时，连药渣一起倒入盆中泡足，药液浸没踝关节为宜，如果药液不足，可加适量温水。足在药液中不停地活动，让足底接受药渣轻微的物理刺激，每次 30 分钟以上。

四、按语

1. 以上疗法对原发性痛经效果显著，对继发性痛经，应及时确诊原发病，施以相应的治疗措施。

2. 注意营养和经期卫生，经期宜保暖，忌食生冷及冒雨涉水，并需注意避免过度劳累。

3. 上述方法，一般宜从月经来潮前一周左右开始，直至月经末期。连续治疗 3～4 个月经周期。

复习思考

1. 治疗寒湿凝滞型痛经的处方是（   ）

　A. 关元、三阴交、地机、中极、水道、归来

　B. 关元、三阴交、合谷、太冲、次髎

　C. 关元、三阴交、足三里、胃俞、命门

　D. 关元、三阴交、足三里、太冲、肾俞

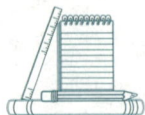

E.关元、血海、三阴交、足三里、脾俞

2.下列各项中，除哪项外，都能治疗痛经（　　　）

　A.穴位注射　　　　　　B.拔罐　　　　　　　C.三棱针点刺

　D.耳针　　　　　　　　E.艾灸

3.治疗经期或经后小腹隐痛喜按，且有空坠不适之感，月经量少色淡、质清稀，心悸气短，舌质淡、苔薄，脉细弦者，除针刺主穴外，还应选用（　　　）

　A.足三里、命门、气海

　B.足三里、关元、脾俞

　C.足三里、行间、脾俞

　D.足三里、脾俞、肾俞

　E.气海、肾俞、三阴交

4.治疗痛经气血瘀滞证除主穴外加下列哪些穴位（　　　）

　A.足三里、脾俞　　　　B.水道、脾俞　　　　C.太冲、合谷

　D.行间、地机　　　　　E.归来、命门

5.针灸治疗痛经的最佳开始时间（　　　）

　A.经前1～2天　　　　B.经前3～5天　　　　C.经前5～7天

　D.经前7～9天　　　　E.月经周期结束

项目十九　崩　漏

一、概述

崩漏是指妇女在非行经期间阴道突然大量出血或以淋沥下血不断为特征的病证。其发病急骤，暴下如注，大量出血者为"崩"；发病势缓，出血量少，淋沥不净为"漏"。崩与漏的出血情况虽不相同，但其发病机制是一致的，而且在疾病的发展过程中常相互转化，如血崩日久，气血耗伤，可变成漏；久漏不止，病势日进，也能成崩。故临床上常常崩漏并称。

本病的主要病机是冲任不固，不能制约经血，以致经血非时而下。实证多因素体阳盛或情志不遂，肝郁化火，或外感热邪或过食辛辣之品，致热伤冲任，迫血妄行，非时而下，遂致崩漏；虚证多因忧思过度，饮食劳倦，损伤脾气，统摄无权，冲任不固，或先天肾气不足或房事不节，损伤肾气，封藏失职，冲任不固，不能固摄血脉，以致经血非时而下，而成崩漏。

本病相当于西医学的无排卵型功能失调性子宫出血病、生殖器炎症和某些生殖器肿瘤引起的不规则阴道出血病。

二、临床表现

1.肾阴虚证　出血量少，淋沥不断，血色鲜红，质稠，头晕耳鸣，失眠盗汗，腰膝酸软，手足心热，颧赤唇红，舌红，苔少，脉细数。

2.肾阳虚证　出血量多，淋沥不尽，色淡质稀，腰膝酸软，畏寒肢冷，小便清长，大便溏薄，面色晦暗，舌淡暗，苔薄白，脉沉细弱无力。

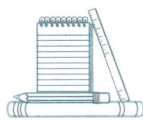

3.**脾气虚弱**　量多如崩，或淋沥不断，色淡质稀，神疲体倦，气短懒言，不思饮食，四肢不温，或面浮肢肿，面色淡黄，舌淡胖，苔薄白，脉缓弱。

4.**血热内扰**　量多如崩，或淋沥不断，血色深红，质稠，心烦少寐，渴喜冷饮，头晕面赤，舌红，苔黄，脉滑数。

5.**气滞血瘀**　量多或少，淋沥不净，血色紫暗有块，小腹疼痛拒按，舌紫暗或有瘀点，脉涩或弦涩有力。

三、治疗

崩漏的治疗要点：①肾阴虚者滋阴补肾、填精止血。②肾阳虚者补肾助阳、温经止血。③脾气虚弱者益气健脾、升阳固脱。④血热内扰者清热凉血、固精止血。⑤气滞血瘀者活血化瘀、导滞止血。

（一）毫针刺法

【主穴】关元、三阴交、血海、隐白。

【配穴】①肾阴虚加太溪、阴谷。②肾阳虚加气海、命门。③脾气虚加脾俞、足三里、气海、百会。④血热内扰加曲池、行间、大敦。⑤气滞血瘀加合谷、太冲、中极。

【操作】毫针刺法：①肾阴虚者针用补法或平补平泻。②肾阳虚者针用补法并加灸。③脾气虚弱者针用补法并加灸。④血热内扰者针用泻法，隐白可施灸法。⑤气滞血瘀者针用泻法。⑥关元、气海穴针尖向下斜刺，使针感传至耻骨联合周围。每日1次，留针20～30分钟。

（二）推拿疗法

【主穴】断红穴、气海、石门、关元、中极、肝俞、膈俞、肾俞、脾俞、白环俞、三焦俞、命门、八髎、血海、足三里、三阴交、隐白。

【基本手法】掐法、摩法、推法、揉法、拿法、一指禅推法、点揉、点按法、擦法。

【操作】

（1）患者取仰卧位，用拇指点按压隐白、三阴交、血海穴各2～3分钟。并指掐断红穴（位于手背第2、第3掌骨间，指蹼缘赤白肉际处）2分钟。接着用掌摩法摩小腹5分钟；再用食、中指直推法由下至上推中极、关元、石门、气海穴，反复5～10遍。

（2）患者取仰卧位，医者用一指禅推法推肾俞、命门、白环俞、膈俞、肝俞、脾俞、三焦俞，每穴操作1～2分钟。

（3）辨证加减：血热者点揉曲池、行间、大敦，每穴操作2～3分钟。气虚者直擦背部膀胱经和督脉，再横擦肾俞、命门穴。时间1～2分钟，手法热度不宜太过深透，以免造成出血量过大。血瘀者摩下腹部2分钟，以下腹部有热感为度，再擦八髎穴0.5分钟。肾虚者按揉血海、太溪、三阴交、照海穴各2分钟，最后用拇指按压涌泉穴3分钟，力度偏重。

（三）其他疗法

1.**拔罐**

【取穴】三阴交、血海。

【操作】针刺后拔罐，第一次针后拔双侧血海，留罐10～15分钟，第二次针刺后拔三阴交，留罐10～15分钟。每次针刺后拔1对穴，两穴轮流使用。

2.**耳穴**

【取穴】子宫、内分泌、卵巢、肝、肾、神门。

【操作】每次选3～4穴，毫针刺，中等强度，每日或隔日1次，每次留针30分钟，5次

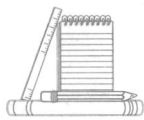

1个疗程。或用上述耳穴，常规消毒后，将粘有王不留行的胶布贴在耳穴上，每次用一侧耳穴，保留 5～7 天，两耳交替使用。嘱咐患者每天轻轻按压 10 次以上，至耳部发热即可。10～14 天 1 个疗程。

3. 艾灸

【取穴】隐白。

【操作】用米粒大小的艾炷 6 炷，分别置于双侧隐白穴上，点燃，待快燃尽时用拇指按压艾炷。每日灸 3～4 次，待出血停止后可继续灸 2～3 天。

4. 皮肤针

【取穴】腰骶、督脉、膀胱经、足三阴经。

【操作】轻或中等刺激强度叩击，每日 1 次，每次 20～30 分钟，10 次为 1 个疗程。

5. 穴位注射

【取穴】关元、气海、三阴交、血海、脾俞、肾俞。

【操作】用5% 当归注射液或维生素 B_{12} 注射液，每穴注射 0.5～1.0mL，每日 1 次，10 次为 1 个疗程。

6. 中药外敷疗法

【药物】人参 20g，白术 20g，益母草 20g，升麻 12g，马齿苋 30g，三七 10g。

【操作】上药共研细末，瓶装密封备用，临用时取药末 10g，加适量水调和成团，涂神阙穴，外以纱布盖上，胶布固定，3 天换药 1 次，10 次为 1 个疗程。

四、按语

1. 本病属妇科重症，针灸有一定疗效，针灸治疗应根据病情轻重缓急、出血久暂，依据"急则治其标，缓则治其本"原则，血止后仍要坚持治疗 2～3 个月经周期，以巩固疗效。

2. 推拿疗法对本病有一定疗效，在腹部、腰骶部操作时注意手法力度，特别是应用擦法时，热量不宜太过深透，以免造成出血量过大。

3. 绝经期妇女，如反复多次出血，需作妇科检查以明确诊断。

4. 患者注意饮食，加强营养，忌食辛辣、生冷，避免精神刺激和过度劳累。

复习思考

1. 治疗崩漏的主穴是（　　　）

A. 太冲、膻中、三阴交、关元

B. 脾俞、太溪、三阴交、足三里

C. 关元、三阴交、血海、隐白

D. 丰隆、太冲、血海、三阴交

E. 中脘、太溪、足三里、膻中

2. 下列各项中，除哪项外，都能治疗气血不足型崩漏（　　　）

A. 隐白　　　　　　B. 期门　　　　　　C. 三阴交

D. 足三里　　　　　E. 脾俞

3. 治疗肾阳亏虚型崩漏，除针刺主穴外再加（　　　）

A. 气海、命门　　　B. 肾俞、太溪　　　C. 膈俞、中脘

D. 期门、肝俞　　　E. 足三里、脾俞

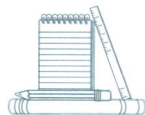

4.治疗经漏淋沥不绝，或骤然暴下，色暗，小腹疼痛，块下痛减，舌质紫暗，脉沉涩者，可在基本处方的基础上加用（　　）

A.脾俞、足三里　　　　B.中脘、气海　　　　C.合谷、太冲

D.合谷、大椎　　　　E.丰隆、太溪

5.患者经血量多，或淋沥不净，色淡质稀，神疲懒言，动则气短，纳呆便溏，舌淡胖、苔薄白，脉细无力，除针刺主穴外，应加用（　　）

A.脾俞、足三里　　　　B.太冲、命门　　　　C.丰隆、阴陵泉

D.肾俞、照海　　　　E.三阴交、太溪

项目二十　小儿疳积

一、概述

小儿疳疾是由于喂养不当，或其他疾病的影响，致使小儿脾胃功能受损，气耗津伤，临床以面黄肌瘦、毛发稀黄、精神疲惫、饮食异常、腹部膨隆或腹凹如舟、精神萎靡等为特征的一种慢性营养障碍性疾病。本病多见于5岁以下儿童。本病起病缓慢，病情随病程延长而加重，严重影响儿童生长发育，为儿科四大证之一。

本病多因乳食无度，饮食不节，损伤脾胃，精微不化，久则气阴耗伤；或因厌食、挑食、长期吐泻、病后失调、感染虫疾等损伤脾胃之气，气血失养而成。

本病相当于西医学的"营养不良"及多种维生素缺乏症。

二、临床表现

1.疳气　形体消瘦，面色萎黄，毛发稀疏无华，形体略见消瘦，食欲不振或消谷善饥，精神欠佳，易发脾气，大便干稀不调，舌淡，苔薄白或微黄，脉细。

2.疳积　形体消瘦明显，肚腹膨胀，甚者青筋暴露，面色萎黄，毛发稀疏如穗，精神不振或烦躁不宁，或伴动作异常，食欲不振，或多食易饥，舌淡苔薄腻，脉细滑。

3.干疳　极度消瘦，如皮包骨，呈老人貌，腹凹如舟，精神萎靡，啼哭无力，毛发干枯，不思饮食，大便溏或清稀，时有低热，口唇干燥，或有齿衄、鼻衄等，舌红嫩，苔少，脉沉细。

三、治疗

小儿疳疾的治疗要点：①疳气者健脾和胃、消食导滞。②疳积者消积健脾、驱虫。③干疳者补益气血。

（一）毫针刺法

【主穴】四缝、中脘、足三里。

【配穴】①疳气加脾俞、胃俞、章门。②疳积加天枢、百虫窝。③干疳加脾俞、肾俞、三阴交、关元。④烦躁不安加神门。⑤后期气阴两伤，宜配三阴交、脾俞、胃俞、太溪。

【操作】毫针刺法，针用补法。干疳者补泻兼施。在四缝穴以三棱针或粗毫针点刺，挤出黄白黏液，每日1次，直到不再有黄白黏液挤出。

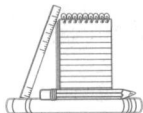

（二）推拿疗法

【主穴】脾土、板门、神阙、脾俞、胃俞、三焦俞、足三里。

【基本手法】推法、揉法、摩法、捏脊。

【操作】①推脾土，自拇指外侧缘由外向里用推法，顺时针方向推 100 次，用以补脾健胃。②揉板门 50 次，用以消食积除胀满。③摩腹揉脐，顺时针方向揉摩 5 分钟，使腹部有温热感，用以散气消滞、消除胀满。④先用拇指指腹按揉长强穴 50 次，接着捏脊 5～6 遍，然后指揉脾俞、胃俞、三焦俞，每穴 1 分钟。⑤按揉双侧足三里，要有一定的深透力，每侧 2 分钟。⑥隔日 1 次，3 次 1 个疗程。

知识链接

　　三字经派小儿推拿治疗疳积的方法：揉二人上马 15 分钟、补脾 15 分钟、平肝 5 分钟。腹胀重，加推大四横纹 10 分钟；有痰者，加运八卦 10 分钟。上述疗法加刺四缝穴，隔日针一次，对疳积病有特效。三字经派小儿推拿取穴少，用独穴，主要推小儿左上肢肘以下穴位，每个穴位推拿时间长，手法简练，操作方便，疗效好，患儿易于接受，深受小儿家长的欢迎。

（三）其他疗法

1. 耳压疗法

【取穴】胃（耳轮脚消失处）、脾（紧靠对耳轮缘）。

【操作】医者用拇、食二指按压患儿两穴，以患儿感适宜为佳，按压时可感受到患儿耳部发红、发热，反复如此，时间 5～10 分钟。

2. 皮肤针

【取穴】脾俞、胃俞、三焦俞、夹脊穴（第 7～12 椎）、足三里。

【操作】轻度叩打至潮红，每日 1 次，每次叩打 10～20 分钟。

3. 割治疗法

【取穴】鱼际。

【操作】先用碘酒棉球局部皮肤消毒，再用酒精棉球脱碘，在鱼际穴处切一长约 4mm 小口，深为 2mm，然后用手术剪刀剪除冒出的脂肪组织，对好皮肤做外科包扎。5～6 天切口愈合后除去敷料。手部皮肤感染者暂不进行割治，割治后 6 天不能接触水，以防感染。此法对极度营养不良者，效果较差，应先治疗并发症，而后进行割治，全身有显著水肿者禁忌割治。

4. 中药贴敷

【药物】生栀子仁 30g，杏仁 9g，白胡椒 6g，鸡蛋清 1g，葱头 7 个，面粉 10g，丁香 10g。

【操作】将上述药物共研为细末，用高粱酒烧，蛋清调匀，荷叶为托，贴敷足心，小儿较大者，酌加剂量。注意忌食生冷、油腻、鱼腥。

四、按语

1. 本病的预防比治疗更加重要，婴儿尽量母乳喂养，断乳时给予营养丰富且易消化的食物。

2. 平时饮食须定时定量，避免偏食，在治疗中更应注意饮食调养。

3. 本病由肠道寄生虫和其他疾病如结核病等引起者，应配合药物根治原发病。

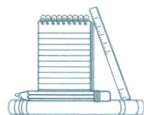

复习思考

1. 疳证的初期称（　　　）

A. 疳气 　　　　　　　B. 疳积 　　　　　　　C. 干疳

D. 虫积 　　　　　　　E. 癥瘕

2. 治疗疳证兼有虫积者，可在主穴的基础上再加（　　　）

A. 三阴交 　　　　　　B. 天枢 　　　　　　　C. 百虫窝

D. 章门 　　　　　　　E. 胃俞

3. 治疗疳证如用穴位割治的方法，一般取（　　　）

A. 外关 　　　　　　　B. 八邪 　　　　　　　C. 八风

D. 鱼际 　　　　　　　E. 中脘

4. 治疗干疳，可在主穴的基础上再加（　　　）

A. 脾俞、胃俞 　　　　B. 天枢、百虫窝 　　　C. 三阴交、关元

D. 肝俞、肾俞 　　　　E. 膈俞、血海

5. 治疗食欲不振，或食多便多，大便干稀不调，形体略见消瘦，面色稍显萎黄，精神不振，好发脾气，苔腻，脉细滑者，可在基本处方的基础上再加（　　　）

A. 胃俞、章门 　　　　B. 天突、膻中 　　　　C. 关元、三阴交

D. 肝俞、肾俞 　　　　E. 膈俞、血海

项目二十一　小儿脑性瘫痪

一、概述

小儿脑性瘫痪（小儿脑瘫）是指脑损伤所致的非进行性中枢性运动障碍，以四肢运动障碍、智力低下、惊厥时作、感知觉障碍等为主症的儿科病证，属中医学"五迟""五软"的范畴。

本病多因先天禀赋不足，肝肾亏损，心脑发育不佳，以致精血不能注于筋骨，营养四肢，导致心神受损；或由胎中受邪，难产产伤，大病、久病后失于调养，或感受热毒，内陷厥阴等，导致风痰瘀阻脉络，气血耗损，筋脉受伤而成。

本病相当于西医学的多种原因如胎儿期感染、缺氧、缺血，或分娩时难产、新生儿窒息、早产等引起脑损伤而致的后遗症。

二、临床表现

1. 肝肾不足　生长发育迟缓，神疲乏力，面色少华，坐立、行走、生齿等明显迟于正常同龄小儿，头项、肢体软弱，智力低下，神情呆滞，舌淡，苔薄白，脉沉细。

2. 脾胃虚弱　四肢痿软，手不能举，足不能立，语言迟钝，智力低下，神情呆滞，面色苍白，口角流涎，神疲食少，舌淡苔少，脉细弱。

三、治疗

小儿脑瘫的治疗要点：①肝肾不足者补益肝肾、通经活络。②脾胃虚弱者补益脾胃、健脑益智。

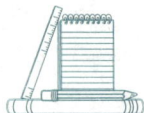

（一）毫针刺法

【主穴】百会、大椎、四神聪、足三里、三阴交。

【配穴】①肝肾不足加肝俞、肾俞、悬钟。②脾胃虚弱加中脘、关元、外关、合谷、曲池。③血瘀加合谷、三阴交、血海。④语言不利配通里、廉泉、哑门。⑤耳聋配耳门、听会。⑥上肢瘫配肩髃、曲池，下肢瘫配环跳、阳陵泉。

【操作】毫针刺法，针用补法。廉泉向舌根方向刺 0.5 ～ 1 寸，不提插，哑门向下颌方向刺 0.5 ～ 1 寸，不可深刺，不提插。每日 1 次，不留针。

（二）推拿疗法

【主穴】百会、四神聪、坎宫、风池、哑门、太阳、肩髃、肩髎、手三里、外关、合谷、伏兔、血海、委中、承山、足三里、三阴交、解溪、华佗夹脊穴。

【基本手法】点法、按法、揉法、运法、拿法、擦法、扫散法。

【操作】

（1）头部操作 点按百会、四神聪，推坎宫，揉风池、哑门，运太阳，扫散法擦头部两侧运动区 5 遍。

（2）四肢操作 点按肩髃、肩髎、手三里、外关、合谷、伏兔、血海、委中、承山、足三里、三阴交、解溪穴，由上而下 3 ～ 5 遍。

（3）背部操作 推揉脊柱两侧肌肉，点按华佗夹脊穴 5 ～ 10 遍。

（4）四肢再次操作 拿揉四肢部，并配合四肢部的被动运动。

（5）辨证加减 ①肝肾不足加补肾经，按揉肝俞，揉肾俞，横擦腰骶部，直擦督脉。②脾胃虚弱加揉中脘，揉脾俞，揉胃俞，补肾经，补脾经。

（三）其他疗法

1. 耳针疗法

【取穴】神门、皮质下、肺、颈椎、胸椎、腰骶椎。

【操作】每次选 3 ～ 4 个穴，中等刺激。每日 1 次，留针 30 分钟。

2. 艾灸

【取穴】①肝肾不足取肝肾、肾俞、命门、腰阳关、身柱、关元、气海。②脾胃虚弱加脾俞、胃俞、肾俞、腰阳关、身柱、中脘、足三里、三阴交。

【操作】用米粒大小的艾炷，放在要施灸的穴位上，点燃，待快燃尽时用拇指按压艾炷。每次选 5 ～ 6 穴，每日灸 3 ～ 4 次，10 天 1 个疗程。

3. 头针疗法

【取穴】额中线、顶颞前斜线、顶颞后斜线、顶旁 1 线、顶旁 2 线、枕下旁线。

【操作】每次选 2 ～ 3 线，每日 1 次，平刺进针，间歇行针，留针 30 分钟。

4. 中药熏蒸

【药物】伸筋草 30g，透骨草 30g，杜仲 20g，牛膝 30g，丹参 30g，当归 20g，桑寄生 30g，续断 30g，桃仁 30g，红花 30g，葛根 30g，白芍 30g，宣木瓜 30g，鸡血藤 30g，全蝎 6g，地龙 15g。

【操作】采用医用智能治疗仪（适用于小儿熏蒸），将药物和水放入药仓中煎煮，蒸气温度调控在 40 ～ 42℃，患儿躺在治疗舱中，每次 30 分钟，每天 1 次，30 天为 1 个疗程，共 3 个疗程。

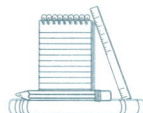

四、按语

1. 本病应早发现，早治疗，年龄越小越易奏效。

2. 对患儿要耐心护理，全面关怀，综合治疗，长期坚持，要加强智力培训与肢体功能训练。

复习思考

1. 治疗小儿脑瘫见上肢瘫痪可再加（   ）

A. 大肠俞、小肠俞　　　　　　B. 环跳、丰隆　　　　　　C. 心俞、肺俞

D. 曲池、肩髃　　　　　　　　E. 肺俞、胆俞

2. 治疗小儿脑瘫见下肢瘫痪可再加（   ）

A. 曲池、手三里　　　　　　　B. 心俞、肺俞　　　　　　C. 环跳、阳陵泉

D. 大肠俞、小肠俞　　　　　　E. 肺俞、胆俞

3. 下列各项中，除哪项外皆为脑瘫患儿在治疗期间的注意事项（   ）

A. 对患儿进行语言训练　　　　B. 对患儿进行肢体功能锻炼

C. 对患儿进行智能训练　　　　D. 对患儿进行视力、听力训练

E. 让患儿静卧休养

4. 治疗肝肾不足型脑瘫，可在主穴的基础上再加（   ）

A. 肝俞、肾俞　　　　　　　　B. 阴陵泉、悬钟　　　　　C. 内关、合谷

D. 耳门、听会　　　　　　　　E. 列缺、合谷

5. 治疗脾胃虚弱型脑瘫，可在主穴的基础上再加（   ）

A. 曲骨、合谷　　　　　　　　B. 中脘、合谷　　　　　　C. 肺俞、脾俞

D. 外关、听会　　　　　　　　E. 足三里、悬钟

项目二十二   痄   腮

一、概述

痄腮是指因感受风温邪毒而引起的，以发热、耳下腮部漫肿疼痛为主要临床表现的急性传染病。本病俗称"蛤蟆瘟""大头瘟"等，一年四季均可发生，而以冬春季较多见，散发为主，较易流行，主要通过飞沫传播，大多数可获终生免疫，5～9岁儿童发病率较高。

本病由感受风温时毒所致。邪毒从口鼻而入，壅阻少阳胆经，经脉不通，凝滞耳下腮部而发病。若邪毒炽盛，也可传入他脏，发生变症。

本病相当于西医学的流行性腮腺炎。

二、临床表现

1. **温毒在表**　耳下腮部肿胀疼痛，多先发于一侧，后可及两侧，咀嚼不便，微恶寒，发热轻，咽红不适，舌红，苔薄白或薄黄，脉浮数。

2. **热毒蕴结**　腮部漫肿胀痛，坚硬拒按，咀嚼困难，壮热烦躁，头痛，口渴引饮，便秘尿

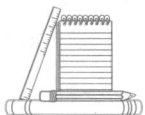

黄，咽红肿痛，或有睾丸肿痛，甚则神昏惊厥，舌红苔黄，脉滑数有力。

三、治疗

痄腮的治疗要点：①温毒在表者疏风清热、消肿散结。②热毒蕴结者清热解毒、软坚散结。

（一）毫针刺法

【主穴】翳风、颊车、外关、合谷、内庭、足临泣。

【配穴】①温毒在表配风池、少商。②热毒蕴结配商阳、曲池。③头痛配风池、太阳。④睾丸肿痛配太冲、曲泉。⑤神昏惊厥配水沟、十二井穴。⑥呕吐加内关、中脘、足三里。

【操作】毫针刺法，针用泻法。大椎、关冲、少商、商阳、十二井穴可点刺放血。每日1次，留针20～30分钟。

（二）推拿疗法

【主穴】风池、合谷、外关、大椎、风府、太阳、曲池、肩井、足三里、肺经、退六腑、清天河水。

【基本手法】点揉、按揉、擦法、推法、拿捏、拿法。

【操作】

（1）患儿取坐位或俯卧位，医者站其一侧，用手掌扶住患儿前额，用拇、食指同时点揉两侧风池穴1分钟。用拇、食、中三指捏挤大椎穴20次。

（2）按揉合谷穴1分钟，按揉翳风穴1分钟。

（3）大拇指推擦双侧外关穴，以局部透热为度。

（4）用全掌横擦双侧肩胛骨内侧缘的部位，以局部透热为度。

（5）辨证加减：①温毒在表加按揉风府、太阳、曲池穴各1分钟。提拿肩井穴5次，手法刺激应稍轻。清肺经300次。②热毒蕴结加退六腑500次，清天河水300次。点按双侧曲池穴各1分钟。按揉足三里穴1～3分钟。沿脊柱两旁直擦腰脊部，以热为度。

（三）其他疗法

1. 药液涂抹

【药物】冰片、蚯蚓、人工牛黄、蜂蜜。

【操作】上述药物调和腌渍30分钟，去蚯蚓，将药液涂抹患处，每日4～5次。

2. 耳针

【取穴】耳尖、对屏尖、面颊、肾上腺。

【操作】耳尖以三棱针点刺出血，余穴毫针强刺激，每次留针15～30分钟，间歇运针，每日或隔日1次，左右交替。

3. 灯火灸法

【取穴】角孙。

【操作】先将病侧穴位处头发剪去，常规消毒，取灯心草或纸绳蘸植物油点燃，对准穴位，快速触点，闻及"叭"的响声，迅即提起。一般灸治1～2次即可，如未完全消肿，次日可重复1次。本法亦可用于预防流行性腮腺炎。

4. 点刺放血法

【取穴】耳尖穴。

【操作】患儿坐位取穴，常规消毒后，用三棱针或粗毫针，对准耳尖穴迅速点刺，深0.1～0.3cm，点刺后，挤出少量血液。

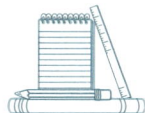

5. 中药外敷

【药物】青黛 500g，白矾 50g，黄柏 150g，生大黄 90g，羌活 90g，苍术 60g，红花 60g。

【操作】上述药物除青黛、白矾外其余 5 味药焙脆后和白矾共研细末，再同青黛和匀过 200 目筛，密封备用。用时取药粉 5～10g 加入 5～10g 食用面粉和匀，用冷开水或淡茶水或生菜油调成糊状，使用时，用 75% 酒精清洁消毒腮部皮肤，待酒精干后，均匀涂敷药糊厚 0.2～0.4cm，每天换药 1 次，7 天为 1 个疗程。

四、按语

1. 本病传染性较强，一经发现应立即隔离，直到腮腺肿消退后 3 天。

2. 如并发睾丸炎、脑膜炎等症，必须配合其他疗法。

3. 患儿发热期间应卧床休息，忌食肥腻、辛辣及坚硬食物。

4. 要注意口腔卫生，每次饭后要漱口，防止口腔腮腺管口继发细菌性感染。

复习思考

1. 痄腮多见于（　　　）

　　A. 冬季　　　　　　　　　B. 夏季　　　　　　　　C. 冬春季

　　D. 秋冬季　　　　　　　　E. 夏秋季

2. 治疗痄腮的主穴是（　　　）

　　A. 颊车、地仓、支沟、侠溪

　　B. 翳风、颊车、内庭、外关、合谷、足临泣

　　C. 听宫、下关、合谷、足临泣

　　D. 翳明、风池、翳风、承泣、合谷

　　E. 风池、外关、期门、太阳

3. 下列各项中，除哪项外，都能治疗痄腮（　　　）

　　A. 翳风　　　　　　　　　B. 合谷　　　　　　　　C. 足临泣

　　D. 关元　　　　　　　　　E. 内庭

4. 治疗温毒在表的痄腮可在主穴上再加（　　　）

　　A. 翳风　　　　　　　　　B. 水沟　　　　　　　　C. 足临泣

　　D. 风池　　　　　　　　　E. 曲池

5. 下列各项中，除哪项外，都能治疗热毒蕴结型痄腮（　　　）

　　A. 曲池　　　　　　　　　B. 外关　　　　　　　　C. 翳风

　　D. 颊车　　　　　　　　　E. 中渚

项目二十三　睑腺炎

一、概述

　　睑腺炎是指眼睑边缘生小硬结，红肿疼痛，形似麦粒，易于化脓溃烂为特征病证，俗称"针眼"，多见于单眼，且有惯发性，患者以青少年较多见。

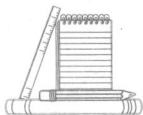

本病多因外感风热，风热之邪客于胞睑，火烁津液，变生疖肿；或因过食辛辣之物，脾胃积热，循经上攻胞睑，气血壅滞，局部酿脓；或因脾气虚弱，健运无权，湿浊化热，气血不和，反复为患。

本病相当于西医学的眼睑腺组织急性化脓性炎症。

二、临床表现

1. 风热外袭 初起痒痛微作，局部有硬结，微红微肿，触痛明显，伴有头痛发热，全身不适，苔薄黄，脉浮数。

2. 热毒炽盛 胞睑红肿，硬结较大，灼热疼痛，有黄白色脓点，伴口干口臭，口渴喜饮，便秘尿黄，舌红，苔黄或腻，脉数。

3. 脾虚湿热 睑腺炎反复发作，但症状不重，面色少华，腹胀便结，舌红，苔薄黄，脉细数。

三、治疗

睑腺炎的治疗要点：①风热外袭者疏风清热、调和营卫。②热毒炽盛者清热解毒、消肿止痛。③脾虚湿热者健脾利湿、清热解毒。

（一）毫针刺法

【主穴】睛明、攒竹、太阳、合谷、太冲。

【配穴】①风热外袭加外关、风池。②热毒炽盛加曲池、大椎、行间。③脾虚湿热加阴陵泉、三阴交。

【操作】毫针刺法，针用泻法。在睛明穴针刺须注意针刺方法，嘱患者闭目，左手将眼球推向外侧固定，针沿眼眶边缘缓缓刺入 0.3 ～ 0.5 寸，不宜做大幅度提插捻转。出针后按压 3 ～ 5 分钟，防止出血。若皮下出血，24 小时内冷敷，24 小时后热敷。在太阳穴可用三棱针点刺放血。每日 1 次，留针 20 ～ 30 分钟。

（二）推拿疗法

【主穴】睛明、攒竹、丝竹空、太阳、四白、阳白、风池、曲池、合谷、太冲、内庭。

【基本手法】揉法、拿法、点揉、点按。

【操作】

（1）头面部操作：患者取仰卧位，医者坐于其头顶侧，用指揉法揉睛明、攒竹、丝竹空、太阳、四白、阳白等穴，力量适中，以患者有酸胀感为度。双手可同时操作。每个穴位操作时间 1 ～ 2 分钟。

（2）四肢部操作：患者取仰卧位，医者立于其身侧，用揉法点揉曲池、合谷穴，再点按太冲、内庭穴，力量适中，以患者有酸胀感为度。每个穴位操作时间 2 ～ 3 分钟。

（3）颈项部操作：患者取坐位或俯卧位，医者立于其身侧，以拇指与四指相对，拿揉颈部，点揉风池穴。时间 3 ～ 5 分钟。

（4）辨证加减：①风热外袭加点按风门、行间。②热毒炽盛加点按支沟、行间。③脾虚湿热加点按阴陵泉、足三里。

（三）其他疗法

1. 拔罐

【取穴】大椎。

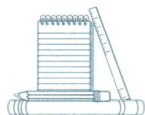

【操作】常规消毒后，用三棱针点刺出血后拔罐。

2. 耳针

【取穴】眼、肝、脾、耳尖、神门。

【操作】耳尖点刺放血。其他穴位针刺，强刺激，留针 20～30 分钟，间歇运针 2～3 次。屡发者可用王不留行或磁珠贴压法。

3. 挑刺法

【取穴】肩胛间区平第 1～7 胸椎两侧探寻淡红色疹点或敏感点。

【操作】所选部位常规消毒，用三棱针挑断皮下白色纤维 2～3 根，并挤捏点状出血，用干棉球按压伤口。

4. 耳尖放血

【取穴】患侧耳尖。

【操作】常规消毒，左手拇指、食指捏着耳尖皮肤并掐紧，右手用三棱针在穴位上点刺放血 4～6 滴，每日 1 次，耳尖穴针刺宜浅些，刺破皮肤即可。

四、按语

1. 本病初起至化脓，患处切忌挤压，以免脓毒扩散而造成严重后果。
2. 本病有惯发性，多发生于一目。平时应注意眼部卫生，增强体质，防止发病。

复习思考

1. 针灸治疗睑腺炎的主穴是（　　　）
　　A. 少泽、行间、风池　　　　　　　B. 睛明、攒竹、太阳、合谷、太冲
　　C. 四白、曲池、内庭、支沟　　　　D. 足三里、曲池、大横
　　E. 行间、少冲、阴陵泉

2. 风热外袭型睑腺炎可在主穴的基础上再加（　　　）
　　A. 外关、风池　　　　　　B. 曲池、合谷　　　　　　C. 三阴交、阴陵泉
　　D. 风门、肺俞　　　　　　E. 中脘、合谷

3. 用拔罐疗法治疗睑腺炎首选下列何穴（　　　）
　　A. 太阳　　　　　　　　　B. 内庭　　　　　　　　　C. 曲池
　　D. 大椎　　　　　　　　　E. 足三里

4. 挑刺法治疗睑腺炎，所选挑刺的部位是（　　　）
　　A. 肩胛间区平第 1～5 胸椎一侧探寻淡红色疹点或敏感点。
　　B. 肩胛间区平第 1～7 胸椎两侧探寻淡红色疹点或敏感点。
　　C. 肩胛间区平第 1～12 胸椎两侧探寻淡红色疹点或敏感点。
　　D. 肩胛间区平第 1～7 胸椎一侧探寻淡红色疹点或敏感点。
　　E. 肩胛间区平第 1～12 胸椎一侧探寻淡红色疹点或敏感点。

5. 治疗脾虚湿热型睑腺炎，可在基本处方的基础上再加（　　　）
　　A. 三阴交、阴陵泉　　　　B. 风门、肺俞　　　　　　C. 合谷、风池
　　D. 风门、合谷　　　　　　E. 曲池、行间

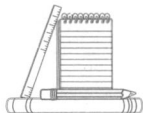

项目二十四　过敏性鼻炎

一、概述

过敏性鼻炎又称变应性鼻炎，是全身性变态反应性疾病的一种，由各种特异性过敏原所致。临床主要表现为阵发性鼻内奇痒、痉挛性喷嚏、鼻塞、鼻流清涕、嗅觉障碍等。另外一型由非特异性的刺激所诱发，无特异性变应原参加，不是免疫反应过程，但临床表现与上述过敏性鼻炎相似。本病属中医学"鼻鼽"的范畴。

本病多因肺气亏虚、卫气不固、外感风寒之邪，导致肺气失宣、鼻窍不利而为病。

二、临床表现

1. 寒饮犯肺　阵发性鼻痒、打喷嚏、流清涕，遇冷风发作，喷嚏频作不已，恶风，易感冒，面色淡白。查体见鼻黏膜淡白或灰暗、水肿。舌质淡，苔薄白，脉细紧。

2. 脾肺气虚　发作突然，鼻痒、喷嚏多、流清涕，遇冷风或气候变化易于发作。查体见鼻黏膜色淡、水肿；或伴少气懒言，容易感冒；或有眼睛、皮肤发痒；或伴头重头昏，四肢困倦，纳差。舌质淡或有齿痕，苔薄白，脉弱。

3. 郁热熏蒸　发作性鼻痒、打喷嚏、流清涕、鼻塞。查体见鼻黏膜苍白而肿或偏红。平时鼻干气热，或鼻前孔处色红，口苦咽干，小便黄，大便干结；或皮肤红疹发痒，白睛色红发痒。舌尖红，苔薄黄，脉实有力。

三、治疗

过敏性鼻炎的治疗要点：①寒饮犯肺者温肺散寒、化饮止涕。②脾肺气虚者补肺健脾、止嚏收涕。③郁热熏蒸者清解郁热、祛风止鼽。

（一）毫针刺法

【主穴】印堂、鼻通、迎香、肺俞、合谷。

【配穴】①寒饮犯肺加风府、风池。②脾肺气虚加脾俞、肾俞、足三里、三阴交。③郁热熏蒸加内庭、曲池、行间。④阴虚加关元、太溪。⑤阳虚加肾俞、关元。痰热加丰隆、内庭。

【操作】毫针刺法，实证针用泻法，虚证针用补法。每次30分钟，其间行针1次，每天1次，10天1个疗程。

（二）推拿疗法

【主穴】鼻通、迎香、印堂、合谷、四白、太阳、风池、肩井。

【基本手法】拿法、揉法、推法、抹法。

【操作】

（1）头面部操作程序

①患者取仰卧位，医者坐于其头顶侧，用指揉法揉迎香、鼻通、四白、印堂穴，力量适中，以患者有酸胀感为度。双手可同时操作。每个穴位操作时间1～2分钟。

②用拇、食二指从鼻根部拿捏至鼻通穴部，反复进行5～10遍；再用双手拇指指腹端自鼻根沿鼻梁两侧揉推至迎香穴，反复进行5～10遍，力量适中，以鼻部有温热感为宜。

③先指揉印堂穴1～2分钟，然后用双手拇指指腹端从印堂分抹至太阳穴，反复进行5～10

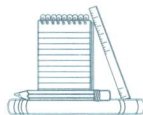

遍。接着再指揉太阳穴 1 分钟。

（2）肩颈部操作程序

①患者取坐位，拿颈项部，自上而下拿 5 ～ 10 遍，重点拿风池穴，使患者有酸胀感为宜。

②患者取坐位，拿肩井部约 1 分钟，以局部有酸胀感为度。

（3）辨证加减

①寒饮犯肺者加重点按风池、风府。

②脾肺气虚者加点按足三里、三阴交，在脾俞、肾俞穴上用横擦法，以透热为度。

③郁热熏蒸者加重点按内庭、曲池、行间穴。

（三）其他疗法

1. 耳针

【取穴】内鼻、内分泌、神门、肺、脾、肾。

【操作】每次选 3 ～ 4 穴，毫针刺激，留针 30 分钟，或王不留行贴压，两耳交替，10 次为 1 个疗程。

2. 艾灸

【取穴】印堂、上星、百会、口禾髎、身柱、膏肓、命门、肺俞、足三里、三阴交。

【操作】每次取 3 ～ 4 个穴位，艾条悬灸 15 ～ 20 分钟，至局部发热微红为度，每日 1 次，7 ～ 10 次为 1 个疗程。

3. 穴位注射法

【取穴】肺俞。

【操作】患者取坐位，露出背部，两肩内收，取肺俞穴。用 2mL 注射器、6 号针头，抽曲安奈德注射液 40mg 加注射用水至 2mL。穴位常规消毒，进针 1 ～ 2cm，稍加提插，待有酸胀感回抽无血后，缓慢注入。每穴注入 1mL，10 天 1 次，注射 3 次后观察疗效。

4. 中药饼外贴

【药物】乌梅、白芥子、细辛、辛夷、补骨脂、肉桂各等份。

【操作】上药研细末，取适量的鲜姜汁调制成饼状贴敷于神阙穴，饼之大小视患者肚脐大小而定，以覆盖整个肚脐为度，然后用胶布固定，24 小时取下，每 3 天贴 1 次，1 个月为 1 个疗程，间隔 1 个月再行第 2 个疗程，连治 3 个疗程。

5. 熏洗疗法

【药物】辛夷、金银花、蝉蜕各 15g，蒲公英、紫花地丁、防风、黄芩、白鲜皮各 10g，牡丹皮、菊花、白附子、桂枝各 8g。

【操作】每日 1 剂，煎取 500mL，趁热用药液蒸气熏鼻，熏蒸时患者应尽量深吸气，使药蒸气进入鼻腔内，待药温适宜时用纱布蘸药液清洗鼻腔，每日熏洗 3 次，连续 15 ～ 20 天。

6. 头针：取额中线或额旁 1 线，沿皮刺 1 寸，隔日 1 次。

四、按语

1. 本病临床较难治愈，且易复发，目前缺乏特效疗法。

2. 保持室内的空气新鲜，不养有毛皮的动物，不摆放有毛的饰品或玩具。

3. 避免接触花粉、灰尘等不洁之气，戒烟酒，避免或减少不良刺激。锻炼身体，增强体质，预防感冒。

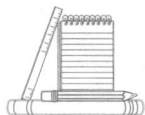

复习思考

1. 下列治疗过敏性鼻炎的腧穴，不在主穴处方中的是（　　　）

    A. 迎香 　　　　　　　　B. 鼻通 　　　　　　　　C. 印堂

    D. 上星 　　　　　　　　E. 合谷

2. 治疗寒邪犯肺型过敏性鼻炎，在主穴的基础上再加（　　　）

    A. 风府、风池 　　　　　B. 鼻通、迎香 　　　　　C. 合谷、曲池

    D. 中府、云门 　　　　　E. 合谷、外关

3. 用穴位注射法治疗过敏性鼻炎，常用下列哪个腧穴（　　　）

    A. 迎香 　　　　　　　　B. 肺俞 　　　　　　　　C. 膏肓

    D. 上星 　　　　　　　　E. 合谷

4. 治疗脾肺气虚型的过敏性鼻炎，除主穴外还应加的穴位是（　　　）

    A. 风府、风池 　　　　　B. 脾俞、肾俞 　　　　　C. 关元、太溪

    D. 中府、云门 　　　　　E. 丰隆、内庭

5. 患者张某，男，28岁，来诊时鼻痒、打喷嚏、流清涕，鼻塞，检查发现鼻黏膜红而肿。平时鼻干气热，口苦咽干，小便黄，大便干结，舌尖红，苔薄黄，脉实有力。针灸治疗除主穴外，还应加的穴位是（　　　）

    A. 关元、太溪 　　　　　B. 脾俞、肾俞 　　　　　C. 风府、风池

    D. 中府、云门 　　　　　E. 曲池、内庭

项目二十五　咽喉肿痛

一、概述

    咽喉肿痛是口咽部和咽喉部位病变的主要病证，以咽喉部红肿疼痛、吞咽不适为特征，又称"喉痹"。

    本病多因风热犯肺，热邪熏灼肺系；或因过食辛辣煎炒，引动胃火上蒸，津液受灼，煎炼成痰，痰火蕴结；或肺肾阴虚，虚火上炎，灼于咽喉而致咽喉肿痛。

    本病相当于西医学的急慢性扁桃体炎、急慢性咽炎、单纯性咽喉炎，以及扁桃体周围脓肿、喉旁脓肿等。

二、临床表现

    1. 风热外袭　咽喉红肿疼痛，吞咽困难，痰多黏稠，发热，恶寒，头痛，口干渴，便秘，溲黄，舌红，苔黄厚，脉浮数。

    2. 肺胃实热　咽喉红肿疼痛，痛连耳根及颌下，颌下有硬结，压痛明显，发热，头痛，口干口臭，咳痰黄稠，便秘尿黄，舌红苔黄，脉数有力。

    3. 肺肾阴虚　咽喉稍肿，色暗红，疼痛较轻，喉间有异物感，入夜症状加重，伴口干咽燥，手足心热，虚烦失眠，耳鸣，舌红，苔少，脉细数。

三、治疗

    咽喉肿痛的治疗要点：①风热外袭者疏风清热、清利咽喉。②肺卫实热者清胃泄热、消肿

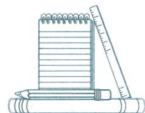

止痛。③肺肾阴虚者滋阴降火、清利咽喉。

（一）毫针刺法

【主穴】少商、商阳、合谷、天突。

【配穴】①风热外袭加尺泽、外关、大椎。②肺胃实热加曲池、尺泽、内庭。③肺肾阴虚加太溪、照海、复溜。④便秘、腹痛加支沟、天枢。⑤失音者加通里、廉泉。

【操作】毫针刺法。实证针用泻法，虚证针用补法或平补平泻。每日1次，留针20～30分钟。少商、商阳、大椎穴，可用三棱针点刺出血。

（二）推拿疗法

【主穴】天突、廉泉、肺俞、肝俞、肾俞、合谷、太冲、风池、风府、肩井。

【基本手法】揉法、推法、振法、按法、拿法。

【操作】

（1）颈部及四肢部操作程序

①患者取仰卧位，医者先用拇指指腹由廉泉揉至天突穴，往返5～10次，再用拇指推法推廉泉至天突穴及其两侧各5～10遍，力量适中，男性应避开喉结。

②用拿捏法，自上而下拿捏患者气管两侧，时间1～2分钟。再用点按法或指振法在天突和廉泉穴上操作各5分钟左右，直至咽部有热感。

③用一手拇指点按患者合谷穴，同时另一手拇指点按同侧太冲穴，每侧各点按1～2分钟，点按的力量以得气为度。

（2）项背部及肩部操作程序

①患者取俯卧位，自上而下拿揉颈部两侧膀胱经5～10遍，重点点按风池、风府穴各1分钟。

②患者取俯卧位，自上而下按揉背部两侧膀胱经5～8分钟，重点点按肺俞、肝俞、肾俞穴各1分钟。使患者有酸胀得气感为佳。

③拿两侧肩井5～10次。

（3）辨证加减　①风热外袭加点按尺泽、外关、大椎。②肺胃实热加点按曲池、尺泽、内庭。③肺肾阴虚加点按太溪、照海、复溜。④便秘、腹痛加点按支沟、天枢。⑤失音者加点按通里。

（三）其他疗法

1.刺血疗法

【取穴】耳尖、少商。

【操作】先轻揉要放血的部位，使其局部充血，常规消毒后，用无菌的三棱针快速点刺双侧耳尖穴和少商穴，挤出血液，血液颜色由暗红转为鲜红为佳，再用消毒棉球压迫止血。每日1次，3～5次为1个疗程。本法适合急性咽喉肿痛。

2.耳针

【取穴】咽喉、肺、扁桃体、肾上腺。

【操作】毫针刺激，留针30分钟，或王不留行贴压，两耳交替，10次为1个疗程。

3.穴位注射

【取穴】天突、曲池。

【操作】患者取坐位，背贴椅背，略仰头，暴露颈部。医者用5mL注射器配7号针头抽取双黄连注射液4mL，在患者天突穴皮肤常规消毒后，直刺进针，进针后针尖略向下斜刺0.5～0.6寸，待患者平静后令其做吞咽动作。若无梗刺感，将药液缓缓注入2mL，剩余药液注入双侧曲池穴，每穴1mL。

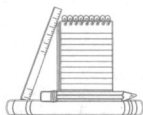

四、按语

1.针灸对急性扁桃体炎、急性咽喉炎有较好疗效。若扁桃体周围脓肿则转专科处理。

2.患者不宜吸烟、饮酒及进食辛辣等刺激性食物。

复习思考

1.咽喉肿痛之肺胃实热型可在主穴的基础上加（　　　）

A.尺泽、曲池、内庭　　　　　　　　B.尺泽、外关、少商

C.太溪、涌泉、三阴交　　　　　　　D.少商、太溪、曲池

E.以上都不对

2.下列腧穴除哪项外，其余都为治疗咽喉肿痛的主穴（　　　）

A.少商　　　　　　B.天突　　　　　　C.照海

D.商阳　　　　　　E.合谷

3.咽中不适，干燥微痛，口干不欲饮，腰膝酸软，虚烦失眠，神疲乏力，手足心热，舌红而干，少苔，脉细数，治宜在主穴基础上加用（　　　）

A.尺泽、外关、大椎　　　　　　　　B.丰隆、太冲、三阴交

C.太溪、照海、复溜　　　　　　　　D.内庭、太冲、三阴交

E.天容、丰隆、鱼际

4.风热外袭导致的咽喉肿痛宜（　　　）

A.疏泻肝胆　　　　　B.清热化痰　　　　　C.滋阴降火

D.疏风清热　　　　　E.清泄热邪

5.患者李某，年龄32岁，因咽喉红肿疼痛来诊，症见吞咽困难，声音嘶哑，痰多而黏稠，头痛，口干渴，便秘，溲黄，舌红苔黄厚，脉浮数。针灸治疗宜选用下列哪组穴位（　　　）

A.太溪、照海、鱼际、三阴交　　　　B.颊车、大迎、合谷、曲池

C.少商、合谷、尺泽、关冲、外关　　D.内庭、少商、尺泽、太阳

E.以上均不对

项目二十六　皮肤瘙痒症

一、概述

皮肤瘙痒症是指皮肤无原发性损害，仅以皮肤瘙痒为主的神经功能障碍性皮肤病。一般分为全身性和局限性两型，与多种疾病或皮肤衰老有关，发病随年龄、季节变化而不同，常见于中老年人，发于老年者，又称为老年皮肤瘙痒症。本病属中医学"风痒""痒风""风瘙痒""血风疮"的范畴。

本病多由感受风寒、风热郁滞、肝郁血虚、血热风燥、肌肤失养或风湿蕴于肌肤不得宣发疏泄所致。

二、临床表现

1.风寒袭表　多发于秋冬季，周身瘙痒，遇冷风痒甚，得暖痒减，大便溏薄。舌质淡红，

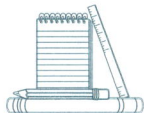

苔薄白，脉弦紧。

2. 风热郁表 全身皮肤瘙痒，遇热痒甚，得冷痒止，皮肤抓后鲜红，触之灼热，伴有心烦口渴、便干。舌质红，苔薄白，脉弦数。

3. 血虚风燥 多见于久病体弱及老年人，周身瘙痒，痒如虫行，夜间尤甚，痒不得寐，皮肤干燥。由于反复搔抓，皮肤增厚，上覆细薄鳞屑，伴有神情倦怠、面色苍白、头晕心悸、纳呆。舌质淡红，苔薄白，脉沉细。

4. 瘀血阻滞 多见于女性，瘙痒多发于胁肋部，常因情绪波动而加剧，口干不欲饮，面色晦暗，口唇色紫。舌质暗或有瘀斑，苔薄白，脉象涩滞。

5. 湿热下注 多见于肛周、下阴、阴囊等部位，瘙痒为阵发性，多突然发作，而且瘙痒剧烈，尤以夜间为甚，往往抓至皮破血出疼痛方减。舌质红，苔黄腻，脉弦滑。

三、治疗

皮肤瘙痒的治疗要点：①风寒袭表者疏风散寒、调和营卫。②风热郁表者疏风清热、调和营卫。③血虚风燥者养血润燥、祛风止痒。④瘀血阻滞者疏肝解郁、养血祛风。⑤湿热下注者清热利湿止痒。

（一）毫针刺法

【主穴】肺俞、曲池、血海、膈俞、足三里、三阴交。

【配穴】风寒袭表加风门、大椎、风池。风热郁表加外关、合谷。血虚风燥加肾俞、肝俞、太溪。瘀血阻滞加肝俞、太冲。湿热下注加曲泽、阴陵泉。头皮瘙痒加百会、风池。颈背部瘙痒加风门、肺俞。面部瘙痒加迎香、颧髎。腕踝瘙痒加养老、悬钟。肛门瘙痒加百会、长强。阴部瘙痒加蠡沟、太冲。

【操作】毫针刺法，针用平补平泻或泻法。留针30分钟，每日1次，7天为1个疗程。

（二）推拿治疗

【主穴】神阙、足三里、曲池、血海、三阴交。

【基本手法】摩法、按揉、点按。

【操作】

（1）腹部操作 患者取仰卧位，医者两手相对，将手掌搓热后，一手置于神阙穴上作摩法，力量轻重适宜，时间3～5分钟，使患者感觉腹部有温热感为宜。

（2）上肢部操作 患者取仰卧位，先按揉曲池穴，再点按曲池穴，以患者有酸胀感为宜，每侧时间2～3分钟。

（3）下肢部操作 患者取仰卧位，分别按揉血海、足三里、三阴交穴，再点按血海、足三里、三阴交穴，以患者有酸胀感为宜，每穴时间2～3分钟。

（4）辨证加减 ①风寒袭表加点按大椎、风池。②风热郁表加点按外关、合谷。③血虚风燥加点按肾俞、肝俞、太溪。④瘀血阻滞加点按肝俞、太冲。⑤湿热下注加点按曲泽、阴陵泉。

（三）其他治疗

1. 拔罐

【取穴】神阙穴。

【操作】患者平卧，取神阙穴进行施术。采用火罐或抽气罐，以传统火罐为佳，要求吸力要大，拔5分钟左右为宜，每日1～2次，一般5天即可完全止痒。

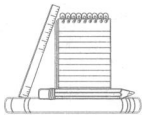

2. 耳穴疗法

【取穴】肺、肝、交感、脾、皮质下、风溪、内分泌。

【操作】耳郭常规消毒，在相应耳穴上针刺或贴压王不留行，每次选 4～5 个穴位，每周治疗 2～3 次。嘱患者每日自行按压穴位 4～5 次，每次每穴 1 分钟，两耳交替,10 次为 1 个疗程。

3. 艾灸

【取穴】神阙穴。

【操作】将艾条一端点燃，对准神阙穴，进行雀啄灸，使患者神阙穴有温热感而无灼痛，10～15 分钟，至皮肤稍呈红晕为度。隔日 1 次，5 次为 1 个疗程。

4. 穴位注射

【取穴】曲池、血海。

【操作】用 5mL 注射器抽取当归注射液 4mL，患者仰卧位，常规消毒后，右手持注射器快速刺入穴位，然后将针缓慢上下提插，待针下有得气感后，回抽一下，如无回血，将药液注入，每穴 1mL，5 次为 1 个疗程。

5. 中药外洗

【药物】苦参、荆芥、薄荷各 30g，百部、徐长卿、蛇床子、地肤子各 30g。

【操作】以水煎煮 30 分钟后，加入少许青盐，再煮片刻，待青盐溶解后进行熏洗，每日 1 剂，每次 20 分钟。

四、按语

1. 寻找病因，加以避免是防治的关键。

2. 避免用搔抓、摩擦及热水烫洗等方法止痒。避免饮酒、喝浓茶及食用辣椒、胡椒及芥末等辛辣刺激食品。

3. 精神紧张及情绪不安的患者应注意休息，生活应规律，衣着松软，不要沐浴过勤。

复习思考

1. 治疗瘀血阻滞的皮肤瘙痒症，可在主穴的基础上再加（　　　）

　　A. 肝俞、太冲　　　　　　B. 脾俞、胃俞　　　　　　C. 太溪、三阴交

　　D. 大椎、曲池　　　　　　E. 合谷、外关

2. 下各项中，除哪项外，都能治疗皮肤瘙痒症（　　　）

　　A. 曲池　　　　　　　　　B. 心俞　　　　　　　　　C. 三阴交

　　D. 血海　　　　　　　　　E. 膈俞

3. 下列各项中，除哪项外，都能治疗风寒袭表的皮肤瘙痒症（　　　）

　　A. 大椎　　　　　　　　　B. 膈俞　　　　　　　　　C. 太溪

　　D. 血海　　　　　　　　　E. 风门

4. 用艾灸法治疗皮肤瘙痒症应首选下列哪个腧穴（　　　）

　　A. 曲池　　　　　　　　　B. 肺俞　　　　　　　　　C. 三阴交

　　D. 神阙　　　　　　　　　E. 关元

5. 皮肤瘙痒症，如果会阴部瘙痒严重者可在主穴的基础上再加（　　　）

　　A. 太冲、蠡沟　　　　　　B. 脾俞、胃俞　　　　　　C. 百会、长强

　　D. 百会、风池　　　　　　E. 风门、肺俞

扫一扫，查阅
复习思考题答案

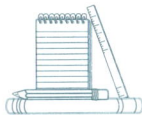

主要参考书目

1. 周力. 推拿学. 北京：中国中医药出版社，2015.

2. 邵湘宁. 针灸推拿学. 北京：中国中医药出版社，2010.

3. 陈福春. 中医适宜技术与协定处方. 上海：复旦大学出版社，2011.

4. 金远林. 中医特色疗法活用全典. 北京：人民军医出版社，2012.

5. 吴军，张维杰. 物理因子治疗技术 .2 版. 北京：人民卫生出版社，2014.

6. 谢薇，李俊华. 中医适宜技术操作规范. 上海：同济大学出版社，2016.

7. 刘宝林. 针灸治疗 .3 版. 北京：人民卫生出版社，2014.

8. 周力. 推拿治疗学 .2 版. 北京：人民卫生出版社，2011.

9. 余建华. 小儿推拿学 .3 版. 北京：人民卫生出版社，2014.

10. 李先晓. 李德修三字经派小儿推拿. 青岛：青岛出版社，2013.

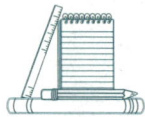

教材目录

注：凡标☆者为"十四五"职业教育国家规划教材。

序号	书 名	主 编		主编所在单位	
30	小儿推拿	吕美珍	张晓哲	山东中医药高等专科学校	邢台医学院
31	中医学基础	李勇华	杨 频	重庆三峡医药高等专科学校	甘肃卫生职业学院
32	方剂与中成药☆	王晓戎	张 彪	安徽中医药高等专科学校	遵义医药高等专科学校
33	无机化学	叶国华		山东中医药高等专科学校	
34	中药化学技术	方应权	赵 斌	重庆三峡医药高等专科学校	广东江门中医药职业学院
35	药用植物学☆	汪荣斌		安徽中医药高等专科学校	
36	中药炮制技术☆	张昌文	丁海军	湖北中医药高等专科学校	甘肃卫生职业学院
37	中药鉴定技术☆	沈 力	李 明	重庆三峡医药高等专科学校	济南护理职业学院
38	中药制剂技术	吴 杰	刘玉玲	南阳医学高等专科学校	娄底职业技术学院
39	中药调剂技术	赵宝林	杨守娟	安徽中医药高等专科学校	山东中医药高等专科学校
40	药事管理与法规	查道成	黄 娇	南阳医学高等专科学校	重庆三峡医药高等专科学校
41	临床医学概要	谭 芳	向 军	娄底职业技术学院	毕节医学高等专科学校
42	康复治疗基础	王 磊		南京中医药大学	
43	康复评定技术	林成杰	岳 亮	山东中医药高等专科学校	娄底职业技术学院
44	康复心理	彭咏梅		湖南中医药高等专科学校	
45	社区康复	陈丽娟		黑龙江中医药大学佳木斯学院	
46	中医养生康复技术	廖海清	艾 瑛	成都中医药大学附属医院针灸学校	江西中医药高等专科学校
47	药物应用护理	马瑜红		南阳医学高等专科学校	
48	中医护理	米健国		广东江门中医药职业学院	
49	康复护理	李为华	王 建	重庆三峡医药高等专科学校	山东中医药高等专科学校
50	传染病护理☆	汪芝碧	杨蓓蓓	重庆三峡医药高等专科学校	山东中医药高等专科学校
51	急危重症护理☆	邓 辉		重庆三峡医药高等专科学校	
52	护理伦理学☆	孙 萍	张宝石	重庆三峡医药高等专科学校	黔南民族医学高等专科学校
53	运动保健技术	潘华山		广东潮州卫生健康职业学院	
54	中医骨病	王卫国		山东中医药大学	
55	中医骨伤康复技术	王 轩		山西卫生健康职业学院	
56	中医学基础	秦生发		广西中医学校	
57	中药学☆	杨 静		成都中医药大学附属医院针灸学校	
58	推拿学☆	张美林		成都中医药大学附属医院针灸学校	